통증유발자, 마음

THE DIVIDED MIND: The Psychology of Psychosomatic Disorders by John E. Sarno
Copyright ⓒ 2006 by John E. Sarno, M.D.
All rights reserved.
This Korean edition was published by Seung San Publishers in 2011 by arrangement with John E. Sarno c/o Writers House LLC, New York through KCC(Korea Copyright Center Inc.), Seoul.

이 책은 (주)한국저작권센터(KCC)를 통한 저작권자와의 독점계약으로 도서출판 승산에서 출간되었습니다.
저작권법에 의해 한국 내에서 보호를 받는 저작물이므로 무단전재와 복제를 금합니다.

수술로도 못 고친
통증을 해결하는 **심신의학**

통증 유발자, 마음

The Divided Mind

KBS 다큐멘터리 『마음』, 뉴욕타임스 베스트셀러 『통증혁명』의
존 사노 박사 지음
승영조 · 최우석 옮김

승산

■ 이 책은 건강관리와 관련된 조언과 정보를 담고 있습니다. 이 책은 의사의 조언을 대신하기 위해 쓴 것이 아니므로, 담당 의사의 관리를 이것으로 대신하지 말고 보완하는 것으로 이용해야 합니다. 의학 프로그램이나 치료를 시작하기 전에 꼭 의사와 상담하시기를 권합니다. 이 책은 출판일 현재의 정확한 정보를 담기 위해 최선의 노력을 기울였습니다. 이 책에서 제시한 방법을 적용해서 혹시 생길지 모르는 의학적 결과에 대해서는 도서 발행인이나 저자가 책임을 지지 않습니다.

통증유발자, **마음**

차례

추천사 10

옮긴이 서평 17

00 머리말 21

01 심신의학이란 무엇인가? 29

심신장애 | 자율 펩티드계를 통해 중개되는 장애 | 긴장 근육염 증후군은 왜 고통스러운가? | 세 가지 심신 유행병 | 자율 펩티드계를 통해 중개되는 그 밖의 여러 장애 | 면역 펩티드계의 활동으로 인한 장애 | 신경내분비 펩티드계에 의해 생긴 장애 | 심신의학의 현황 | 왜 대다수 사람들은 심신장애 개념을 받아들이지 못할까? | 의사들이 심신 개념을 무시하는 이유 | 정신의학과 심신의학 | 에미 폰 N과 엘리자베트 폰 R

02 심신의학의 역사 _____ 71

샤르코 | 브로이어와 프로이트 | 의식적인 마음과 무의식적인 마음 | 프로이트 | 진화와 이드 | 자기애, 자기애성 격노, 열등감 | 진화, 자아, 초자아 | 불안과 억압 | 공격성과 자기징벌 | 아들러 | 알렉산더 | 만성피로증후군 | 편두통과 고혈압 | 류마티스 관절염 | 월터스

03 심신장애의 심리학 _____ 119

통증과 억압 | 영아기, 아동기, 청소년기의 감정 | 스스로 부과한 압박: 완벽주의와 선행주의 | 아이 같고 원시적인 존재 | 삶의 압박 | 9/11 증후군 | 무의식적 감정이라는 개념 | 증상 필요증 | 심신 세 증후

04 치료 _____ 163

치료 프로그램 | 기초 강의 | 일일 연구 프로그램 | 모임 | 아는 것이 약인 이유 | 정신요법 | 단기 역동 정신요법 | 상담과 평가 | 단기 집단 정신요법 | 개인요법 | 애브너의 사례 | 히로쿠의 사례 | 리암의 사례 | 결과 연구

05 고혈압과 심신의 관계: 새로운 패러다임　　223

- 새뮤얼 J. 맨 박사

고혈압과 심신의 관계: 새로운 패러다임 | 옛 패러다임과 새 패러다임 | 옛 패러다임 | 여러 연구가 보여주는 것 | 업무 스트레스가 고혈압을 일으키는가? | 스트레스 관리 기법으로 고혈압을 완화·예방할 수 있는가? | 걱정과 혈압 상승: 옛 패러다임의 탈피 | 새로운 패러다임 | 억압 | 고혈압으로 이어지는 억압 | 감정을 억압하면 누구나 고혈압이 되는가? | 감정 억압 때문에 고혈압에 걸린 사람을 구별할 수 있을까? | 일람표 1: 심리와 관련된 고혈압의 단서 | 개인력 | 고혈압 유형 | 새 패러다임과 치료와의 밀접한 관계 | 새 패러다임에 따른 치료의 원리 | 생리 메커니즘: 억압이 어떻게 고혈압을 일으키는가? | 심리와 관련된 고혈압의 약물 치료 | 불안정 고혈압 | 효과가 없는 듯한 약물은 용량을 늘리지 말라 | 발작성 고혈압의 관리 | 요약

06 긴장 근육염 증후군 임상 경험　　271

- 아이라 래시봄 박사

긴장 근육염 증후군 임상 경험 | 가족 문제 | 나이 든 긴장 근육염 증후군 환자 치료 | 섬유근육통 임상 경험 | R의 사례 | 내 치료 계획의 준수와 융통성 | 정통 유대교인들에 대한 임상 경험 | 치료를 거절하는 아픔 | 마티 글리크먼 씨네 이야기 | 결론

07 류마티스병 전문의의 심신장애 임상 경험　　291

- 안드레아 레너드-시걸 박사

그런 병을 지닌 환자들의 공통점 | 치료의 효과를 의학계는 어떻게 판정해야 하는가? | 허리통증 치료에 대한 의학 문헌 개관 | 손목굴증후군 치료에 대한 의학 문헌 개관 | 섬유근육통 치료에 대한 의학 문헌 개관 | 근골격 장애 초음파 치료에 대한 의학 문헌 개관 | 이상의 의학 문헌 개관을 통해 배울 점 | 의학 문헌에 대한 추가 발언 | 심리적 문제로 인한 증후군을 어떻게 연구할 것인가? | 긴장 근육염 증후군을 지닌 환자를 치료한다는 것은 어떤 것인가?

08 심신의학의 전망   319

- 제임스 R. 로첼 박사

"만성통증"에 대한 허상의 극복 | 통증 관리 | 빠뜨린 것이 무엇일까? | 사회력 | 신체검사: 누름 통증 | 하나의 진단 | 긴장 근육염 증후군 치료 경험 | 사례 연구: 진단 거부 | 강의 | 사례 연구: 정신요법 권유 | 사례 연구

09 구조적 통증인가 심신성 통증인가?   349

- 더글러스 호프먼 박사

구조적 통증인가 심신성 통증인가? | 심신 과정에 있어서의 방아쇠의 역할 | 고통스러운 무의식적 감정이 심신 과정을 부추긴다 | 구조적 장애와 심신장애는 어떻게 구별하는가? | 심신장애의 치료에 관한 생각 | 결론

10 가정의의 심신의학 임상 경험   383

- 마크 소퍼 박사

가정의학 | 환자들에게 긴장 근육염 증후군 소개하기 | 긴장 근육염 증후군 치료 전략 | 사례 | 마무리 생각

참고문헌   423

추천사

믿음이 아니라 이해

심신의학에 대해 소개된 책이 있어 여기에 안내를 한다. 저자 존 E. 사노 John E. Sarno는 심신의학을 처음으로 임상에서 주장하였으며, 긴장 근육염 증후군Tension Myositis Syndrome(TMS)이라는 새로운 개념으로 약제, 물리치료나 수술 대신에 30년 이상 심리 교육만으로, 또는 정신요법을 가미하여 많은 심각한 통증 환자를 성공적으로 치료했다고 한다. 이에 대하여 여러 저서도 발간한 바 일반인과 의사를 위한 『TMS 통증치료혁명』과 『통증혁명』 등 그의 저서를 읽음으로써 만성통증에서 해방된 사람이 많다고 하였다.

내용은 심신의학의 본질, 역사, 심신장애의 심리학, 그리고 치료에 대하여 기술하였고, 특히 고혈압에서 새로운 패러다임의 전개, 그리고 임상경험에 대하여 각각의 예를 들었다.

머리말에서 미국의 건강관리는 위기상황에 놓여있으며, 무책임한 의료행위와 위험한 처치, 정부규제, 치솟는 치료비 등으로 일부 의학 부문이 악몽 같은 기능장애에 빠져 있다고 말한다. 그리고 심신의학에 대해 말한다. 심신의학 psycosomatic medicine은 특히 신체적 심신mindbody 장애를 다룬 것으로 외견상으로는 그저 몸이 아픈 것으로 보일지 모르지만, 실은 무의식적인 감정에 그 원인이 있는 장애를 다루는 것이다. 저자는 심신장애를 피할 수 없는 인간 조건의 일부로 전 세계에 만연해있으나 거의 알려져 있지 않다고 말하며, 언제나 드러난 증상만 치료하는 오류에 빠져 있다고 한다. 그는 주로 설명하기 어려운 통증을 긴장 근육염 증후군TMS이라고 명명하였고, 본 저서에서는 이에 대하여 주로 다루었다. 첫째 무의식적인 감정으로 인해 "직접 유발되는"장애, 곧 통증 문제TMS와 흔한 위장병(역류, 궤양, 과민대장증후군), 피부장애, 알레르기, 기타 다수와 둘째 무의식적인 감정이 원인이기는 해도 "유일한 원인은 아닌 장애" 류마티스 같은 자가면역질환, 심장질환 및 암 등으로 나누었다. 이 책의 원제를 "The Divided Mind"라고 한 것은 심신장애가 분열된 무의식과 의식의 상호작용에서 비롯하기 때문이라 하였다.

1장 심신의학이란 무엇인가?에서 몸과 마음의 관계는 혈액순환과 심장의 관계만큼 명확하며 주목을 받을 때 얼굴을 붉힌다거나 진땀을 흘리는 경우를 예로 들어 설명한다. 그러나 가장 중요한 것은 TMS로 "뇌(마음)가 실제로 신체변화(통증)를 일으킨다"는 사실이다. 뇌가 일으킨 심신장애는 실은 무의식 영역에서 의식적인 마음의 관심을 다른데 돌리기 위함이라 설명하였다. 환자가 적절히 치료를 받으면 신속히 회복한다는 사실은 관련조직이 손상된 것이 아니라 다만 일시적인 기능장애가 나타났을 뿐이라는 사실을 시사한다.

심신장애의 심리학적 면(3장)을 보면 "아이는 어른의 아버지"란 영국 시인 워즈워스의 말로 시작하여 어린 시절의 경험이 성인의 자아를 형성하는 데 어떻게 영향을 미치는가? 에 대한 고찰이 있었다. 통증의 목적은 무엇일까? 심신성 신체 증상은 해로운 무의식적 감정현상에 대한 방어책이라고 컬럼비아 의대의 코언Coen이 1989년에 발표한 논문에서 제시하였는 바, 저자는 이로써 확실한 개념을 가지게 되었다. 한편 심신 세 증후군으로 첫째는 깊은 열등감, 둘째는 자기애, 그리고 셋째로는 강렬한 의존 욕구들 들었다.

치료(4장)는 의외로 쉬울 수 있으며 "치료를 위하여 필요한 것은 믿음이 아니라 이해"라는 심신장애 치료의 핵심을 설명한다. 이는 일반적으로 이루어지는 환자의 진찰과 마찬가지로 상담, 병력 파악, 그리고 신체검사로 시작되며 저자가 중시하는 것은 환자의 정신사회병력이다. 우리 인간은 해부학적으로나 행동상으로 끊임없이 갈등하는 서로 다른 두 사람이며 이는 이 책의 원제인 "The Divided Mind"를 나타낸다.

나의 전공분야인 고혈압에 대해서는 『고혈압 치료: 혁명적인 새 접근법』을 쓴 맨Mann 박사가 서술하였다. 여기에서 고혈압과 심신의 관계에서 새 패러다임을 주창하였다. 즉 일부 고혈압의 경우 명백히 심신과 상관성이 있으며 이 상관성은 대다수 사람들의 의견과 다르다고 주장하였다. 옛 패러다임은 자주 긴장을 하거나 화를 내는 경향이 있는 사람, 또는 날마다 심한 스트레스를 받는 사람은 혈압이 반복적으로 상승함으로써 결국 고혈압으로 발전하며 스트레스를 줄이는 기법으로 고혈압을 개선할 수 있다. 그러나 이런 반응은 일시적이고 정상적인 생리적 반응일 뿐이다. 새로운 패러다임은 이와 달리 우리가 억압하고 있으면서 그런 줄도 모르고 있는 감정이 고혈압으로 이어진다. 즉 괴롭고 위협적인 감정을 자기도 모르게 느끼지 않으려고 하는 과정이 교감신경계를 계속 자극하게 되어 혈압이 상승된다. 이러한 패러다임의 핵심은 고혈압의 원인이 스트레스가 아니라 억압되어 온 감정이다. 이는 종래의 스트레스가 고혈압의 병태기전에 미치는 영향을 부정하는 새로운 하나의 가설이다.

결어로 저자는 전공인 긴장 근육염 증후군을 소개하여 통증에서 고통 받는 많은 사람들을 도울 수 있게 되었다고 주장하였다.

이는 요즈음 유행하는 대체의학은 아니고, 사실 애매모호한 증상을 가지고 나타나는 많은 환자들, 여러 검사를 해 보아도 찾아낼 수도 없고, 방사선학적 검사나 임상검사로 계량할 수가 없는 경우, 대증적인 치료로 일시적인 완화를 일으킬 수 있으나 근본적인 치료는 되지 않는 환자들에게 아직은 정설은 아니나 이런 다른 견해도 있다는 걸 소개하며 일독을 권하는 바이다. 물론 우리나라에서는 이런 치료법이 보험 인정이 되느냐가 또 다른 큰 문제이다.

고혈압학회 회장, 중앙의대 내과 교수 **유석희**

모든 의사들이 알아차려야 할 기본자세

오늘날 주류 의학계는 질환의 원인에 대해 '심인성'의 소인을 무시하려는 경향이 많다. 첨단 진단장비의 개발로 질환에 대한 (신체의) 구조적 이상을 그 만큼 많이 발견해서인 까닭이다. 심신의학이 사실상 쇠퇴의 길로 접어들고 있다고 보는 시각도 존재한다. 하나 사노 박사의 견해는 요즘의 주류 의학에 이의를 제기한다. 그의 오랜 임상 경험과 이 책에 소개된 풍부한 치료 사례들은 질환의 일차적 원인으로 '마음'의 문제를 든다. 오늘날 '심인성'의 문제는 모든 의사들이 알아차려야 할 기본자세의 문제이며 일반인에게도 그 삶의 질에 대해 특별한 메시지를 전달해준다. 의사, 간호사는 물론 각종 질환을 앓고 있는 사람들에겐 필독의 책이다. 이 책을 통해 자신의 무의식에 도사린 '오래 된 상처'를 앎이 삶에서 얼마나 큰 변화를 일으키는지 직접 체험해 보기 바랍니다.

『TMS 통증치료혁명』 역자, 큰사랑노인병원장 **신승철**

환자뿐 아니라 의사들에게도 새로운 시각을 제시

사람의 마음은 참으로 복잡합니다. 매일 진료실에서 환자들과 상담할 때마다 항상 느끼는 것입니다. 저는 지난 20년간 의사생활을 해오면서 그중 10년은 원인을 찾지 못하고 고통 받는 수많은 만성피로 환자들을 진료 해왔습니다. 그 과정에서 세포기능을 살리는 치료를 꾸준히 해왔습니다.

그러던 중 정말 중요한 사실을 알게 되었습니다. 그것은 우리의 마음과 세포기능은 아주 밀접한 관련이 있다는 것이었습니다. 아니 밀접한 관련이라는 표현이 부족할 정도로 몸과 마음은 하나로 일치하는 것 같았습니다. 그래서 저는 심신의학에 관심을 가지고 공부하게 되었습니다.

또한 우리가 의식하지는 못하지만, 내 마음의 대부분을 차지하고 있는 것이 무의식이라는 것도 알게 되었습니다. 그리고 무의식을 다루기 위한 많은 심리요법들도 공부하게 되었습니다. 그 과정에서 알게 된 존 사노 박사의 『통증혁명』이라는 책은 저에게 큰 영감을 주었습니다.

그리고 이번에 또 새롭게 번역되어 나온 『통증유발자, 마음』은 우리가 심신의학을 이해하는 데 충분한 자료들을 담고 있습니다. 실제로 치료한 경험을 바탕으로 쓰여진 이 책은 고질적으로 원인 모를 통증에 시달리는 많은 환자들에게 큰 희망을 주게 될 것입니다. 물론 환자뿐 아니라 의사들에게도 새로운 시각을 제시하기에 충분할 만큼 놀라운 자료들을 보여줍니다.

그러나 이 책에 담긴 존 사노 박사의 모든 의견을 다 믿기에는 어려운 점도 많이 있었습니다. 저의 임상경험에 비추어 볼 때 무의식의 문제를 모든 증상과 질병의 원인으로 확대해석하는 시각에는 완전하게 동의하기 어려운 부분들이 있었습니다. 그럼에도 불구하고 이 책은 대부분의 의사들이 알지 못하거나 또는 알고 있어도 인정하려 하지 않는 마음의 아주 중요한 역할들을 잘 표현해 내고 있습니다.

저는 현대의학을 공부한 의사이지만, 현대의학으로 모든 환자들을 치료할 수 없다는 사실을 알고 있습니다. 또한 현대의학의 한계를 인정하고 환자에게 도움을 주기 위해서 새로운 공부와 연구를 하는 용기 있는 의사들을 사랑합니다. 그리고 앞으로 한국에서도 심신의학에 대한 새로운 연구와 활동을 함께 할 의사들을 사랑합니다.

마지막으로 이 책이 치료되지 않는 통증으로 고통 받는 수많은 환자들과, 또한 그런 환자들과 함께 동고동락하는 많은 의사들에게 큰 도움이 되기를 희망합니다.

만성피로연구회(www.pirolab.com) 가정의학과전문의　이동환

옮긴이 서평

현재 우리나라의 만성통증 환자는 성인 인구의 10% 이상일 것으로 의료계는 추정하고 있다. 그런데 만성통증 환자는 날로 늘어나고 있는 추세다. 한국보건사회연구원 조사에 따르면 국내에서 1998년부터 2000년까지 만성통증으로 인해 지출된 비용은 약 2조 2,000억 원에 달하는데, 이것은 같은 시기 암(2,400억 원)의 10배에 육박하고, 고혈압(2,900억 원)이나 뇌혈관 질환(6,100억 원)에 비해서도 월등히 많다.

이러한 실정에서 우리나라에서는 고작 마약성 진통제가 매우 효과적이라는 따위의 논의를 하고 있다. 막연한 두려움 때문에 의사도 환자도 마약성 진통제 사용을 꺼리는데, 적극적으로 사용하는 것이 좋겠다는 것이다.

물론 그런 논의도 의미가 있겠지만, 그보다 더욱 중요하고 획기적인 것이 여기 있다.

만성통증이나 부위를 바꿔 가며 발생하는 통증에 대해 사노 박사는 혁명적인 주장을 한다. 통증이 다분히 마음의 병일 수 있다는 것이다. 이러한 "심신의학"에 대한 연구는 서구에서 19세기 후반부터 시작되었다고 한다. 그런데 20세기 중반 이후 이 연구는 맥이 끊겼다가 20세기 후반에 사노 박사를 통해 다시 부활할 수 있었다.

심신장애를 지닌 미국인 가운데 그 원인이 마음(특히 억압된 감정)에 있다는 사실을 받아들일 수 있는 사람은 10~20%에 불과하다고 사노 박사는 말한다. 그러나 미국 사람들에 비해 문화적으로 "마음"의 세계에 훨씬 더 친숙한 동양인이라면, 더구나 화병에 대해 너무나 잘 알고 있는 한국인이라면, 심신의학을 훨씬 더 잘 이해하고 자연스럽게 받아들일 수 있을 것 같다.

저자는 만성통증이 현대의 심각한 유행병이라고 말한다. 1960~1970년대에 소화성 궤양이 아주 흔했는데, 그 후 기묘하게도 "유행이 지나서" 소화성 궤양이 사라졌다. 스트레스 관리만 잘하면 쉽게 제어할 수 있는 심신 증상이라는 것이 알려졌기 때문이다. 소화성 궤양으로 아프다고 하기에는 멋쩍게 된 것이다. 또 미국에서는 회색질척수염이 사라지기 전에 "히스테리 마비" 진단을 받은 사람이 많았다. 그러나 백신의 등장으로 회색질척수염이 사라지자, 히스테리 마비도 아주 희귀해졌다. 소화성 궤양, 히스테리, 히스테리 마비 등이 한때 유행한 것처럼 오늘날에는 만성통증이 크게 유행하고 있다. 물론 마음의 병이 아닌 통증도 많지만, 현대에 유독 만성통증이 역병 수준으로 유행하고 있다는 사실을 주목할 필요가 있다.

이 책은 심신의학에 대한 사노 박사의 포괄적인 설명과 심신의학을 실천하는 미국 의사 6명의 임상 경험담으로 이루어져 있다. 의학 전공자들이 마땅히 읽어야 할 의학 서적이지만, 약품 이름과 장애 이름 몇 가지가 생소할 뿐, 일반인도 충분히 읽을 수 있는 책이다.

사노 박사를 비롯한 몇몇 의사들이 쓴 심신의학 책을 한 권 읽었을 뿐인데도 만성통증이 홀연히 사라졌다고 보고하는 사람이 많다! 만성통증에 시달리는 많은 분들이 이 책을 읽고 삶의 질이 크게 높아지길 기대해 본다.

옮긴이는 서너 번 오십견(동결견)을 앓은 적이 있는데, 한번 통증이 시작되면 몇 달씩 지속되었다. 심할 때는 팔이 빠질 것처럼 아파서 전혀 일을 할 수가 없었다. 이 책을 읽기 직전에 또 오십견이 시작되었는데, 그것이 마음의 병일 수 있다는 생각을 하자 금세 통증이 말끔히 사라져 버렸다. 우연의 일치였을까? 아무튼 약간의 심신의학 지식을 지니면 통증을 예방할 수도 있다고 저자들은 말한다.

승영조

00 머리말

미국의 건강관리는 위기 상황에 놓여 있다. 무책임한 치료와 위험한 처치, 정부 규제, 치솟는 치료비 등으로 미국의 일부 의학 부문이 악몽 같은 기능장애에 빠진 것이다. 망가진 건강관리 체계는 환자를 치료하기는커녕 환자의 고통을 연장시키는 경우가 너무나 많다. 유행병을 예방하는 것이 아니라 발생시키는 격이다.

너무 지나친 말일까? 그렇다면 통계를 살펴보자. "섬유근육통fibromyalgia"이라는 수수께끼 같은 병으로 참기 어려운 고통에 시달리고 있는 미국인 환자 수는 600만 명이 넘는다. 자칭 전문가 군단이 나서서 치료하고 있지만, 그들 가운데 병의 원인에 관한 단서라도 잡은 사람이 아무도 없다. 느닷없이 수백만 명에 이르는 사람들이 위 역류 치료를 받고 있는데, 한 해 치료비가 수십억 달러에 이른다. 속 쓰림 치료는 돈이 안 된다고? 천만의 말씀이다. 또한 수백만 명이 향정신성 약물에 의존하고 있는데, 대다수가 젊은이들이다. 오늘날 밝혀진 바에 따르면 그런 약물로 인해 실제로 목숨을 잃을 수도 있다.

상황은 심각하다. 나는 상황을 과장하고 있는 것이 아니다. 동료들과 내가 이 책을 쓴 것도 상황이 너무나 심각하기 때문이다.

이 책은 심신의학의 원리와 치료에 관한 것이다. 대안의학 이야기가 아니고, 최근 유행하는 뉴에이지 양생법 이야기도 아니다. 이 책은 임상 실험을 거친 — 전문의들이 30년 이상 수천 명의 환자를 치료한 — 의학에 대한 진솔한 이야기다.

먼저 '심신psychosomatic'이라는 말을 잘못 이해하고 있는 것부터 바로잡고 싶다. 이 말이 뭔가 막연하고 기만적인 것을 가리킨다고 생각하는 사람이 많다. 예컨대 이기적인 속셈이나 정신의 혼란에서 비롯한 상상의 질환을 가리키는 말로 여기는 것이다. 그건 결코 사실이 아니다. 그런데 의사들 — 심신이라는 말을 더욱 정확히 이해하고 있을 것으로 기대되는 의사들 — 조차도 잘못 알고 있는 경우가 많다. 스트레스 때문에 악화된 질환, 또는 그 역을 가리키는 말인 줄 아는 것이다. 스트레스도 마땅히 관심을 기울일 만하고, 논문으로 줄곧 다뤄져 오기도 했지만, 그것은 심신과 무관하다. 심신의학psychosomatic medicine은 특히 신체적 심신mindbody 장애를 다룬다. 즉 겉으로는 그저 몸이 아픈 것으로 보일지 모르지만, 실은 무의식적인 감정에 그 원인이 있는 장애를 다루는 것이다. 이는 단순한 신체적 장애와는 매우 다르며 의학적으로 극히 중요하다(이어서 저자는 'psychosomatic'과 'mindbody'가 동의어라고 말하고 있다. 두 낱말은 마음과 몸이라는 말을 합성한 것으로 문맥에 따라 '심신心身' 또는 '심신성'으로 번역했다. 이 말보다 더 넓은 의미로 쓰인 'psychogenic'은 '심인성'으로 옮겼다. 나중에 저자가 그 차이를 설명한다 — 옮긴이).

전적으로 심신장애거나 심신성 요소를 일부 지닌 것으로 확인된 장애는 실제로 수백 가지에 이른다. 우리는 그중 많은 장애에 관해 살펴보게 될 것이다. 심신장애는 무의식적 감정이 발현되는 정도나 중요도에 따라 다소 성가신 수준의 등통증부터 심각한 수준의 암까지 망라하고 있다. 심신장애는 피할 수 없는 인간 조건의 일부라고 할 수 있다. 하지만 놀라운 것은, 그러한 장애가 거의 전 세계에 만연해 있는데도 오늘날 의학계에 심신의학이 거의 알려져 있지 않다는 것이다. 사실상 심신의학은 현대 의학 연구 분야에서 소외되어 있다. 오늘날 내과의사와 정신과의사들 대다수가 심신장애와 마주하면, 그것이 심신성이라는 것을 인정하지 않고 거의(언제나) 겉으로 드러난 증상만 치료한다.

이처럼 잘못 치료하는 경우가 너무나 많아서, 그 심각성은 세균과 바이러스의 존재를 인정하지 않을 경우 의학계가 저지르게 될 잘못에 비견될 정도다. 그런 의학계의 후진성이 가장 가증스럽게 드러난 사례는, 미국 정신의학회의 공식 출판물인 『정신장애의 진단 및 통계 편람』 최신판에서 '심신psychosomatic'이라는 용어를 삭제해 버렸다는 것이다. 그것은 의학 사전에서 '감염'이라는 말을 삭제한 것과 다를 게 없는 행위다.

이처럼 놀라운 — 사실상 수치스러운 — 사태는 하루아침에 생긴 일이 아니다. 20세기 전반에는 심신장애의 연구와 치료가 의학계에서 새롭게 촉망받는 중요 최첨단 분야라고 많은 의학자들이 인정했다. 그러다가 50년 전 미국 의학계는 방향을 잘못 잡고 심신의학에 대한 관심을 무작정 접어 버렸다. 왜 그런 일이 벌어졌는가에 관해서도 생각해 봐야겠지만, 무엇보다 먼저 주목해야 할 사실이 있다. 그런 필수 의학 분야에 등을 돌려 버린 결과, 미국 의학은 미국인 수백만 명의 삶에 지대한 영향을 미친 통증 등의 일반 질환이 유행병처럼 번지는 데 한몫 단단히 했다는 점이다.

내가 의사로서 심신의학을 접하게 된 것은, 주로 허리와 목, 몸통, 팔다리 등의 신체 부위 통증으로 나타나는 흔한, 그러나 때로 수수께끼 같은 증상으로 고통 받는 수많은 사람들을 만나기 시작하면서부터였다. 당시 나는 그런 장애가 심신성이라는 것을 몰랐다. 나는 정신의학이나 심리학 훈련을 받은 적이 없었다. 그 장애의 본질을 마침내 알게 된 것은 오로지 날마다 그런 장애와 마주친 덕분이다. 그것이 심신성이라는 것을 안 후 비로소 나는 효과적인 치료를 시작할 수 있었다. 33년 이상 열정적이고 보람찬 연구를 해오며 나와 동료들은 많은 것을 배우게 되었다. 나는 우리의 연구와 발견, 성공 이야기를 세 권의 책으로 펴냈다. 긴장 근육염 증후군TMS이라고 내가 명명한 것을 주로 다루었는데, 긴장 근육염 증후군은 미국만 해도 수백만 명이 앓고 있는 고통스러운 심신장애다. 이번 책에서는 심신장애의 전 영역을 다루게 될 것이다. 예전보다 훨씬 더 폭넓고 더 중요한 주제를 다루는 셈이다. 심신장애는 다음 두 가지 범주로 나눌 수 있다.

1. 무의식적 감정으로 인해 '직접 유발'되는 장애. 곧 통증(긴장 근육염 증후군) 문제와 흔한 위장병(역류, 궤양, 과민 대장 증후군), 피부 장애, 알레르기, 기타 다수.
2. 무의식적 감정이 원인이긴 해도 '유일한 원인은 아닌' 장애. 류마티스 관절염 같은 자가면역 질환, 심장혈관 질환, 암 등이 여기에 포함된다. 내가 아는 한, 현재 이런 장애를 연구하고 있는 학자들 가운데 무의

식적 감정이 장애의 원인일 수 있다는 것을 인정한 사람은 아무도 없다. 내가 보기에 그것은 거의 범죄에 가깝다.

심신장애의 과정은 무의식에서 비롯한다. 지그문트 프로이트가 처음 확인한 우리 정신의 어둡고, 헤아릴 수 없고, 일반적으로 널리 오해되어 온 그 무의식 말이다. 내과나 정신과에서 아직 그런 사실을 인정하고 있지 않지만, 사실상 무의식적 감정은 외상성이 아닌 모든 신체 질환의 잠재 원인이 된다. 이 책의 제목을 『The Divided Mind』(원제)라고 한 것도 심신장애가 분열된 무의식과 의식의 상호작용에서 비롯하기 때문이다. 무의식에 내재하는 특성들, 곧 아이 같은 유치함, 의존성, 또는 잔인한 행동 가능성 등 아주 곤혹스러운 특성들은 해부학적으로 뇌간 바로 위에 깊숙이 자리 잡은 오래된 원시적인 뇌 부위의 산물이다. 대뇌는 진화를 하면서 신피질이라는 부위가 새로 생겨났는데, 신피질은 이성과 고등 지능, 의사소통, 도덕성 등을 관장하는 부위다. 뇌의 이 두 부위는 끊임없이 서로 다투고 있는 것처럼 보인다. 때로는 이성이 우세하고, 때로는 인간 본성의 유치하고 짐승다운 부분이 우위를 차지한다. 바로 이런 이중성이 심신장애의 한 가지 이유가 되는데, 곧 이 책에서 그것을 증명해 보일 것이다.

이 책에서 제시한 결론들은 안락의자에서 머리를 굴려 유추한 것이 아니다. 오랜 세월 수천 명의 환자들을 겪으며 나온 결과인데, 이 결과는 고도의 훈련을 받은 정신치료자(심리치료자)들의 소견을 통해 보강되었다. 나아가서 심신의학 원리를 치료와 연구에 적용한 미국 각지의 선구적인 의사 여섯 명이 임상을 토대로 한 소견이 이 책에 제시되어 있다. 놀랍도록 높은 치료 성공률은 우리의 소견이 옳다는 것을 극적으로 뒷받침해 준다.

이 책에서는 주로 심신장애에 이르는 과정의 본질을 설명하고자 했는데, 특히 아주 명백히 신체 증상으로 나타나는 심리 문제를 짚어 보게 될 것이다. 그리고 이 책의 두 번째 목적은, 심신장애의 존재를 인정하지 않을 뿐만 아니라, 그럼으로써 사실상 심신장애를 확산시키는 데 기여하고 있는, 너무나 많은 이 시대 근시안적인 의사들의 주목을 받는 것이다.

내 진단 이론은 소위 "과학적 증거 부족"을 이유로 상식의 수호자들에게 공격을 받을 것이 확실하다. 그것은 가소로운 일이다. 증상의 원인에 대해 가장 신봉되는 전통 학설들 역시 과학적 증거가 없기 때문이다. 가장 눈에 띄는 예를 들면, 염증이 생기는 과정에서 갖가지 통증을 느끼게 된다는 학설이 그것인데, 이 학설은 전혀 과학적 증거가 없다. 또 다른 예로, 통증 질환에 적용되는 여러 외과 수술 — 예컨대 추간판 이상을 치료하기 위한 척추후궁절제술 — 이 정말 가치가 있는가를 입증하는 연구 역시 결코 이루어진 적이 없다.

심신장애를 실험실에서 연구하는 데는 몇 가지 큰 걸림돌이 있다. 무의식적 감정을 어떻게 확인하고 측정할 것인가? 환자가 진단을 수용하는 것이 성공적인 치료를 하는 데 꼭 필요하다면, 그 진단과 치료의 타당성을 어떻게 증명할 것인가? 대다수 사람들이 그 진단을 수용하지 않는 상황에서 말이다. 여러 해 동안 임상 경험을 통해 우리가 느낀 것은 기껏해야 환자들 중 10~15%만이 심신장애 진단을 기꺼이 받아들이려고 한다는 것이다. 타당성을 증명할 때 우리의 치료 프로그램은 주목할 만한 성공을 거두었다.

프로이트가 말했듯이, 과정의 생리 현상보다 과정 자체의 예리한 관찰이 훨씬 더 중요하다. 프로이트에게는 어떤 실험실 자료도 없었다. 나 또한 그 과정의 핵심 현상을 알아내는 것은 실험실 전문가에게 맡기지 않을 수 없다.

심신 통증을 겪었고, 지금도 겪고 있는 수많은 이들의 진단과 치료의 임상 경험을 의사들과 공유함으로써, 나와 동료들은 우리의 소견이 치료에 중요한 몫을 해내기를 바라 마지않는다. 특히 지금 불필요하게 고통을 당하고 있는 너무 많은 사람들을 위해서 말이다.

머리말을 마치며, 자못 논란의 소지가 많은 이 책을 펴내 줄 출판사를 물색해 준 앨 주커먼 씨에게 깊은 감사의 말씀을 드린다.

01
심신의학이란 무엇인가?

1996년 존 R이 처음 내 클리닉을 찾아왔을 때가 생각난다. 40대 초반의 성공적인 사업가인 그는 옷을 잘 차려입었고, 건강하고, 믿음직했다. 또한 여유롭고 자신만만해 보였다. 자리에 앉기 위해 허리를 구부리기 전까지는 말이다. 돌연 그의 움직임이 느려지더니, 너무나 조심스럽고, 연약하고, 너무나 소심하게 변해서, 조금 전에 내 진료실로 당차게 걸어 들어온 사람이 정말 이 사람 맞나 싶었다. 그의 몸짓언어로 미루어 보니 살짝만 잘못 움직여도 극심하게 아프거나, 아플까 봐 겁을 먹고 있는 것이 분명했다.

의사로서 나는 그의 통증을 충분히 짐작할 수 있었다. 내 전공 분야는 심신장애인데, 진료를 할 때마다 늘 그런 환자를 만난다. 나는 그를 도울 수 있기를 바랐다. 내가 돕는다는 것은 환자가 스스로 돕도록 한다는 뜻이다. 심신장애의 경우 의사는 환자를 "치료cure"할 수가 없기 때문이다. 자신의 병을 이해해야 할 사람도, 이해함으로써 병을 떨쳐내야 할 사람도 바로 고통을 받고 있는 환자 자신인 것이다.

존 R의 병력을 살펴보자. 흥미롭고 만족스러운 삶의 그림이 우선 떠오른다. 결혼을 했고 세 자녀를 두었다. 사업을 하는데 아마 아주 많은 시간을 잡아먹는 사업일 것이다. 그런데도 잘 해내고 있었다. 그는 자신의 병과 통증에 대해 내가 평소 귀 따갑게 들어온 이야기를 늘어놓았다. 그러니까 무슨 이유에선지 만성적으로 등이 아픈데 때로는 아침에 잠자리에서 일어날 수 없을 정도로 심한 통증을 느낀다는 것이었다. 그는 치료할 방법을 애타게 찾았지만 헛일이었다. 대안의학, 처방약, 마지막으로는 절망적인 심정으로 수술까지 해봤지만, 막대한 비용만 들이고 그저 잠깐 좋아졌다가 말았다. 그 후 난데없이 새로운 병이 생겼다. 좌골신경통, 편두통, 위산 역류가 잇따라 발생한 것이다.

의사로서 나는 가슴이 아팠다. 그를 돕는 것이 내 직업이었지만, 나는 그저 이끌어줄 수 있을 뿐이었다. 그가 내 말을 따를까? 몸과 마음이 심오하게 서로 연결되어 있다는 것을 그가 이해할 수 있을까? 억압된 격노의 섬뜩한 힘을 그가 파악할 수 있을까?

경험해 보지 못한 이들에게는 심신의학이 아리송하게 마련이다. 사실 몸과 마음의 관계는 혈액순환과 심장의 관계만큼이나 명백하다. 신체 기관과 작용의 관계만큼이나 말이다. 존 R과의 첫 면담에서 나는 그에게 심신의학이라는 개념에 눈을 뜨게 해주었다. 치료를 시작한 지 한 달 만에 그토록 오래 그를 괴롭혀 온 통증이 말끔히 사라졌다. 그 어떤 약물도, 과격한 시술도 사용하지 않았다. 그는 지금도 크리스마스 때마다 내게 카드를 보낸다. 최근에 내게 보내준 크리스마스카드에는 그는 늘 테니스와 스키를 즐기고 있다는 이야기가 적혀 있었다. 지난여름에는 큰아들과 함께 애팔래치아 트레일 전 구간을 걸었다고 한다. 통증은 물론이고 영문을 알 수 없던 다른 여러 장애가 다시는 발생하지 않았다.

내 환자들 상당수가 처음에는 심신증후군의 역동성을 잘 이해하지 못한다. 마음이 몸에 막강한 영향력을 행사한다는 개념을 받아들이는 것과 그 지식을 내면화하고 지극히 개인적인 차원에서 이해하는 것은 전혀 별개의 문제이다. 문제의 핵심 — 신체적 고통의 근본 원인이 그들의 '마음mind'에 있다는 것 — 을 환자가 충분히 이해했다고 해도, 그 다음 단계에서 다시 걸려 넘어질 수 있다. 자신의 무의식 속에 억압된 격노가 실제로 존재한다는 것을 받아들이지 못하는 것이다. 또, 그들이 의식하지도 못하는 것에 대해 마음이 의사결정을 내린다는 사실에 대해서도 마냥 곤혹스러워한다.

때로 환자가 한 발 물러서서 더 넓은 관점에서 바라보면 심신의 상호작용을 이해하는 데 도움이 된다. 심신장애는 '심인성psychogenic' 장애라는 더 큰 집단에 속한다. 심인성 장애란 심리적인 이유로 뇌에 의해 유도되거나 조절된 신체장애라고 정의할 수 있다.

그런 증상 가운데 일부는 아주 흔해서 누구나 잘 알고 있다. 예컨대 주목을 받을 때 얼굴을 붉히거나, 속이 울렁거리거나, 진땀을 흘리는 것이 그것이다. 하지만 그런 증상은 해롭지 않고 일시적이어서, 이례적인 자극이 주어진 동안에만 지속하다가 이내 사라진다.

또 다른 유형의 심인성 장애로, 이례적인 자극과 직접 관련이 없는 불안과 염려 때문에 '신체적 장애의 고통이 커진' 경우를 꼽을 수 있다. 예컨대 심한 교통사고를 당한 지 얼마 안 된 사람은 부상과 무관하게 가족이나 일자리 등에 대한 걱정 때문에 통증이 심해질 수 있다. 주류 의학계는 거의 모든 심인성 증상을 무시하는 경향이 있지만, 그래도 환자가 걱정에 사로잡힐 경우 증상이 악화될 수 있다는 사실만은 일반적으로 인정하고 있다. 의사들 가운데는 그것을 '감정적 중첩emotional overlay'이라고 할 사람도 있을 것이다. 내 진료 경험에 따르면, 환자들은 자기공명영상MRI 촬영 결과 탈출 추간판(디스크) 같은 구조적 이상이 있다는 소견을 들을 경우, 특히 수술을 해야 치료될 수 있다는 말을 들었을 때 통증이 훨씬 더 심해졌다고 보고했다.

세 번째 유형의 심인성 장애로, 두 번째와 정반대되는 장애가 있다. 장애 상태에서 역으로 '신체 증상이 감소'하는 것이다. 초기 통증 연구 가운데 하나로, 하버드 대학교의 헨리 비처Henry Beecher는 제2차 세계대전 때 어떤 병사들은 심한 부상을 당했으면서도 진통제를 거의 또는 전혀 필요로 하지 않았다는 사실을 발견했다. 그들이 아직 살아 있을 뿐만 아니라, 더 큰 부상을 당하거나 죽을 위험이 사라진 상태에서 간호를 받고 있다는 사실을 인식하게 됨으로써 통증이 상당히 줄어든 것이다.

단연코 가장 중요한 심인성 장애는 네 번째와 다섯 번째 유형, 곧 '히스테리 장애hysterical disorders'와 '심신장애psychosomatic disorders'다. 양자의 심리는 동일한데, 히스테리 장애는 오늘날 대부분 역사적 유물이 되었다. 내 임상 경험은 주로 심신장애와 관련된 것이다.

히스테리 장애의 증상은 아주 기괴한 경우가 많다. 환자는 아주 광범위한 신체 쇠약 증상을 경험한다. 이를 테면 근육 쇠약 또는 마비, 무감각 또는 저림, 감각의 완전 결여, 시각 상실, 성대 사용 불능, 기타 '그런 증상의 이유가 될 만한 신체 이상이 없는' 온갖 증상을 보인다.

히스테리 증상의 특성으로 미루어 볼 때, 그 원인이 정말 "몽땅 머릿속에" (오늘날 심신 증상을 비꼴 때 쓰는 말) 있는 게 분명하다. 신체 변화가 없다는 것은 뇌 안의 강력한 감정에 의해 그런 증상이 생겼다는 뜻이다. 정확히 뇌의 어느 부위인지는 아무도 알지 못한다. 명망 높은 의사인 안토니오 R. 다마지오 Antonio R. Damasio는 감정 생성 중추가 시상하부, 소뇌 편도, 기저 전뇌, 그리고 뇌간에 있다고 주장했다. 환자는 해당 뇌 세포가 자극을 받으면 예컨대 수족 마비 따위의 증상이 실제로 몸에서 일어나고 있는 것처럼 느끼게 된다. 그러한 증상은 정말 이상하고 사실 같아 보이지 않는다. 19세기 정신의학의 선구자 가운데 한 명인 요제프 브로이어 Josef Breuer는 그런 히스테리 증상들이 환각과 유사하다고 말했다.

● 심신장애

그와 달리 다섯 번째 유형의 심인성 장애인 심신장애는 '뇌가 실제로 신체 변화를 일으킨다.' 그런 예 가운데 하나가 긴장 근육염 증후군 Tension Myositis Syndrome(TMS)이다. 고통스러운 이 장애에 대해서는 차근차근 자세히 살펴보게 될 것이다. 긴장 근육염 증후군 상태에서 뇌는 신체의 특정 부위로 향하는 혈류를 줄이라고 지시한다. 그래서 가벼운 산소 결핍이 초래되는데, 그것이 어느 세포 조직인가에 따라 통증을 비롯한 각종 증상이 일어난다.

히스테리 장애와 심신장애의 가장 흥미로운 면은 유행병처럼, 마치 자연계에서 세균이 번지는 것과 흡사하게 사람들에게 확산되는 경향이 있다는 것이다. 유행병이 아닌데도 말이다. 의사학자인 에드워드 쇼터 Edward Shorter는 의료 문헌 연구 결과 심인성 장애가 유행할 때는 그 발생률이 유행병과 같은 비율로 증가한다는 결론을 내렸다. 이상하게 들릴지 모르지만 무의식적으로 심신장애의 증상을 필요로 하는 사람은 등통증이나 건초열(알레르기 비염), 습진과 같이 널리 알려진 장애를 일으키는 경향이 있다. 그건 물론 자기가 의식적으로 결정하는 것이 아니다.

유행하듯 퍼지는 두 번째 원인은 의사들이 심신장애를 잘못 알고 있는 데서 비롯한다. 예컨대 뼈 돌기나 탈출 추간판(디스크) 같은 구조적 이상 때문이라고 진단하는 것이 그것이다.

1996년 노르웨이의 한 연구 결과, 유행을 확산시키는 세 번째 원인이 또 밝혀졌다. 손쉽게 치료를 받을 수 있다는 간단한 사실이 그것이다. 1996년 《랜싯》에 발표된 한 논문에서는 소위 "채찍질 증후군whiplash syndrome"이라는 노르웨이의 유행병을 묘사하고 있다. 자동차 후미를 부딪친 사람이 심한 부상을 당하지 않았어도 사고 후 목과 어깨에 통증을 느꼈다. 이 병이 유행하는 것에 곤혹스러워한 노르웨이의 의사들은 제대로 조사를 해보기로 결정했다. 그들은 의료보험이 안 되는 리투아니아로 가서 대조군 연구controlled study 방법을 토대로 조사한 결과, 채찍질 증후군이라는 것이 그 나라에는 아예 존재하지 않는다고 결론지었다. 노르웨이에 채찍질 증후군이 유행한 것은 후방 충돌을 당해서라기보다 그것이 유행하고 있다는 사실 때문이었던 것이다. 그런데 의사들은 그런 유행병을 설명할 수가 없었다. 훌륭한 의료보험 체계로 언제든 손쉽게 치료를 할 수 있다는 이유 때문에 그런 유행병이 만연하다니!

심신장애 가운데 가장 중요한 유행병은 통증과 관련된 것이다. 나중에 자세히 다루겠지만, 오늘날 미국인만 해도 수백만 명이 그런 장애를 지니게 되었다.

그런 장애는 "인기가 있다." 그리고 그중 대다수가 신체의 구조적 이상 때문이라고 오진되어 왔고, 그리하여 장애는 유행병처럼 마구 퍼지고 있다.

심신장애는 어떻게 생겨나는 것일까? 곧 살펴보겠지만, 그 원인은 마음의 무의식 영역에서 찾을 수 있다. 역시 곧 살펴보겠지만, 그 목적은 의식적인 마음의 관심을 짐짓 딴 데로 돌리기 위한 것이다.

증상 유형과 해당 신체 부위가 어디인가는 중요하지 않다. 무의식 속에서 무슨 일이 일어나고 있는가를 알지 못하게끔 주의를 딴 데로 돌린다는 목적만 달성하면 된다. 그러나 심신장애가 다 그렇듯이, 때로 증상 부위를 잘 선택하는 것이 주의를 딴 데로 돌리는 데 도움이 된다. 예를 들어 테니스 라켓을 휘두르다가 갑자기 팔에 통증을 느낀 사람은 팔을 잘못 휘둘러서 다친 것이라고 자연스레 가정한다. 그런데 실은 신체 통증으로 주의를 돌릴 때가 되었다고 판단한 뇌가 통증 시작 시기를 그때로 선택한 것이다. 하지만 그 사람은 다쳐서 아픈 줄만 알 것이다. 통증이 생기도록 뇌가 신체 조건을 바꾸었기 때문인 줄은 모르고 말이다. 뇌는 어떻게 그런 기교를 부리는 것일까? 비결은 간단하다. 팔 힘줄에 가벼운 산소 결핍만 일으키면 통증이 생긴다. "테니스 팔꿈치tennis elbow"라는 병이 바로 그렇게 해서 생긴다. 꽤나 기괴하고, 악마적이거나 자기 파괴적인 소행쯤으로 여겨질지 모르지만, 이것이 실은 자기 보호를 위한 조작이라는 것을 나중에 알게 될 것이다. 동료들과 나는 그런 환자 수천 명을 관찰했다.

그러나 시간이 흐르면 그런 증상은 주의를 딴 데로 돌리는 힘을 잃게 된다. 그래서 그 후 뇌는 또 다른 재주를 부린다. 다른 증상이 생기도록 하는 것이다. 환자나 의사에게 그것은 "신체적physical"인 것으로, 즉 심리적인 데서 비롯한 것이 아닌 증상으로 보인다. 예컨대 어떤 치료 — 말하자면 수술 따위 — 를 해서 특정한 심인성 증상을 무력하게 하면, 그래서 그 증상이 주의를 딴 데로 돌리는 힘을 잃게 되면, 뇌는 그저 다른 과녁을 찾아 다른 증상을 일으키게 된다. 나는 이것을 '증상 필요증symptom imperative'이라고 명명했다(긴장 근육염 증후군 이론에 따르면, 환자가 긴장 근육염 증후군에 대해 많은 것을 알고 있고, 본인이 긴장 근육염 증후군을 앓고 있다고 확신한다 해도, 긴장 근육염 증후군 배후의 감정적 원인을 해결하지 못하면 무의식적으로 뭔가 새로운 증상을 늘 '강박적으로 필요imperative'로 하게 된다. 그래서 'symptom imperative'를 '증상 강박증'이라고 옮길 수도 있을 텐데, 그보다는 좀 더 명료하게 '증상 필요증'이라고 옮겼다 — 옮긴이). 증상 필요증은 공중보건에 엄청난 의미를 지닌 것이다. 그런 심인성 증상들이 오진되어 신체 질환으로 취급되는 경우가 너무나 많기 때문이다. 다시 말하면, 이미 "치료된" 환자에게 난데없이 새로운 장애가 생겨 다시 치료를 요하게 된다. 통증은 더 심해진다. 시간 손실도 더 커진다. 비용도 증가한다. 그 증거를 곧 보여 주겠다.

통계적으로, 오늘날 가장 흔한 심신장애는 긴장 근육염 증후군이다. 긴장 근육염 증후군에 대해서는 지난 세 권의 저서에서 다양하게 다룬 바 있다. 그 장애를 내가 긴장 근육염 증후군이라고 명명한 것은 첫 번째 책을 펴낸 1984년에는 근육muscle 조직만 심신장애와 관련이 있는 줄 알았기 때문이다. 그런데 그 후 힘줄tendon과 신경 조직도 뇌의 과녁이 된다는 것을 알게 되었다. 실은 근육보다 신경이 더 많이 관련된 것으로 밝혀졌다. 따라서 좀 더 포괄적으로 '근골격 심신증후군' 정도로 명명하는 것이 더 적절할 것이다. 그러나 긴장 근육염 증후군이라는 용어가 이제는 꽤나 널리 알려져서, 이름을 바꾸지 말라는 동료들의 주장에 밀려 긴장 근육염 증후군이라는 말을 그대로 쓰기로 했다.

● 자율 펩티드계를 통해 중개되는 장애

뇌는 어떻게 신체 증상을 일으키는 것일까? 많은 방법이 있다. 그러나 단연코 가장 많은 심신 증상을 일으키는 것은 '자율 펩티드계'의 활동을 통해서다. 중추신경계의 자율신경 가지는 순환계, 위장관계, 비뇨생식계와 같은 불수의 계involuntary systems를 제어한다. 하루 24시간 활동을 하는데, 그 기능을 우리는 의식하지 못한다. '펩티드peptide'라는 말이 붙어 있는 이유는 펩티드가 뇌와 신체의 상호소통 과정에서 중요한 역할을 하는 분자이기 때문이다.

이 자율 펩티드계를 통해 발생하는 가장 흔한 장애는 앞서 말한 긴장 근육염 증후군이다. 긴장 근육염 증후군은 미국만 해도 수백만 명이 앓고 있고, 매년 의료비가 수십억 달러에 달하며, 근로 시간과 보상금 등의 손실도 이만저만이 아니다.

긴장 근육염 증후군 외의 다른 증상을 꼽으면 다음과 같다.

- 위식도 역류
- 소화성 궤양(항염증제 복용으로 악화되는 경우가 많다)
- 식도연축
- 열공 탈장
- 과민 대장 증후군

- 경직 결장염
- 긴장 두통
- 편두통
- 빈뇨(당뇨병 같은 의학적 증상과 무관)
- 많은 경우의 전립샘염과 성기능장애
- 귀울림 또는 어지럼(신경계 질환과 무관)

이 책에서 제시하는 이론은 거의 대부분 긴장 근육염 증후군과 관련된 연구를 토대로 한 것이다. 그러나 자율 펩티드계에 의해 발생하는 심신장애의 증상은 긴장 근육염 증후군 말고도 위와 같이 여러 가지가 있다. 긴장 근육염 증후군만큼 흔하지 않을 따름이다. 이 장애들이 긴장 근육염 증후군과 마찬가지로 심신성이라고 말하는 것은, 그 장애가 긴장 근육염 증후군을 일으키는 것과 동일한 심리 상태의 결과이기 때문이다. 1970년대 초에 내가 진찰한 통증도 심신성이었을 가능성이 높다. 너무나 많은 통증 환자들이 긴장 근육염 증후군과 그 등가물(이제는 심신성이라는 것을 알게 된 위와 같은 장애들)을 경험했다는 사실이 그것을 뒷받침한다. 그러한 깨달음은 내가 진찰한 통증 장애 또한 심신성일 것이라는 것을 시사한다.

● 긴장 근육염 증후군은 왜 고통스러운가?

앞서 말했듯이, 긴장 근육염 증후군의 경우 좁은 부위, 예컨대 척수신경과 같은 특정 신체 구조로 가는 혈류를 살짝 줄임으로써, 가벼운 산소 결핍 상태를 초래하는 생리 변화를 일으키는 것으로 보인다. 그 결과 긴장 근육염 증후군의 주요 증상인 통증이 발생한다. 뇌가 노리는 과녁이 될 수 있는 조직으로는 목과 어깨나 등이나 볼기의 근육, 척수신경이나 말초신경, 일부 힘줄이 있다. 따라서 사실상 신체 모든 부위에서 증상이 발생할 수 있다. 근육과 신경, 힘줄 중 어떤 조직이 관련되었는가에 따라 통증의 특성은 다양하다. 신경이 관련되었을 경우에는 통증 외에도 무감각과 저림, 근육 쇠약이 발생할 수도 있다. 이런 증상들은 감각 정보를 뇌에 전달하고 운동 명령을 신체에 전달하는 신경 기능을 반영한 것이다. 환자가 적절히 치료를 받으면 신속히 회복을 한다는 사실은 관련 조직 — 가장 민감한 신경 조직 — 이 손상된 것이 아니라 다만 일시적인 기능장애가 나타났을 뿐이라는 사실을 시사한다.

심신장애를 있는 그대로 인정하고 있는 의사는 워낙 극소수이기 때문에, 긴장 근육염 증후군 통증은 흔히 X선이나 컴퓨터 단층촬영CT, 또는 MRI 검사로 흔히 나타나는 구조적 이상으로 치부된다. 가장 흔한 구조적 이상의 예를 들면 다음과 같다.

마모, 노화 등으로 인한 추간판 이상
- 추간판 공간 감소(추간판 물질 소실을 뜻하는)
- 추간판 팽륜(추간판 내부 물질, 곧 속질핵의 압력으로 인한)
- 속질핵 탈출

척추증(척추 관절의 부동과 융해)이라고 일컬어지는 기타 척추 뼈 요소 이상
- 척추 관절 둘레의 뼈 돌기(일명 "꼬집힌 신경")

- 척주관 인대 비대
- 위와 같은 변화(척주관 협착증)에 따른 척주관 협소
- 척추 전방 전위증(척추 뼈 정렬 이상)
- 척주 옆굽음증(척주의 비정상적인 좌우 굽이)
- 회전근개의 힘줄 이상
- 무릎 연골(반달연골) 파열
- 노화로 인한 정상적인 무릎 변화인 관절염
- 노화로 인한 엉덩관절의 변화(관절염)
- 발꿈치의 뼈 돌기
- 기타 드물게 발생하는 다수의 증상

내 경험으로 미루어 볼 때, 이들 이상 가운데 대다수는 통증과 무관하다. 통증의 원인이 긴장 근육염 증후군이라는 것은 명명백백하다. 하지만 위와 같은 구조적 이상이 통증의 원인이라는 증거는 결코 없는데도, 의사들은 무조건 수술을 하려고 들고, 수술비도 터무니없이 비싼 경우가 많다.

문제를 더욱 복잡하게 하는 것은, 다수의 물렁조직 장애 또한 긴장 근육염 증후군 통증의 원인이 된다는 사실이다. 그에 대한 오진 사례는 다음과 같다.

- 근막통증(대체로 등에 발생하는데 사실상 원인 불명)
- 소아마비 후 증후군(과거 회색질척수염(소아마비)에 걸린 신체 일부의 통증). 이런 통증은 으레 회색질척수염 탓으로 돌리는데, 회색질척수염이 원인이라는 증거는 없다. 과학계에는 이런 오진을 두고 흔히 인용하

는 라틴어가 있다. "포스트 호크 에르고 프로프터 호크post hoc ergo propter hoc." "이것[회색질척수염] 이후에 생긴 일이므로 이것 때문이다."라는 뜻이다. 이런 고전적인 논리의 오류는 위험하고 비과학적인 결론을 낳는다.

- 등과 목 근육의 과도한 긴장
- 궁둥구멍근에 의한 좌골신경 압박 탓으로 돌리는 볼기 통증(타당한 증거가 없는 경솔한 오진이다)
- 턱 근육의 긴장 근육염 증후군일 가능성이 매우 높은 통증과 기타 치아 이상(긴장 근육염 증후군인 턱관절 장애)
- 과사용 탓으로 돌려지는 팔꿈치 둘레 여러 부위의 힘줄 통증(테니스 팔꿈치)
- 회전근개 파열
- 발바닥 앞쪽 통증(발허리통증)
- 발바닥 중간 통증(발바닥 근막염)
- 발꿈치 통증(뼈 돌기)
- 발바닥의 양성종양(발허리 신경종) 탓으로 돌리는 통증
- 손목굴증후군(반복 스트레스 손상)
- 섬유근육통(이후 내용 참고)
- 기타 드물게 발생하는 물렁조직 장애

지난 35년 동안, 위 증상 가운데 세 가지는 오진이 너무나 잦아서 그 발생률

이 유행병에 맞먹을 정도였다. 그것은 바로 다음 증상이다.

  1. 만성통증(등, 목, 어깨, 팔다리)

  2. 섬유근육통

  3. 손목굴증후군

이 세 가지에 대해서는 따로 할 말이 많다.

● 세 가지 심신 유행병

1. 만성통증 증후군: 현대의 흑사병

유럽과 아시아에서는 소위 흑사병 — 가래톳흑사병 — 으로 수백만 명이 사망했다. 이 흑사병은 균에 감염된 쥐에 붙어산 벼룩이 옮긴 것이다. 당시 국가에서는 흑사병의 확산을 막을 수단을 가지고 있었지만, 당시에는 세균학과 역학이라는 것을 몰랐기 때문에 그 수단을 사용해야 할 필요성을 이해하지 못했다. 다시 말하면, 무지 때문에 흑사병이 널리 퍼지게 된 것이다. 오늘날 만성통증이라는 유행병이 존재하는 이유 역시 그와 비슷한 무지 때문이다. 현대 의학 역시 만성통증의 원인을 알지 못하고, 만성통증이 어떻게 확산되는지를 모른다. 그런 무지는 곧바로 유행병으로 연결되어 1960년대 후반 이후 만성통증이 유행하게 되었다. 1990년대에 절정에 이른 이 유행병은 지금 이 순간에도 수백만 명의 삶을 비참하게 만들고 있다. 요즘 들어 통증클리닉이 급격히 늘어난 이유도 그 때문이다.

이 유행병이 존재하는 이유는 의사들이 만에 하나 심신장애일 수도 있다는 생각조차 하려고 하질 않기 때문이다. 만성통증을 지닌 대다수 사람들은 앞서 말한 긴장 근육염 증후군의 여러 증상 가운데 하나를 앓고 있다. 그런데 그것을 치료해야 할 대다수 의사들은 그런 진단에 대해 무지하다. 소수의 의사는 알고 있지만 그걸 인정하려고 하질 않는다. 그러면서 오진 사례로 열거한 많은 장애 가운데 하나를 통증의 원인으로 본다. 통증의 지속성 — 몇 달에서 몇 년씩 지속되는 경우가 많다는 사실 — 은 여러 해 전 행동심리학자들이 만들어 낸 교묘한 개념으로 둘러댄다. 즉, 그들의 이론에 따르면, 통증이 지속되는 것은 무의식적으로 소위 '이차 이득secondary gain'이라는 것을 노리기 때문이다. 환자가 그 증상을 통해 모종의 혜택, 곧 동정이나 지지, 책임이나 힘든 일의 면제, 금전적 이득 등을 무의식적으로 갈망한다는 이야기다. 이런 기묘한 설명을 의사들이 선뜻 받아들인 것은 환자를 돕는 데 실패한 책임을 인정하지 않고 발뺌을 할 수 있었기 때문이다. 실패한 것이 환자 탓이라 말하는 것이다. 과학적으로 보나, 고통 받고 있는 환자의 처지에서 보나, 이보다 더 황당한 경우가 또 어디 있겠는가?

앞으로 살펴보겠지만, 그 통증 곧 긴장 근육염 증후군의 참된 원인은 '일차 이득primary gain'에 있다. 즉 격노 따위의 무의식적인 감정, 또는 감정적 고통을 뇌가 의식하지 못하도록 하기 위한 것이다. 거기에 이차 이득이란 거의 없다. 그 점에 대해서는 따로 제3장(심신장애의 심리학)에서 자세히 다루겠다.

앞서 말한 것처럼, 심신장애는 다음과 같은 경우 유행병처럼 확산되는 경향이 있다.

1. 장애가 유행을 탈 경우,

2. 장애가 오진될 경우, 곧 긴장 근육염 증후군 통증을 순수한 "신체 현상"(예컨대 탈출 추간판이나 위 속의 세균) 탓으로 돌릴 경우,

3. 치료 받기가 쉽고 의료보험이 적용될 경우.

만성통증은 이런 범주에 딱 들어맞는다. 이는 의학계의 지속적인 무능을 여실히 보여 준다. 만성통증을 비롯한 여러 유행병이 확산된 것은 의사에게 막중한 책임이 있다. 가장 단순하게 말해서, 이것은 의학에 있어 가장 기본이 되는 경고들 중 하나인 "해를 끼치지 말라"는 말을 어긴 것이다.

참으로 미국 의학계는 환자에게 엄청난 해를 끼쳤다. 통증의 원인을 오진함으로써 말이다. 그 결과 환자가 속임약에 반응해서 통증이 잠시 사라진다 해도, 동일 부위나 다소 다른 부위에서 고스란히 통증이 재발하거나, 증상 필요증 원리에 따라 다른 신체장애가 발생하게 된다. 환자는 결코 치료되지 않았다.

그처럼 무지한 상황에서, 현대 의학계는 통증 증후군을 유행병처럼 확산시켰다. 효과도 없는 갖가지 치료법을 도입했는데, 일부는 수술비가 막대하게 들어서 정부와 사설 의료보험 재정에 크나큰 부담을 주었다.

이 문제의 심각성은 2003년 12월 31일자 《뉴욕타임스》의 경제면에 실린 한 토막 기사에 잘 나타나 있다. '그럴 가치가 있다는 하등의 증거가 없는데도', 척추 유합술과 같은 고가의 수술이 얼마나 널리 이루어지고 있는가를 이 기사는 지적하고 있다. 또한 이 기사는 의사와 병원, 의료기기 제작자가 이 수술과 관련해서 얼마나 막대한 금전적 이해관계에 얽혀 있는가를 꼬집고 있다. '의료기기 비용 지출'만도 연간 25억 달러 수준까지 치솟았다. 수술비는 상상을 초월

한다. 어떤 수술이 이루어지고 있는가를 안다면, 나를 가르친 의과대학 교수들은 경악을 금치 못할 것이다. 시장과 경제 요인이 의학계를 점령했다.

내 경험으로 미루어 볼 때, 수술 이유로 손꼽는 앞서의 구조적 이상 가운데 다수는 결코 통증을 일으키는 원인이 아니다. 따라서 그 경우 수술이나 보존적 물리치료는 결코 적절치 않다. 나는 환자들에게 근골격 수술 적응증 중에서 최악의 적응증은 구조적 이상에 기인한 통증이라고 조언하는 습관이 생겼다.

2. 섬유근육통

'섬유근육통fibromyalgia(섬유근통)'은 오랫동안 두루 사용된 의학 용어다. 무슨 이유에선지 류마티스학계는 1980년대에 이 용어를 채택해서, 몸통과 팔다리의 여러 부위에서 일어나는 통증을 가리키는 말로 사용했다. 실은 이 통증은 긴장 근육염 증후군 중증이다. 의미심장하게도, 섬유근육통 환자는 다른 심신장애도 같이 앓는 경우가 많다. 예컨대 두통이나 과민 대장 증후군뿐만 아니라, 감정적 증상인 불안과 우울증, 수면장애 등을 겪기도 한다. 류마티스병 전문의들이 그런 증상을 지닌 환자들에게 처음 관심을 갖게 되었을 때 그들은 그 원인을 알 수 없었다. 하지만 그런 증상을 정의하는 진단 기준을 만들었다. 이는 의학의 죽음의 키스가 되었다. 미국 류마티스학회는 진찰을 받은 사람이 통증 가능성이 있는 18개 부위 가운데 11개 부위에서 통증을 나타내면 섬유근육통 진단을 내릴 수 있다고 결정했다. 그때부터 이 장애를 설명하려는 연구에 대해 수천 편까지는 아니어도 수백 편에 이르는 논문이 발표되었는데, 아직 설명에 성공한 논문은 없다. 섬유근육통을 지닌 사람들에 대한 이 연구 논문 가운데 두 편은, 환자들 근육 내부에 산소 공급이 감소한 것을 발견하고, 섬유근육통이 긴장 근육염 증후군 증상이라는 것을 확인했다. 앞서 언급했듯이 긴장 근육염 증후군은 가벼운 산소 결핍으로 발생한다. 그런데 류마티스학계는 가벼운 산소 결핍이 섬유근육통의 원인이라는 생각을 받아들이지 않았고, 유행병은 계속 확산되었다. 하버드 의대 교수인 제롬 그루프먼Jerome Groopman이 《뉴요커》에 기고한 글에 따르면, 2000년 무렵 이 진단을 받은 환자의 수가 대대적으로 증가해서, 원인 불명의 이 장애를 지닌 미국인(주로 여성)이 '600만 명'에 이른다고 밝혔다. 그는 이것이 19세기에 신경쇠약증이 유행한 것과 유사해 보인다고 썼다.

섬유근육통 이야기는 심신장애가 오진될 경우(따라서 불가피하게 잘못 관리될 경우) 유행병의 성향을 띤다는 또 하나의 비극적인 예다. 같은 시기에 같은 이유로 시작된 또 다른 중요 유행병이 있다.

3. 손목굴증후군 Carpal Tunnel Syndrome

손목굴증후군은 1980년대에 유행하게 되었다. 의학계에서 널리 오진을 해온 또 다른 긴장 근육염 증후군 증상인데, 과연 오진을 할 만했다. 환자들은 손목의 정중신경 기능장애의 결과인 여러 증상이 손에 나타나는 것을 경험한다. 기능장애는 전기 검사로 입증할 수 있어서, 이 증상의 이유에 대해서는 의심의 여지가 없다. 의심스러운 점은(의학계에서는 어떤 의심도 인정하지 않지만) 정작 무엇 때문에 신경이 아픈가 하는 점이다. 이에 대해서는 신경이 손목 인대 아래를 지날 때 압박을 받기 때문이라는 진단이 일반적으로 받아들여지고 있다. 그래서 인대 아래에 스테로이드를 주사하거나, 인대를 절개하는 치료법을 권한다. 이런 방법이 때로 증상을 없애 주기도 한다. 그러나 《근육과 신경》에 발표된 한 논문에서는 인대 절개 후 신경 기능이 너무 빨리 돌아오기 때문에 인대 압박을 원인으로 볼 수 없다고 주장한다. 그래서 손목굴증후군의 원인은 국소 허혈(혈류 감소)일 가능성이 크다고 주장한다. 허혈은 긴장 근육염 증후군 증상의 원인이기 때문에, 이 소견은 손목굴증후군이 긴장 근육염 증후군 증상이라는 생각을 뒷받침한다.

손목굴증후군의 급속한 확산 시점이 컴퓨터 산업의 대대적인 성장 시점과 일치한다는 것은 자못 의미심장하다. 손목굴증후군의 확산에 불을 댕긴 것은 컴퓨터 자판을 오래 두드림으로써 문제가 생긴다는 믿음이었다. 손목굴증후군은 소위 수많은 "반복 스트레스 손상" 가운데 하나라는 믿음도 증상 확산에 가세했다. 그러한 초창기를 지나 여러 가지 반복 작업을 요하는 직업을 가진 수많은 사무실 근로자를 비롯한 수많은 고용 근로자들에게 손목굴증후군이 확산됨으로써, 이제 이 증상은 만성통증과 소위 섬유근육통이라는 것만큼 중요한 공중보건 문제가 되었다. 손목굴증후군을 지닌 사람은 특히 그것이 '심신장애mindbody disorder'라는 것을 받아들이지 않는다. 뭔가 있어 보이는 그리스어 합성어 'psychosomatic(정신신체적)'이라는 말을 사용해도 마찬가지다.

의학 문헌에서 이 유행병의 원인에 문제를 제기하는 글을 내가 단 한 줄도 발견할 수 없었다는 것은 아주 주목할 만한 일이다. 그런데 다음과 같이 질문하면 아무도 타당한 대답을 못 한다. '20세기 초부터 수많은 남녀가 타자기를 썼는데도 손목굴증후군이 생기지 않은 이유는 무엇인가?' 이 유행병이 만연한 것에 대해 의학계는 다음 두 가지 점에서 책임이 있다. 첫째, 올바른 진단을 하지 못하고 구조상의 원인을 비롯한 기타 그럴듯한 원인 때문이라고 오진했다는 점과 둘째, 그 결과 증상이 심해지고 장기화된다는 점이다. 이런 오진이 심각한 문제가 되는 이유는, 그것이 마음의 전략을 은근히 지지해 주기 때문이다. 무의식적인 마음에서 진행되고 있는 일을 모르게끔 주의를 딴 데로 돌려, 신체 증상에 주목하게 한다. 오진은 증상을 불멸케 한다. 만성통증, 섬유근육통, 손목굴증후군과 같은 증상으로 고통을 받고 있는 사람들 대다수가 심신성 진단을 받아들이지 않으려고 한다는 것은 슬픈 현실이 아닐 수 없다.

● 자율 펩티드계를 통해 중개되는 그 밖의 여러 장애

이제까지 다룬 세 가지 증상 외에도, 동일한 자율 펩티드계에 의해 생겨나는 심신장애는 아주 많다. 앞서의 세 가지와 마찬가지로 이들 장애도 기원이 동일하고 심리적 목적도 동일하다. 중요 증상은 다음과 같다.

위장 심신증후군

상하부 위장 증후군은 흔히 나타나는 심신 증상이다. 치료법이 다양하고 곧잘 성공을 거두는데, 그건 피루스의 승리(막대한 희생을 치른 보람 없는 승리 — 옮긴이)에 불과하다. 뇌가 심신 증상을 일으킬 다른 부위를 이내 찾아내기 때문이다.

정신과의사를 비롯한 많은 의사들은 이제 궤양이 심신성이라는 것을 믿지 않는다. 소화성 궤양에 걸린 사람의 위에서 세균을 발견했기 때문이다. 당연히 환자는 항생제 치료를 받는다. 이것은 의학계에서 심신증psychosomatosis이 실재한다는 사실을 직시하지 못하는 많은 사례 가운데 하나다. 일부 환자의 위

속에 세균이 존재한다는 것은 우리가 보기에 부분적인 원인에 지나지 않는다.

그와 비슷하게 《미국 위장병학 저널》에 실린 한 논문에서는 과민 대장 증후군이 결장의 세균 때문이라고 주장했다. 그런 주장은 비극적이지는 않다 하더라도 우스꽝스럽다고 말할 수밖에 없다. 의사와 환자들이 그런 주장을 널리 받아들인다면, 실은 심신장애가 참된 원인인데도 그것을 무시한 채 증상을 치료하려고 들 것이기 때문이다.

긴장 두통과 편두통

긴장 두통과 편두통이 심신성이라는 실험 증거는 없지만, 그에 대한 임상 치료 경험은 아주 인상적이다. 1930년대와 1940년대 의학계를 이끈 권위자들은 편두통의 '심리적' 기초에 관한 많은 논문을 발표했는데, 모두가 편두통이 억압된 격노와 관계가 있다고 썼다. 『심신의학』(1950)에서 프란츠 알렉산더Franz Alexander는 이렇게 썼다. "무엇보다 눈에 두드러진 관찰 결과는, 환자가 이제까지 억압된 격노를 의식하고 그것을 욕설로 표현하면 거의 1~2분 사이에 편두통이 홀연히 사라진다는 것이다." 알렉산더가 '격노rage'를 언급하고 있다는 것을 주목하라. 나중에 살펴보겠지만, 무의식적인 마음속의 격노는 사실상 모든 심신 반응을 이해하는 데 핵심이 된다.

알렉산더와 동료들의 획기적인 연구 결과(제2장 참고)는 잊히고 말았다. 우리 클리닉에 온 환자들은 과거 편두통이나 긴장 두통에 대해 항상 약물 치료를 받았다고 보고했다. 이는 현대 의학이 퇴보를 했다는 또 하나의 사례다.

비뇨생식계 심신증후군

인지된 빈뇨 욕구는 당뇨병, 신장·심장·부신 질환, 방광 감염, 전립샘 비대와 관련된 경우를 제외하고는 심신성이다. 이 심신장애는 아주 흔히 나타난다. 과거 기록을 잘 살펴보면, 밤중에 배뇨를 하기 위해 자주 잠자리에서 일어나는 습관은 대부분 방광이 가득 차서가 아니라 가벼운 불면증 때문이라는 것을 알 수 있다. 그런 사람은 무의식적으로 깨어나서, 배뇨를 하도록 프로그램된 환자라고 할 수 있다.

젊은 남자들의 전립샘염은 명백한 감염을 제외하고는 스트레스와 관계가 있다는 것이 의학 문헌에 많이 나온다.

대다수 성기능장애는 나이를 불문하고 심리적인 데 뿌리를 두고 있다. 나이가 들면서 리비도가 줄어든다고 알려져 있지만, 노인의 성기능장애도 감정적인 요인 때문일 수 있다.

귀울림과 현기증

이 두 가지 증상은 신경이나 귀의 장애 탓일 수도 있지만 대개는 양성 심신장애다. 나는 두어 시간만 지속된 현기증을 경험한 적이 있는데, 심리적인 데 뿌리를 두고 있다는 것을 확인하자 현기증이 사라졌다.

● 면역 펩티드계의 활동으로 인한 장애

이제까지 언급한 장애는 자율 펩티드계의 활동으로 인한 것으로 가장 흔히 볼 수 있는 부류였다. 두 번째 부류는 신체 면역체계와 관련된 것이다(이번에도 역시 펩티드라는 말이 덧붙은 것은 펩티드가 뇌와 신체의 상호작용 과정에서 중요한 구실을 하기 때문이다). 마음은 어떤 계를 통해 어떤 증상을 일으킬 것인가를 무의식적으로 선택하게 된다. 그 선택을 좌우하는 것이 무엇인가는 알려져 있지 않은데, 그건 중요하지 않다. 어차피 모든 증상의 목적이 동일하기 때문이다. 주의를 딴 데로 돌려서 의식적인 마음을 분산시키는 것 말이다.

면역 펩티드계의 경우, 면역 기능의 활동이 지나치거나 불충분할 때 장애가 일어날 수 있다. 과활동성overactive 면역 활동은 다음 결과를 낳는다.

- 알레르기 현상(예컨대 알레르기 비염, 결막염, 굴염, 천식)
- 광범위한 피부 문제(예컨대 습진, 두드러기, 혈관부종, 여드름, 건선)

언제나 이런 질문이 제기된다. "알레르기반응은 꽃가루 같은 알레르기항원 때문에 일어나는 반응이 아닌가?" 대답은 "그렇다"지만, 그런 알레르기항원은 단지 '방아쇠trigger'일 뿐이다. 그것은 외래 물질이고, 면역체계는 외래 침입자를 쫓아내도록 되어 있다. 그러나 모든 사람이 꽃가루에 반응하는 것은 아니다. 우리의 무의식적 마음이 면역체계의 활동을 지나치게 활성화시키면, 면역체계는 '과다 활동hyperactive' 또는 '과민hypersensitive' 상태가 된다. 둘 다 알레르기반응을 나타내는 용어다. 면역체계가 지나치게 민감한 것은 외래 물질로부터 몸을 보호하려는 것이 아니라, 의식 상태의 주의력이 신체에 초점을 맞추도록 하기 위한 것이다.

바꿔 말하면, 무의식적 마음은 주의력이 무의식에 초점을 맞추지 않도록 한다. 그러면 면역체계의 효율성이 '감소'하고, 감염되기 쉬운 상태가 될 수 있다. 어떤 종류에 반복적으로 감염되는 것은 대개 이런 과정을 시사한다. 감염은 물론 "의학적으로" 치료를 해야 하지만, 그와 동시에 심리적으로도 치료를 하지 않으면 계속 재발할 것이다. 우리의 치료 프로그램에 참여한 많은 긴장 근육염 증후군 환자들은 통증이 그침과 동시에 알레르기나 빈번한 감염도 사라졌다고 보고했는데, 이는 참으로 의미심장하다.

긴장 근육염 증후군을 지닌 대다수 사람은 자율계나 면역체계에 한 가지 이상의 병력이 있다. 정말이지 한두 가지 심신장애를 경험해 보지 않은 사람은 찾아보기 힘들다. 심신 반응은 보편적이고, 따라서 심신 반응을 일으키는 감정 역시 보편적이라는 결론에 이르지 않을 수 없다. 그것이 모두 병은 아니라는 것을 인식하는 것이 중요하다. '심신 반응은 삶의 일부이자, 인간 조건의 일부다.' 다음 제3장에서 심신장애의 심리를 자세히 살펴보면 그런 사실이 명백해질 것이다.

● 신경내분비 펩티드계에 의해 생긴 장애

마음에서 신체로 심신장애를 옮기는 세 번째 매체가 또 있다. 그건 바로 신체 호르몬 분배를 관장하는 신경내분비 펩티드계다. 이와 관련된 장애는 가짓수가 적지만, 신체와 심리의 중간에 걸친 듯한 독특한 증상을 보인다.

- 폭식증
- 신경성 식욕부진
- 신경쇠약증(오늘날에는 만성피로로 알려진 것)

과식하려는 욕구와 전혀 먹지 못하는 증상은 뭔가 강렬한 감정 요인 때문인 것으로 보인다. 그런데 오늘날 의학계가 돌아가는 분위기로 볼 때, 그런 증상의 원인을 순전히 신체적으로만 설명하려고 드는 것도 그리 놀랄 일이 아닐 것이다. 폭식증과 신경성 식욕부진은 일반적으로 정신의학 치료를 받는다.

신경쇠약증에 대해 말하자면, 영국의 왕립 대학 세 곳을 대표하는 의사들이 이 문제를 연구해서 1996년에 보고서를 낸 적이 있다. 그들은 이 장애의 주된 원인은 심리적 요인이라고 주장하면서, 시도해 본 치료 프로그램 가운데 신체 활동과 정신요법으로 구성된 프로그램이 가장 효과적이었다고 보고했다. 『통증혁명Healing Back Pain』을 읽은 독자들에게 내가 받은 수많은 편지를 증거로 제시할 수 있는데, 그 책은 신경쇠약증에 걸린 많은 사람을 고통에서 구했다. 이것은 신경쇠약증의 이면 심리도 긴장 근육염 증후군의 경우와 동일하다는 이야기다.

1993년 《뉴잉글랜드 의학 저널》에 발표된 「신경내분비 면역 상호작용」이라는 제목의 논문을 보면 이렇게 결론을 내리고 있다. "중추신경계가 면역체계에 영향을 미친다는 것은 충분히 입증된 사실이다. 그러한 메커니즘에 따라 감정 상태는 면역 기능과 관련된 병의 경과에 영향을 미칠 수 있다. 감정 요인이 인간의 자가면역 질환과 암, 감염 질환의 경과에도 영향을 미칠 수 있는가의 여부는 지금까지 만족스럽게 해결되지 않은 집중 연구 주제다."

이 논문은 면역체계에 대한 신경내분비그물의 영향을 중점적으로 다루고 있다. 그 영향은 앞서 언급한 알레르기나 감염 경과와 관련이 있을 뿐만 아니라 자가면역 질환이나 암이라는 폭넓은 분야와도 관련이 있다. 이것을 여기서 소개하는 이유는 신경내분비그물이 폭식증과 신경성 식욕부진, 신경쇠약증에도 책임이 있을 가능성이 높기 때문이다. 이 경우 역시 펩티드그물은 감정 상태가 신체 상태의 변화를 유발할 수 있는 메커니즘을 제공한다.

폭식증, 신경성 식욕부진, 신경쇠약증은 긴장 근육염 증후군과 동등한 준신체적 장애다. 임상 경험에 따르면 순전히 감정적 상태인 '불안, 우울증, 강박장애' 역시 마찬가지라는 것을 강력히 시사한다.

앞서 언급한 증상 필요증을 다시 돌이켜 보자. 일부 화학요법이나 속임약으로 긴장 근육염 증후군 통증을 제거하자마자 일부 환자들은 다른 신체 증상을 발전시키기보다 불안이나 우울증 상태가 되는 것을 나는 목격했다. 그러나 그 후 정신안정제나 항우울제로 감정 증상을 제거하면, 곧바로 신체 통증이 되살아났다! 긴장 근육염 증후군과 강박장애 증상을 동시에 앓은 다른 환자들의 경우 긴장 근육염 증후군 치료 프로그램에 참여하는 동안 둘 다 증상이 완화되거나 해소되었다.

따라서 신체장애와 감정장애 둘 다의 이면 심리가 동일하다는 결론을 내릴 수밖에 없다. 통증이 불안이나 우울증으로 바뀐 환자는 증상 필요증도 경험한다. 이러한 발언은 심리학이나 정신의학 영역의 장애, 곧 불안과 우울증의 기원에 대한 소견을 과감히 피력하고 있기 때문에 참으로 대담한 주장이라고 할 수 있다. 그런데도 주장하고자 하는 것은, 감정장애도 심신 증상과 마찬가지라는 것이다. 즉, 감정장애는 의식되고자 하는 무의식적 마음속의 강력한 감정에 대한 반응이다. 따라서 먼저 무의식적 감정을 인정하고, 그 후에 치료를 하는 것이 좋은 의학이라는 이야기가 된다. 세심한 정신요법을 쓰지 않고 불안이나 우울증을 약물로 치료하려는 것은 좋지 못한 의학이다. 그 경우 증상 필요증이 온갖 자가면역 질환이나 암 따위의 심각한 장애로 이어진다면 그야말로 위험한 의학이 될 수도 있다. 이러한 말들은 추리에 입각한 공상적인 결론이 아니다. 결코 반박할 수 없는 임상 경험에서 나온 결론이다.

펩티드그물에 대한 이야기를 하나 꺼내자면, 너무나 중요한 이 펩티드계를 이해하는 데 가장 큰 기여를 한 과학자는 캔더스 퍼트Candace Pert 박사인데, 박사는 "감정의 생화학"이라는 주제로 글을 쓴 적이 있다. 그녀의 저서인 『감정의 분자』에 그 연구 결과가 잘 기술되어 있다. 감정이 어떻게 신체 증상을 일으킬 수 있는가의 메커니즘에 관심을 가진 이라면 누구나 필독할 만한 책이다. 심신 과정 중 신체 쪽 부분은 펩티드그물로 설명할 수 있다. 또한 속임약 효과, 곧 맹목적인 믿음이 어떻게 증상의 개선으로 이어질 수 있는가도 설명할 수 있다. 속임약 효과는 증상 필요증 때문에 위험할 수 있다는 것을 앞서 말한 적이 있지만, 원인보다 증상을 치료하려는 것은 어떤 경우에도 좋지 못한 의학이다. 후속 증상이 일어나든 안 일어나든 간에, 그건 거의 언제나 일시적인 치료밖에 안 되기 때문이다. 속임약은 여러 형태를 띨 수 있다. 의약품 외에도 수술과 기타 다양한 신체 치료가 속임약 효과를 낳을 수 있다. 만일 하늘의 건축가가 인간에게서 속임약 효과를 없애 버린다면, 특히 미국 경제는 대혼란에 빠질 것이다. 실제로 오늘날 성공을 거두고 있는 치료는 다분히 속임약 효과 덕분이기 때문이다.

● 심신의학의 현황

통증 장애를 치료하는 데 우리가 성공을 거두고 있는데도, 왜 더욱 많은 환자와 의사들이 우리 이론에 찬동하지 않는 것일까? 동료들과 나는 자주 그런 질문을 받는다. 좋은 질문인데, 답하기가 쉽지 않다. 그 이유가 많은 데다, 일부는 아주 미묘하기 때문이다.

● 왜 대다수 사람들은 심신장애 개념을 받아들이지 못할까?

경험에 비춰볼 때, 심신장애를 지닌 미국인 가운데 그 원인이 감정에 있다는 사실을 받아들일 수 있는 사람은 10~20%에 불과하다. 많은 사람이 그 개념에 한사코 반대한다. 정신요법이나 정신분석을 받으려는 사람이 많긴 하지만, 전체 환자에 비하면 아주 적은 수준이다. 대부분의 경우 심리와 관련된 장애는 오명을 뒤집어쓰고 있다. 그런 장애를 지니면 '이상한', '미친', '괴짜인', '한심한' 사람으로 인식되는 것이다. 심리학자나 정신과의사는 영어 속어로 "head shrinker(머리를 잘라서 보관하는 사람)", 또는 "shrink"로 불린다. "It's all in your mind(그건 당신의 상상일 뿐 사실이 아니다)"라는 영어 표현은 거의 모욕적인 말이다. 당신의 마음에 이상하거나 허약한 구석이 있다, 또는 당신의 증상은 상상에 지나지 않는다는 것을 암시하기 때문이다. 그건 안타까운 노릇이다. 증상은 허구가 아니라 너무나 생생한 신체 과정의 결과이기 때문이다.

심신의학에 부정적인 영향을 주는 또 다른 요인으로 수치심을 꼽을 수 있다. 20세기 초에 암이나 결핵 환자에게 부당한 오명을 씌웠듯이, 심리적으로 유발된 증상을 앓는 것을 수치로 여기는 사람이 많다. 교육 수준이 높은 오늘날의 젊은이들은 구세대보다 심리학의 도움을 더 쉽게 받아들이는 편이기는 하지만, 여전히 많은 사람들이 수치심을 떨쳐 버리지 못하고 있다.

스트레스는 또 다른 문제다. 대다수 사람들은 스트레스 개념을 선뜻 받아들인다. 스트레스는 "외부"에서 자기에게 영향을 미치는 것이어서, 개인적인 결함과는 무관하기 때문에 거부감이 덜하다. 건강 문제든 질병 문제든, 오늘날의 심리학 연구는 대부분 스트레스의 영향을 고려한다. 예를 들어 스트레스가 어떻게 당뇨병을 악화시키는가? 또는 역으로 당뇨병이 어떻게 스트레스를 일으키는가? 물론 그것도 연구할 만은 하지만 핵심을 놓치고 있다. 심신장애가 시작되는 무의식의 영역을 다루고 있지 않은 것이다.

심신요법에 대한 환자들의 거부감은 정신의학계를 비롯한 의학계 때문에 더욱 강화된다. 사람들은 주사나 약물 치료, 수기치료, 심지어 수술까지를 포함한 "응급조치quick fix(미봉책)"로 나을 수 있다고 주장하는 진단을 더 선호한다. 그래서 그런 모든 미봉책을 다 거친 후 비로소 나를 찾아오는 환자들이 많다.

● 의사들이 심신 개념을 무시하는 이유

20세기 중반 이후 의학계에서는 뇌가 신체에 물리적 변화를 일으킬 수 있다는 개념, 곧 심신장애가 존재한다는 개념을 갈수록 멀리했다. 정형외과, 신경외과, 신경학, 그리고 재활의학과 같은 분야에서 그런 개념을 특히 반대한 것은, 관찰 가능한 모든 증상을 구조적 이상으로 설명할 수 있다는 그들의 신념과 충돌하기 때문이다. 그들은 자기가 전공한 치료법을 토대로 진단을 내린다. 따라서 다른 진단, 더구나 심신성 진단은 고려하는 것조차 싫어한다. 일차의료 의사는 지속적인 통증이나 신경학적 증상을 앓는 환자를 잘 치료할 수 있다고 스스로 생각지 않기 때문에 "전문의"라는 사람에게 환자를 넘기는 경향이 있다. 심신성 진단의 타당성을 거부하는 앞서의 정형외과의사나 신경외과의사들에게 말이다. 일차의료 의사라도 그런 장애가 심신성이라는 것을 안다면 스스로 치료하는 쪽을 선택할 것이다.

다른 계(예컨대 위장관, 비뇨생식계, 피부)를 포함하는 심신 증상은 대체로 약물 치료나 식이요법 등으로 치료한다. 오늘날에는 모든 분야의 의사들이 감정 때문에 신체 증상이 생길 수 있다는 것을 고려할 능력을 아예 상실해 버린 것 같다. 이런 현상은 20세기 전반기 의료 분야에 일어난 극적인 변화다. 전설적인 윌리엄 오슬러William Osler 경은 환자의 가슴이 아니라 머릿속을 들여다볼 때 폐결핵 과정을 배우기가 더 쉽다는 말을 한 적이 있다. 그런데 결국은 어떻게 되었는가?

안타깝게도 반대로 나아갔다. 의학 연구는 지난 50년 동안 더욱 실험실 지향적이 되었다. 분명 이러한 변화는 몇 가지 인상적인 결과를 낳았다. 그러나 인간의 생리는 전적으로 기계적인 게 아니라서, 실험실에서 정확히 연구하는 데는 한계가 있다. 감염병에 대한 실험실 연구는 대단했다. 그건 분명하다. 그러나 바로 그런 성공 때문에 감정의 영향에 대해서는 주목을 하지 않게 되었다. 그 결과 많은 분야의 의학 연구가 나락으로 굴러떨어졌다. 그 증거는 어디에나 널려 있다. 통증 문제만 해도 유행병이 되었다. 위장관, 피부, 알레르기 증상은 갈수록 확산되었다. 의학에 대한 일반적인 믿음과는 반대로, 그런 증상에 대해 실험실에서 알아낸 화학과 물리학으로는 결코 병의 원인을 알아내지 못했기 때문이다. 그리고 역설적으로, MRI 같은 경이적인 새 진단 도구들이 자주 오진을 하는 데 한몫 단단히 하고 있다. 의사들이 MRI 검사 결과의 의미를 잘못 해석함으로써 말이다. 실험실 방법 자체는 나무랄 데가 없을지 모르지만, 결과의 해석이 엉터리라면 무슨 쓸모가 있겠는가.

과학적 의학이 만성통증 장애의 유행을 막지 못한 것도 안타까운 노릇이지만, 그보다 더욱 중요한 분야에서도 실패를 했다. 의료 문헌을 보면 자가면역 질환과 심혈관 질환, 암 등과 같은 심각한 장애에도 심리적 요인이 영향을 미칠 수 있다는, 증례 서술적 증거가 즐비하게 나타난다. 하지만 과학적 의학은 그런 증거에 주목하지 않았다. 미국 국립보건원에서는 아예 무관심했다. 거칠게 말해서, 감정 요인은 생명을 위협하는 장애의 위험 요인으로 반드시 연구되어야 하는데도 그러고 있지 않은 것이 현실이다.

현대 과학적 의학의 또 다른 추세는 해부학과 생리학, 뇌 화학 연구에 목을 매고 있다는 것이다. 전체로서의 신체와의 역동적인 관계에 대한 연구는 나 몰라라 하면서 말이다. 신경과학은 매우 중요하고 자못 흥미로울 수 있지만, 물리적 뇌에 대한 지식은 임상의학과 무관하거나 오히려 해가 될 수도 있다. 전자의 예로, 오늘날 우울증과 관련된 화학적 이상은 약물로 치료하는 것이 거의 보편적인 경향이다. 실은 무의식의 심리적 갈등이 우울증의 원인인데도, 화학적 변화가 우울증의 원인이라는 듯이 약물 치료를 하고 있는 것이다. 화학적 변화는 우울증을 일으키는 메커니즘에 불과하다. 우울증을 정신요법 없이 약물만으로 치료하는 것은 좋지 못한 의학일 뿐만 아니라, 위험한 의학이다. 증상 필요증의 경우, 속임약이나 항우울제를 써서 증상을 없애는 것은 다른 증상을 불러올 뿐이다. 다른 증상은 암과 같은 아주 심각한 장애와 관련될 수도 있다.

또한 신경과학적 소견은 일부 임상의학 분야와 전적으로 무관할 수 있다. 예를 들어 분노를 표현하고 있을 때 활성화되는 뇌 부위를 양전자 방출 단층 촬영PET 검사로 확인할 수 있다는 사실은, 분노의 원천을 알아내는 데 아무런 도움이 되지 않는다. 무의식이 관련되었을 경우 특히 그렇다. 그러한 검사는 매우 흥미롭지만, 행동 문제를 지닌 환자를 돕고자 할 경우 어떤 도움도 되지 않는다. 도움을 주는 것은 적절한 훈련을 받은 사람이 정성껏 심리 분석을 함으로써만 가능하다. 억압된 격노 때문에 유발된 통증 환자를 대할 때 그 통증이 뇌의 어느 부위와 관련되는가를 알아 봐야 쓸모가 없다. 환자가 격노의 원천을 이해하도록 도와야 할 뿐이다. 일반적으로 그러한 이해가 환자를 "치료"하게 된다는 것은 경험으로 증명된 사실이다. 아주 흥미롭고도 적절한 그 치료 과정은 제4장에서 설명할 것이다.

신경과학은 현대에 각광받는 연구 분야다. 그것은 어느 정도 제럴드 M. 에델만Gerald M. Edelman과 프랜시스 크릭Francis Crick 박사 덕분인데, 두 사람은 각자 다른 분야에서 노벨상을 받았다. "의식의 신경상관자the neural correlates of consciousness"에 대한 그들의 연구는 대단히 흥미롭다. 우주론학자나 천체물리학자의 매혹적인 연구에 견줄 만하다. 하지만 그런 연구는 특히 감정이 관련된 임상의학과는 아무런 관련이 없다.

2004년 5월호 《내추럴 히스토리Natural History》의 한 기고문에서는 실험실 연구의 한계를 아름답게 예시하고 있다. 글쓴이인 생명과학 및 신경학 교수인 로버트 M. 새폴스키Robert M. Sapolsky는 《사이언스》에 발표된 논문 가운데 획기적이라고 생각한 논문에 대해 보고하고 있다. 조사자들은 뉴질랜드의 3세 아동 천여 명을 청년이 될 때까지 추적함으로써 우울증의 발생률을 확인하게 되었고, 연구 집단 중 일부가 **5-HTT**라고 알려진 세로토닌 조절 유전자를 지니고 있다는 사실에 주목했다. 세로토닌이 우울증에 미치는 영향은 프로작과 같이 널리 사용되고 있는 약물들로 인해 잘 알려져 있다. 조사자들은 **5-HTT** 유전자 변이체 2개와 우울증 발생률의 상관관계를 조사해서, 그 유전자를 물려

받은 사람만이 우울증 위험이 증가한다는 사실을 알아냈다. 하지만 "나쁜" 그 유전자를 물려받았어도 큰 스트레스를 겪지 않은 사람에게서는 우울증이 생기지 않았다. 저자는 이렇게 썼다. "우리 모두 유전자와 사이좋게 상호작용을 하는 환경을 창조할 책임이 있다."

스티븐 J. 굴드는 이 문제의 또 다른 면을 《내추럴 히스토리》에 발표했다. "과학에 관한 안타깝고도 유감스러운 통념 하나는 과학을 서로 다른 두 가지 영역으로 나눈다는 것이다. 한편으로는 수치의 정밀함과 예측, 실험을 다루는 '딱딱한hard' 과학이 있다. 다른 한편으로 역사의 복잡한 객체를 풍성하게 다루는 '부드러운soft' 과학이 있다. 부드러운 과학은 딱딱한 과학의 장점을 포기하고 혼란스러운 세계를 확실한 수치 없이 '단지' 묘사만 해야 한다. 예측할 수 없는 것을 혹시라도 설명할 수 있기를 바라면서 말이다. 생명의 역사는 저평가된 이 두 번째 과학 유형의 그 모든 복잡다단함을 고스란히 구현하고 있다."

이 책이 출판 준비를 하고 있을 때, 아주 중요한 의학 논문 하나가 2005년 9월호 《국립 과학 아카데미 회보》에 발표되었다. 위스콘신 대학교의 한 연구팀은 감정과 관련된 것으로 알려진 뇌 부위의 활동과, 천식을 일으키는 염증 과정의 관련성을 설명할 수 있었다. 우리는 천식이 심신장애라는 ― 긴장 근육염 증후군과 등가물이라는 ― 이론을 주장하고 있기 때문에, 그 설명은 감정이 심신장애를 일으키는 결정적인 요인일 수 있다는 중요한 증거가 아닐 수 없다. 긴장 근육염 증후군을 지닌 사람의 뇌가 그와 같은 유형의 변화를 보여줄 가능성이 매우 높았기 때문에 나는 비슷한 연구를 시도해 볼 생각이다.

신경과학은 심신 과정이 어떻게 진행되는가를 확인하는 데 중요한 역할을 할 수 있다. 무의식적 감정을 객관적으로 확인 측정할 수 있다면, 우리는 임상 관찰을 뒷받침할 믿을 만한 자료를 확보하게 될 것이다.

무의식적 마음의 세계는 생명의 역사와 비슷해서 딱딱한 과학만으로 연구할 수는 없다. 무의식 세계의 개인적 특성과 감정을 어떻게 객관적으로 확인하고 정량화할 수 있겠는가? 심신장애가 강력한 무의식적 감정 탓이라는 생각은 의학사와 심리에 대한 지식, 진찰, 논리적 연역, 시행착오 치료 실험 등을 토대로 한 것이다. 치료에 성공했다는 사실은 속임약 효과가 없다는 것만 확실하다면 진단이 정확했다는 것을 입증한다.

현대 의학은 이처럼 복잡다단한 실상을 다루지 않고, 심신의학의 전체 개념을 단순 폐기해 버렸다. 난해한 심리 현상보다 기계적이고 측정 가능한 화학적 실상만을 다루려고 한다. 감정이 화학적이고 물리적인 증상을 유도할 수 있다는 것을 알려고 하지도 않는다. 그러면서 화학을 다룸으로써 장애를 바로잡을 수 있다는 위험한 생각을 한다. 그러한 치료가 실제로 증상을 개선할 수 있다 해도, 그건 장애를 치료하는 것과 다르다.

나아가서 우리는 의학 연구와 임상의학의 차이를 구별해야 한다. 양자가 반드시 서로 맞물려 있는 것은 아니다. 어떤 연구를 하든, 의학 연구는 일정한 규칙에 따라 진행된다. 그러나 임상의학은 상대적으로 객관성이 부족하고, 타당성을 뒷받침하는 증거가 부족해도 흔히 진단과 치료의 큰 추세를 따르는 경향이 있다.

의사는 올바른 판단을 하고 객관적인 입장에서 계몽을 주도해야 하는데도, 그들이 배우지 못한 심리적인 것에 대해서는 보통 사람과 마찬가지로 왕왕 편견에 사로잡힌다. 자신의 심리에 대해서도 잘못 알고 있을 정도인 그들의 심리에 대한 무지는 놀랍고 섬뜩할 정도다.

그 같은 의학의 실패는 결과적으로 재앙을 불러왔다. 앞서 말한 것과 같은 대형 유행병을 퍼뜨렸고, 전에는 거의 존재하지 않았던 자잘한 유행병을 숱하게 퍼뜨렸다. 예컨대 채찍질 증후군, 무릎 통증, 발 통증, 어깨 통증이 그것이다. 이들 장애를 치료하기 위해 새로운 고가의 치료와 전적으로 새로운 산업이 속속 생겨나고 있는 것을 보면, 가까운 미래에는 긍정적인 변화가 이루어질 것 같지 않다.

나는 배려심이 많고 환자를 썩 잘 치료하는 많은 의사들, 특히 외과의사들을 알고 있다는 사실을 강조하고 싶다. 그들은 의학계의 스타다. 그러나 의학의 현 풍토 때문에 그들 중 다수는 심신성 진단을 내릴 수가 없고 내리려고 하지도 않을 것이다. 외딴 세계인 심신의학 분야는 의사 수도 매우 적다.

● 정신의학과 심신의학

앞서 지적한 대로, 정신의학은 심신의학을 오랫동안 공식적으로 인정하지 않았다. 『정신장애의 진단 및 통계 편람』에서 심신이라는 용어가 추방되기까지 했다. 그 대신 '신체형somatoform'이라는 말을 만들어 냈다. 『정신장애의 진단 및 통계 편람』에서 이 문제를 어떻게 다루는지는 그것만으로도 여실히 알 수 있다. '신체형'을 정의한 도입부 내용은 다음과 같다.

> 이 장애 집단의 가장 중요한 특징은 명백한 기질적 소견organic findings, 곧 알려진 생리적 메커니즘이 없으며, 긍정적인 증거, 곧 강력한 추정이 한 가지 존재하는데, 그 증상이 심리적 요인이나 갈등과 연결된 신체적 장애라

는 것을 시사하는 신체적 증상(곧 신체형)이라는 것이다. 인위장애나 꾀병과 달리, 신체형 장애의 증상은 고의적이 아니다. 당사자는 스스로 증상 유발을 통제한다는 의식을 하지 않는다. 신체형 장애의 증상은 "신체적 physical"이지만, 관련된 병태생리학적 과정은 기존 실험실 절차로 입증하거나 이해할 수 없으며, 심리학적으로 개념화할 수 있다. 이러한 까닭에 이 장애는 정신장애로 분류된다.

이러한 진술이 특히 혼란스러운 것은, 히스테리 증상에도 똑같이 이런 진술을 적용할 수 있다는 것이다. 그러나 이런 진술이 심신장애에는 적용되지 않는다는 것이 명백하다. 위의 정의 가운데 두 구절이 특히 중요하다. "'명백한 기질적 소견, 곧 알려진 생리적 메커니즘이 없으며' …… 신체적 장애라는 것을 시사하는 신체적 증상(곧 신체형)이라는 것"과 "관련된 병태생리학적 과정은 '기존 실험실 절차로 입증하거나 이해할 수 없'"다는 것, 이것이 중요하다(강조 표시는 저자).

문제의 핵심을 건드리고 있는 이 두 구절은 과학적 개념이 아니라 '정신의학계 쪽의 견해'를 대변하고 있다. 거칠게 말해서, 심신장애가 존재하는가 않는가에 관한 일반 정신의학계의 견해는 부적절하다. 정신의학자는 신체장애 분야에 대한 전문성이 결여돼 있다. 따라서 일련의 증상이 심신 증상인가 아닌가에 관한 견해를 피력할 근거를 가지고 있지 못하다. 등통증이나 위식도 역류와 같은 신체 증상을 지닌 사람은 정신의학자를 찾지 않는다. 그런데 많이들 참고하는 『정신장애의 진단 및 통계 편람』의 최신판의 집필자들이 무슨 특권으로 심신장애가 존재하지 않는다는 결정을 내렸는지 알 수가 없다. 그건 피부과의사가 자의적으로 신경계 장애에 관한 견해를 피력하는 것만큼이나 무의미한 노릇이다.

편람의 구절인 "명백한 기질적 소견"이 없다는 것에 대해 말하자면, 1888년에 근육 류머티즘(오늘날의 긴장 근육염 증후군)을 지닌 환자를 다루면서 촉진으로 통증의 존재를 확인했는데, 그것은 명백한 기질적 소견이다. 그 장애는 다수의 명백한 신체 징후를 지닌 심신장애인 것이 분명하다. 편람의 집필자들은 이 책에서 묘사한 긴장 근육염 증후군과 흔한 위장관 장애, 알레르기 장애 같은 심신장애가 존재한다는 증거를 '알지 못하는 것이 아니라면 무시하기로 작정'한 것이다.

역사상 어떤 장애가 심신성인가 아닌가를 판단할 만한 자격을 지닌 사람은 극소수였다. 극소수 중 최고라고 할 수 있는 사람들 일부도 통증 증후군과 같은 흔한 심신 증상을 알지 못했다. 제2장에서 살펴보겠지만, 지그문트 프로이트는 긴장 근육염 증후군을 묘사하면서 그것을 "기질적organic"이라고 결론지었다(의학용어로 "기질적organic"이란 그 통증이 순전히 신체 과정의 결과라는 것, 따라서 심신증이 아니라는 것을 뜻한다). 알프레드 아들러Alfred Adler는 깊이 파고들지 않았지만, 많은 신체 증상이 뇌에 의해 유발된다고 진술했다. 그 주제에 관한 최고의 논문은 아마도 매우 존경받는 캐나다인 신경정신과의사인 앨런 월터스Allan Walters 박사가 쓴 「심인성 국소 통증, 일명 히스테리 통증」일 것이다. 이 논문은 1961년 《브레인》에 발표되었다. 월터스는 '히스테리 환자'(당시 쓰인 용어)가 아니지만, 명백히 감정 때문에 발생한 통증을 지닌 환자를 묘사했다. 그는 오늘날 우리가 긴장 근육염 증후군이라고 부르는 것을 묘사하고 있는 것이 분명하다.

현대 정신의학은 퇴보를 한 것으로 보인다. 정신장애가 유전이거나 뇌 질환이라고 보았던 19세기쯤으로 말이다. 정신장애의 중요 요인은 생리가 아니라 심리라는 개념을 프로이트는 미처 도입하지 못했다. 그러나 전통 개념이 너무나 널리 퍼져 있어서, 프로이트조차도 그것을 부인하는 데 애를 먹었다. 오늘날에는 반대되는 증거가 충분히 있다. 그런데도 현대 정신의학은 불안이나 우울증 같은 감정 상태를 심리가 유발하는 것이 아니라고 주장하면서, 화학적인 문제로 보기를 더 선호한다. 이건 형식만 세련되었을 뿐, 19세기 생리학으로 다시 돌아간 것이다. 다분히 프로이트를 무조건 부인해 버리려는 것이 아닌가 싶은데, 그것은 근시안적일 뿐만 아니라 위험한 생각이다. 세부 사항들에 대해서는 프로이트의 이론에도 충분히 오류가 있을 수 있다. 하지만 무의식의 기능과 중요성에 대한 그의 기본 개념만큼은 유효하다. 긴장 근육염 증후군에 대한 우리의 임상 경험이 그것을 명백히 입증한다.

1895년에 요제프 브로이어와 지그문트 프로이트는 『히스테리 연구』를 펴냈다. 거기서 프로이트가 묘사한 두 사례를 언급하면 이번 장에서 다음 장으로 넘어가는 적절한 가교가 될 것 같다. 앞서 논의한 몇 가지 쟁점이 이 사례에 압축되어 있기 때문이다. 오늘날 우리가 긴장 근육염 증후군이라고 부르는 것에 대해 프로이트는 어떻게 묘사했는가를 비롯해서, 그것이 심신성이라는 것을 프로이트는 알아보지 못했다는 것, 두 사례 가운데 하나는 다양한 심인성 증상을 보여 준다는 것, 그리고 프로이트와 브로이어가 무의식에 대한 선구적인 개념을 지녔다는 것을 두 사례를 통해 엿볼 수 있다. 두 사례는 여기서 간단히 짚어 본 후, 제2장에서 더 자세히 살펴보게 될 것이다.

● 에미 폰 N과 엘리자베트 폰 R

에미 폰 N 부인은 40대 초반의 여성으로, 앞서 말한 개념, 곧 동일한 심리가 다양한 심인성 증상을 일으킬 수 있다는 것을 보여 주었다. 그녀는 불안과 공포, 강박행동, 망상, 환각 따위의 감정적 증상을 지니고 있었다. 그러나 신체 증상도 지니고 있었다. 일부는 명백한 히스테리 유형이었고, 다른 증상은 전형적으로 우리가 긴장 근육염 증후군 환자에게서 볼 수 있는 심신 증상 — 당시에는 근육 류머티즘이라고 부른 것 — 이었다. 그러니까 그녀는 앞서 묘사한 세 가지 심인성 범주의 장애를 지니고 있었다.

엘리자베트 폰 R 양이 프로이트를 처음 만난 것은 스물네 살 때였다. 그녀는 거의 전적으로 근육 류머티즘(긴장 근육염 증후군) 유형의 증상을 보였고, 내가 오늘날 주로 다루고 있는 전형적인 병력을 지니고 있었다. 근육 류머티즘에 대해 프로이트는 이렇게 말했다.

첫 번째 사례의 경우, 그 통증은 류머티스성인 듯하다. 너무나 오용되고 있는 이 용어에 명확한 의미를 부여하기 위해 다시 말하면, 이것은 원칙적으로 근육에서 나타나는 종류의 통증으로서 압력에 유난히 민감하다. 근육의 경도 변이는 장시간 휴식 후 가장 심하며, 사지 동작 불능 시에는(예컨대 아침에는) 고통스러운 움직임을 반복한 후에야 개선되며, 마사지를 하면 완화될 수 있다. 이러한 근육성 통증은 흔한 편인데 신경병 환자에게 매우 큰 중요성을 띤다. 환자 스스로도 신경성으로 생각하며, 손가락으로 눌러서 근육을 검사해 보는 법이 없는 의사들 역시 신경성이라는 생각을 더욱 부추긴다. 그러한 통증은 소위 좌골신경통 등을 비롯한 수많은 신경통으로 나타난다.

이것은 긴장 근육염 증후군을 지닌 사람들의 많은 통증 양상 가운데 하나를 간단히 잘 묘사하고 있는 글이다. 내 동료들과 나는 긴장 근육염 증후군 환자를 말 그대로 수천 명 만났다. 관찰자로서는 프로이트를 필적할 사람이 없다. 그가 그 모든 증상을 근육의 문제로 돌리기는 했지만, 좌골신경통 등의 신경통을 아울러 언급했다는 것은 자못 흥미로운 사실이다. 그건 긴장 근육염 증후군 증상이기 때문이다. 긴장 근육염 증후군을 묘사한 내 저서를 읽어본 독자라면 그의 묘사가 긴장 근육염 증후군에 대한 것임을 바로 알아볼 수 있을 것이다. 안타깝게도 그는 '그 과정이 심리에서 비롯한다'는 사실을 알아차리지 못했다. 이 두 환자의 경우, 환자들의 가정의가 그 증상이 "신경성"이라고 말한 것에 프로이트가 주의를 기울였으면 좋았을 것이다. 프로이트는 그 증상의 신체적 특성, 곧 손가락으로 눌렀을 때 나타난 통증에 속고 말았는데, 그런 통증이야말로 긴장 근육염 증후군의 특징 가운데 하나다.

당시 프로이트의 견해는 그 과정이 "기질적"이라는 것이었다. 즉, 마음이 아니라 신체에서 유래한 것으로 보았는데, 신체에 증상이 고스란히 나타났기 때문이다. 당시의 신경과학은 그의 견해를 전적으로 옳다고 인정해 주었다. 나아가서 그는 모종의 신경증성 목적을 위해 정신이 다만 그 증상을 이용한다고 믿었다. 그가 신체 증상 연구를 계속하기만 했다면 진실을 발견했을 것이라고 나는 믿는다. 그러나 그는 신경증 연구로 관심을 돌려 버렸다. 그 이후에는 신체 증상에 대해 아무런 언급을 하지 않았다.

감정과 신체의 등가 원리principle of equivalency는 오늘날 프로이트의 시대와 다르게 작용한다. 에미 폰 N 부인과 같은 사례는 오늘날 보기 드물다. 히스테리 징후 또는 증상이라는 게 드물기 때문인데, 우연히 최근에 한 명을 만났다. 20대의 젊은 여성인 그 환자는 걸을 때 다리가 땅 속으로 푹 빠지는 느낌이 든다고 말했다. 이 젊은 여성에게 전형적으로 나타난 것처럼 히스테리 증상의 특징 가운데 하나가 바로 그처럼 이상하고 비현실적인 느낌이다. 일반적으로 요즘 사람들은 신체 증상이나 정동 증상 — 긴장 근육염 증후군(또는 그 등가물), 또는 불안과 우울증, 공포증, 강박사고 같은 감정 증상 — 을 갖는 경향이 있다. 의사는 후자가 심리적이라는 것은 인정하지만, 전자는 인정하지 않는다. 어느 쪽이 우세하게 나타나는가는 무엇이 유행하는가에 달려 있다. 히스테리 징후와 증상은 이제 유행하지 않는다. 대신 긴장 근육염 증후군이 유행해서, 허리 통증, "좌골신경통", 목과 어깨 통증, "섬유근육통", "손목굴증후군", 무릎 통증, 엉덩관절 통증 따위의 다양한 모습으로 나타난다. 위장관 증상 역시 유행하고 있다. 그보다는 덜 흔하지만, 감정적이면서 동시에 신체적인 증상을 보이기도 한다. 최근 그런 환자를 한 명 만난 적이 있다. 2년째 아주 심한 등통증 병력을 지닌 젊은 남자였다. 그는 약 3주에 걸쳐 치료 프로그램을 잘 마치고 통증에서 해방되었다. 그 직후 그는 불안감을 느끼기 시작하면서 해묵은 위 질환이 재발했다. 그것은 증상 필요증이 작용한 것이었다. 동시에 두 가지의 심인성 증상이 나타났다는 것은 정신요법이 필요하다는 것을 명백히 시사한다. 감정적이거나 신체적인 증상이 얼마나 심각한가, 그리고 몇 가지의 증상이 동시에 발생하는가는 내면의 무의식적 갈등이 얼마나 강한가를 나타내는 지표가 된다. 나아가서 더욱 심각한 신체장애, 예컨대 자가면역 질환이나 심혈관계 장애 또는 신생물 장애(종양) 등은 감정의 억압이 훨씬 더 심하다는 뜻이다.

우리의 견해로 볼 때, 에미 부인의 증상이든 엘리자베트 양의 증상이든, 정동적이든 신체적이든, 히스테리성이든 심신성이든, 모두가 그 목적이 동일하다. 그 목적은 의식으로 떠오르려고 하는 무의식의 강력하고도 고통스러운 감정을 억압하는 것이다.

02 심신의학의 역사

 심신의학은 실체가 없는 유령 같은 개념이다. 실제로 과거에 심신의학을 한 사람이 아무도 없었던 것은 그 정의와 범주가 명확히 확립되어 있지 않았기 때문이다. 이 책을 통해 그런 상황을 타개하는 데 도움을 주고, 그러는 과정에서 '오랜 세월 무수한 사람이 앓은 흔한 통증 장애의 거의 모두가 심신성이라는 것'을 명백히 밝히는 것이 내 바람이다. 물론 오늘날 의학계의 거의 모든 사람이 내 주장을 맹렬히 논박하려고 할 것이다. 그러나 나는 심신이라는 주제의 역사를 잠깐만 들여다보면 문제가 바로 해결될 것이라고 확신한다.

 심신증의 역사에서 가장 중요한 인물로는 장 마르탱 샤르코Jean Martin Charcot, 요제프 브로이어, 지그문트 프로이트, 알프레드 아들러, 프란츠 알렉산더, 앨런 월터스를 꼽을 수 있다. 어떤 식으로든 이들 모두가 그 근본 주제에 기여를 했다. 그들 모두가 심신 현상을 설명하는 데 도움이 되는 관찰을 했다. 그중 가장 중요한 것은 프로이트가 선물한 무의식에 관한 지식이다. 그것이 없으면 감정이 신체 증상을 유발한다는 것을 이해하기가 불가능했을 것이다.

● 샤르코

심신증 이야기는 프로이트의 스승인 장 마르탱 샤르코로부터 처음 시작된다. 19세기 후반기의 전설적인 이 프랑스 의사는 파리의 살페트리에르 병원에서 연구를 했는데, 1856년경에 인턴으로 시작해서 이후 오랫동안 연구와 강의를 계속했다. 그는 병리해부학 과장에 이어 1881년부터 1893년에 사망할 때까지 신경병리학 과장으로 있었다.

연구 초기에 샤르코가 가장 관심을 가진 것은 신경계 장애를 체계적으로 확인하는 것이었다. 그런데 프로이트가 그에게 배우러 온 1885년 10월 무렵에는 신경증, 특히 히스테리를 집중 연구하고 있었다. 샤르코는 특유의 세심한 성격 때문에 다양한 히스테리 증상을 꼼꼼하게 묘사하기 시작했고, 그런 노력 끝에 조롱거리였던 그 주제를 신경병리학적 장애로 분류되는 진단 기준을 확립할 만큼 임상 조건을 향상시켰다. 샤르코의 연구 결과가 히스테리 증상에 대한 폭넓은 대중의 주목을 끌게 됨으로써 당시 이 장애의 발생률이 부쩍 높아졌다고 말해도 그리 틀린 말은 아닐 것이다. 이미 짚어 보았듯이, 심인성 장애는 인기를 끌 때 유행병처럼 확산되는 경향이 있다.

샤르코는 훌륭한 교사여서, 프로이트의 연구에 큰 영향을 미쳤다. 샤르코와 함께 몇 달 동안 같이 연구한 프로이트는 연구 초점을 바꾸겠다는 운명적인 결단을 내렸다. 신경병리학에서 정신병리학으로, 곧 신경계 연구에서 정신mind

을 연구하는 쪽으로 방향을 튼 것이다. 이 같은 결정적인 방향 전환은 훗날 우리가 심신증을 이해하는 데 토대가 되는 무의식적 감정 과정에 관한 이론으로 이어졌다.

오늘날 샤르코는 초기 연구 업적 때문에 신경과의사들로부터 존경을 받고 있지만, 프로이트에게 영향을 미친 것이 최대의 업적이라고 역사는 기억하게 될 것이다.

● 브로이어와 프로이트

프로이트의 친구 요제프 브로이어는 정신분석의 아버지다. 1880년부터 1882년까지 "안나 O"와의 그의 임상 경험은 피터 게이가 쓴 프로이트 전기(1988)에 "정신분석을 발견한 사례"로 지목될 만큼 유명하다. 프로이트는 1886년에 신경학에서 심리학으로 방향을 틀기로 운명적인 결단을 내리고 오스트리아 빈으로 돌아가서 브로이어와 함께 연구를 하며 히스테리 환자를 접하기 시작했다. 그러한 협력의 결과 가운데 하나가 1895년에 공저로 펴낸 『히스테리 연구』다. 그들의 우정은 오랫동안 계속되어, 프로이트는 14세 연상의 브로이어에게 직업적으로나 심적으로, 심지어 금전적으로도 도움을 받았다. 그러나 훗날 이 우정은 개념의 차이라는 암초에 부딪쳐 침몰하고 말았다.

여기서 우리가 관심을 갖는 것은, 브로이어와 프로이트가 공동 연구를 하면서 무의식과 심인성 신체 증상에 대해 무엇을 발견했는가에 관한 것이다. 그 무렵에 그들이 쓴 글이 중요한 것은, 심인성 장애들 간의 명백한 연결 고리를 확립했기 때문이다. 19세기에 그들이 다룬 증상은 주로 히스테리였던 반면, 오늘날에는 주로 심신증을 다루는데, 심리가 원인이라는 점은 서로 일치한다. 나아가서 내가 알아낸 긴장 근육염 증후군을 프로이트가 짧게나마 묘사하고 있다는 것은 자못 흥미로운 사실이다. 프로이트는 뛰어난 관찰자였는데, 그가 관찰한 것들 중 다수가 히스테리성이 아니라 실은 심신성이었다는 것을 알아차리지 못했다는 것은 안타까운 일이다.

프로이트의 시대에 사용한 히스테리 증상 치료법으로 그가 '감각생성법aesthesiogenic methods'이라고 부른 것이 있다. 전기 자극, 금속(구리 팔찌 따위) 착용, 피부 자극제나 자석 사용 등의 방법이 그것이다. 오늘날의 독자들은 19세기 후반의 그런 의료 기술을 낮잡아 보기 쉬운데, 현대에도 경피 전기 신경 자극TENS을 비롯한 전기 치료법을 쓴다는 점을 주목하기 바란다. 게다가 구리 팔찌나 자석 등이 지금도 수많은 등통증 환자들에게 인기를 끌고 있다. 세상이 변해 봤자 그게 그거다.

그런 방법으로 치료를 받은 환자가 "치료"된 것으로 보일 수도 있지만, 머잖아 새로운 증상이 발생하는 것에 프로이트는 주목했다. 프로이트는 증상 대체 현상 — 이제 우리가 증상 필요증이라고 부르는 것 — 에 대해 언급했는데, 안타깝게도 그것의 심리적 의미는 이해하지 못했다.

증상 필요증이라는 것이 워낙 중요하기 때문에, 나는 그 배후 원리를 되풀이해서 말하게 될 것이다. 정신psyche(마음)이 등통증과 같은 신체 증상, 또는 우울증과 같은 감정 증상을 유발했을 경우, 이면의 역동적인 감정을 처리하지 않고 어떻게든 일시적으로 증상을 없앤다면 정신은 그냥 다른 증상을 만들어 낼 것이다. 예컨대 긴장 근육염 증후군으로 인한 등통증을 수술로 해소시켜도 결국 그것은 속임약 "치료cure"와 다름없다. 그와 비슷하게, 프로작으로 우울증을 치료해도 그건 화학적 "치료"에 지나지 않는다. 두 경우 모두 환자는 곧 새로운 증상을 나타내게 될 것이다. 긴장 근육염 증후군과 우울증은 원래 장애가 아니다. 무의식의 갈등 증상인 것이다. 따라서 불가피하게 새로운 증상이 다시 발생하는 일이 없도록 반드시 정신요법으로 치료를 해야 한다. 때로는 인지-행동 프로그램(제4장 참고)으로 증상을 해소한 환자들조차도 증상 필요증을 보인다. 그럴 경우 나는 그들에게 정신요법을 받으라고 권한다.

프로이트는 신체적 외상이 히스테리 증상을 초래한다는 것에 주목했다. 외상 때문에 놀라서, 또는 "외상에 영향을 받은 신체 일부가 국소 히스테리가 일어나는 부위가 됨으로써" 말이다. 긴장 근육염 증후군 환자의 경우에도 똑같은 현상이 흔히 목격된다. 흔히 "외상trauma"은 시간적으로 거리를 두며, 사소한 성격을 띤다. 얼음판에서 엉덩방아를 찧었는데 몇 달 후 볼기가 아픈 것처럼 말이다. 좀 더 흔한 경우로, 긴장 근육염 증후군 환자는 '인지된 외상perceived trauma'이라고 부를 수 있는 것과 관련된 증상을 나타내게 된다. 그럴 경우, 옷가방을 들거나 테니스 라켓을 휘두르는 것과 같은 가벼운 신체 활동을 하다가 느닷없이 통증이 생긴다. 그런 활동이 통증의 원인으로 여겨지지만, 사실 그것은 심신성 긴장 근육염 증후군이 시작되기 위한 방아쇠에 지나지 않는다. 프로이트가 '히스테리성'이라고 지목한 것들 가운데 상당수는 심신성인 것이 명백하다.

더욱 미묘한 인지된 외상의 현대적 사례는 채찍질 증후군과 반복 동작 "손상"으로, 둘 다 제1장에서 언급한 바 있다.

과학적 타당성이 결여돼 있는데도 최근 여러 증상이 "만성 라임병chronic Lyme disease"으로 일컬어지고 있는데, 이는 존재하지 않을 수도 있는 장애다.

이것 또한 증상의 심신성을 인정하지 않고 있는 또 다른 사례다.

프로이트는 히스테리와 현대의 심신성 과정이 임상적으로 유사하다는 것을 보여 주는 사례를 기록으로 남겼다. 히스테리는 흔히 신경쇠약증과 결부된다는 것이 그것인데, 신경쇠약증은 오늘날 만성피로로 알려진 것이다. 그러한 결부는 우리 클리닉의 환자들에게도 흔히 볼 수 있다.

히스테리 증상을 지닌 19세기 환자와 현대의 긴장 근육염 증후군 환자는 현저히 닮았다. 샤르코, 브로이어, 프로이트는 그런 장애가 정신에서 비롯한다는 것을 알고 있었다. 현대 의학은 그러한 소견을 무시하고 있기 때문에, 심인성이 아닌 설명을 찾으려고 헛되이 애를 쓰며 방황 중이고, 그럼으로써 유행병은 계속 확산되고 있다.

● 의식적인 마음과 무의식적인 마음

『히스테리 연구』에는 브로이어가 쓴 「무의식적인 관념과 의식에 들어오지 못하는 관념 — 마음의 분열」이라는 제목의 단원이 있다. 오늘날 우리는 '관념ideas'이라는 말 대신 '감정emotions'이라는 말을 쓰게 되었지만, 그러한 차이는 접어 두자. 그러나 우리 인간이 두 가지 마음을 지니고 있다는 개념은 긴장 근육염 증후군을 이해하는 데 매우 중요하다. 우리 각자는 서로 다른 두 인간인 것이 분명하다. 하나는 의식적인 인간이고, 다른 하나는 무의식적인 인간이다.

브로이어와 프로이트는 분열된 마음을 어떻게 이해했을까? 『히스테리 연구』를 보면 무의식은 의식될 만큼 강하지는 않은 생각이 머무는 그늘진 곳이라고 말하고 있다. 그러나 여건이 허락하면, 그 생각이 검색되어 의식으로 떠오를 수 있다(프로이트는 나중에 이런 일이 일어나는 곳으로 '전의식'을 설정했는데, 1895년에는 아직 전의식 개념을 발전시키지 않은 것이 분명하다).

그러나 두 사람은 무의식적 관념이 비록 의식이 될 만큼 강하지는 않지만 운동 마비를 유발할 만큼은 강할 수 있다는 사실에 곤혹스러워 했다. 약한 관념이 어떻게 그토록 강한 효과를 낳을 수 있을까? 이에 답해서, 그들은 무의식적인 관념이 의식이 될 수 있는가 없는가는 그 관념이 만족스러운가 불만스러운가에 달려 있다고 제안했다. 즉, 감정 내용의 성격에 달려 있다고 말이다. 그들이 알았듯이, 감정이 신체 반응을 유도할 수 있다. 예를 들어, 식사 도중 무엇인가에 대해 무의식적인 강력한 분노 반응을 가지고 구토를 하기 시작한 사람이 있다. 식사는 무의식적인 "기억"을 떠오르게 해서, 그 사람은 또다시 구토를 했다. 이 증상에 대한 분석은 다음과 같이 아주 흥미로운 문장으로 묘사되어 있다. "이 기억은 구토를 일으키지만, 명백히 의식에 떠오르지는 않는다. 왜냐하면 이제 분노의 감정은 없고, 그 대신 '구토가 완전히 주의를 사로잡기 때문'이다"(강조 표시는 저자).

신체 증상이 주의를 끌 수 있다는 관찰 결과는 아주 중요하다. 그것은 심신 과정의 기본 개념 가운데 하나다. 동료들과 나는 수천 명의 사람들에게서 그것을 관찰할 수 있었다. 신체 증상은 그것이 히스테리 전환이든 변종 심신증이든 간에 무의식적 감정으로부터 주의를 딴 데로 돌리기 위한 것이다. 그래서 그것이 표면화되어 의식적인 마음에 알려지지 않도록 한다.

프로이트가 깨달은 것의 핵심은 심리 현상이 '흥분excitation'을 초래할 수 있다는 것이다. '흥분'은 그의 저술에서 줄곧 나오는 용어인데, 일종의 에너지를 뜻한다. 심리적인 이유로 이런저런 증상을 일으키고, 한 분야의 활동에서 다른 분야의 활동으로 이전될 수 있는 어떤 에너지가 흥분이다. 현대의 신경과학자들은 뇌와 신체가 어떻게 상호 영향을 미칠 수 있는가를 설명하기 위해 양자의 폭넓은 상호작용을 나타내는 체계를 묘사했다. 하지만 그것은 심인성 증상의 이유가 아니다. 심인성 증상은 '방어성 주의분산protective distractions'을 위한 것이다.

브로이어와 프로이트는 무의식적인 관념에 대해 언급하고 그 관념에 딸린 감정을 언급했지만, 그들이 중시한 것은 감정이 아니라 관념이다. 그런 관념 중 일부는 의식에 들어올 수 없고, 따라서 병적이라고 그들은 말하고 있다.

그런 진술 이후 브로이어는 아주 중요한 진술을 하고 있다. "단언컨대, 정신 활동의 분열은 …… 초기 수준의 모든 주요 히스테리에 나타난다. 그러한 분열에 책임이 있는 것, 분열의 경향을 보이는 것이 바로 신경증의 기본 현상이다." 다시 말하면, 의식적인 마음과 무의식적인 마음의 분열이 곧 신경증이다.

이것은 아주 중요한 개념이지만, 동료들과 나는 이에 강력히 반대한다. 내 결론에 따르면, '모든 사람이' 심신 증상을 경험한다. 마음의 분열은 보편적인 인간의 특성이지, 신경증에만 국한된 것이 아니다. 다른 말로 표현하면, 우리는 누구나 "신경과민neurotic"이다. 따라서 신경과민 곧 신경증은 정상적인 현상이다.

『히스테리 연구』를 읽어보면 분명한 것이 한 가지 있는데, 통증이 심인성일 수 있다는 것, 통증이 마음에서 비롯한 것일 수 있다는 것을 처음으로 알아본 사람이 바로 샤르코, 브로이어, 프로이트 이 세 사람이라는 사실이다. 오늘날까지도 주류 의학계에서는 이 생각을 거부함으로써 수많은 사람에게 피해를 끼치고 있다. 그때 이후 지금까지 임상 관찰을 토대로 해서 비슷한 결론에 이른 사람으로는 알프레드 아들러, 프란츠 알렉산더, 앨런 월터스 정도밖에 없다.

브로이어는 이렇게 썼다. "히스테리의 경우 통증 환각이 아주 쉽게 일어나기 때문에, 통증 감각과 관련된 기관의 비정상적인 흥분성을 감안해야 한다." 이것은 제1장에서 제시한 히스테리 통증에 대한 생각과 같다. 즉, 통증은 전적으로 뇌내 과정 때문이다.

제1장 말미에서 『히스테리 연구』에 나오는 프로이트의 환자 두 명을 간단히 살펴본 적이 있다. 그 책에서 에미 폰 N 부인과 엘리자베트 폰 R 양은 우리가 긴장 근육염 증후군의 특징으로 분류하는 증상을 지닌 것으로 묘사되었다. 에미 폰 N 부인에 대해 프로이트는 이렇게 말했다. "먼저 나는 통증을 과감히 신체 증상에 포함시키겠다(훌륭하다!). 내가 아는 한, 폰 N 부인의 통증은 근육, 힘줄, 또는 근막의 사소한 변형(류마티스성 변형)에 의해 기질적으로 결정된 것이 분명한데, 그러한 변형은 정상인보다 신경증 환자에게 더욱 큰 통증을 일으킨다." 긴장 근육염 증후군은 정상인의 근육, 신경, 힘줄의 통증을 포함한다. 그것은 "기질적organic"인 것이 아니라 심신성이다.

엘리자베트 폰 R 양에 대해 프로이트는 이런 의문을 제기했다. "환자의 정신적 고통이 하필 다리 통증으로 나타난 이유가 무엇일까? 정황으로 볼 때, 이 신체 통증은 신경증에 의해 '창조'(강조는 프로이트)된 것이 아니라, 다만 신경증에 의해 이용되고, 심해지고, 유지된 것이다. 덧붙여 말하면, 나는 거의 모든 경우의 히스테리 통증에서 비슷한 상태를 발견했고, 그로써 통찰을 얻을 수 있었다. 처음에는 순전히 '기질에 기초한 통증'(강조는 저자)이 늘 나타났다. 히스테리에서 모종의 역할을 하도록 가장 흔히 선택되는 것으로 보이는 통증은 인간의 통증 가운데 가장 흔하고 가장 널리 퍼져 있는 통증이다."

심신의학의 세계와 관련해서, 프로이트의 오류 가운데 가장 중요한 것 하나가 바로 그것이다. 히스테리와 관련된 통증을 "기질적"이라고 본 것 말이다. 즉, 프로이트는 뇌가 통증을 일으키는 데 아무런 역할을 하지 않고, 다만 신경증이 노리는 목적을 위해 단순히 통증을 이용했을 뿐이라고 프로이트는 믿었다. 그는 그러한 통증이 심리적 보호라는 인자한 목적을 위해 사실상 뇌가 창조한 것이라는 점을 알아차리지 못했다. 두 개념 사이에는 막대한 차이가 있다.

엘리자베트 양의 사례와 프로이트의 결론에 대한 재해석은 나중에 좀 더 논의하게 될 것이다.

개념의 오류는 있지만, 그래도 브로이어와 프로이트는 심인성 현상을 이해하는 데 다음과 같은 기초적이고 획기적인 기여를 했다.

- 그들은 무의식을 이해하고, 그 본성을 탐구했다. 그럼으로써 분열된 마음이라는 개념을 세우고, 더 지적이고 윤리적이며 도덕적인 의식적 마음과 아이 같고 원시적인 무의식적 마음 사이에 갈등이 존재한다는 개념을 세웠다.
- 그들은 히스테리 증상이 신체의 생리적 변화 없이 전적으로 뇌에서 만들어질 수 있다는 것을 알아차렸다. 그 증상은 물론 신체로 경험할 수 있다.
- 그들은 내가 '증상 필요증'이라고 부른 것 — 속임약을 썼을 때처럼 편법으로든 정상적으로든 통증이 해소되었을 때 증상이 다른 부위로 옮겨가는 경향 — 을 처음으로 묘사했다.
- 그들은 지나친 심인성 신체 증상의 본질을 알아차렸다.

- 그들은 정신이 흔히 과거의 신체 손상 부위를 증상 부위로 선택하는 임상 현상을 관찰했다.
- 그들은 환자가 한 가지 이상의 심인성 증상을(예컨대 히스테리 통증과 신경쇠약증을) 동시에 나타낼 수 있다는 사실을 보고했다.
- 그들은 심인성 증상이 강력하게 주의를 끄는 방법으로 목적을 달성한다는 아주 중요한 관찰을 했다.
- 심인성 신체 과정을 이해하는 데 무엇보다 중요한 것으로, 바람직하지 않은 감정을 정신이 억압한다는 사실을 그들은 깨달았다. 안타깝게도 그들은 문제의 감정이 의식에 떠오르는 것을 막는 것이 억압의 목적이라는 사실을 알아차리지 못했다.
- 샤르코와 함께 그들은 통증이 심인성일 수 있다는 사실을 최초로 알아차렸다. 그들은 그것이 심인성 중에서도 '심신성'일 수 있다는 사실은 미처 알아차리지 못했다.

대부분의 정신의학을 포함해서 사실상 모든 현대 의학은 물리적·화학적·신경적 신체 변화를 뇌가 일으킬 수 있다는 사실을 부정하고 있다. 그러나 아들러, 월터스, 알렉산더, 그리고 20세기 전반기의 몇몇 동시대인들은 뇌가 그런 힘을 지녔다는 사실을 확신하고 있었다. 그런 개념은 심신장애를 이해하는 데 반드시 필요하다.

● 프로이트

프로이트의 불후의 성취에 대해 최근 많은 수정론자들이 트집을 잡았지만, 2001년 2월호 《내추럴 히스토리》에 실린 제레드 다이아몬드Jared Diamond의 다음과 같은 판단을 나는 진심으로 지지한다. "지난 2세기 동안 오로지 두 명의 과학자만이 없어서는 안 될 인물이라고 할 만하다. 찰스 다윈과 지그문트 프로이트가 그들이다." 자신의 주장을 뒷받침하기 위해 다이아몬드는 이어서 이렇게 말했다. "무엇보다도 다윈과 프로이트는 다방면으로 많은 재능을 지닌 천재였다. 둘 다 익숙한 현상에서 거의 모든 이들이 보지 못한 의미를 포착하는 데 능한 위대한 관찰자였다. 만족할 줄 모르는 호기심으로 배후의 설명을 찾고자 연구에 몰두한 그들은 둘 다 DNA 구조와 같은 새로운 사실을 발견하거나 한정된 문제를 풀어내는 것 이상을 해냈다. 그들은 광범위한 분야의 지식을 하나로 엮어서 새로운 개념적 토대를 만들어 냈으며, 그 개념 중 많은 것이 오늘날에도 여전히 인정되고 있다."

프로이트는 심신의학의 할아버지라고 불러 마땅하다. 천재적인 능력으로 무의식적인 마음의 세계를 우리에게 소개해 주었기 때문이다. 그것은 의학에 더할 나위 없이 값진 기여가 아닐 수 없다. 심신 과정은 무의식에서 시작한다. 아직 정신의학계를 비롯한 의학계에서 널리 인정하고 있지 않지만, 무의식적 감정은 사실상 모든 신체 질환의 잠재 요인이다.

안타깝게도 프로이트는 심신의학의 아버지는 아니다. 그는 환자들의 신체 증상이 심리적 목적으로 뇌에 의해 유도될 수 있다는 것을 알아차리지 못했기 때문이다. 그것이 바로 심신장애의 정의인데, 프로이트는 신체 증상이 "기질적"이라고, 다시 말하면 신체적 장애의 결과라고 생각했다. 다만 그것이 심리적 목적으로 정신에 의해 "이용"된다고 그는 생각했다.

우리가 정신 활동의 일부만을 의식한다는 사실을 처음 지적한 사람이 바로 프로이트다. 그는 우리의 사고와 느낌의 상당 부분이 전적으로 우리가 인식하지 못하는 곳에서 — 그가 무의식이라고 부른 곳에서 — 이루어진다는 것을 처음으로 지적한 사람이다.

프로이트는 또한 인간 정신의 세 요소를 정의했다. 이드id, 자아ego, 초자아 superego가 그것이다. 이드는 아이 같고 자기중심적이며 원시적인 정신이다. 자아는 정신의 대장, 결정권자, 최고 책임자라고 할 수 있다. 프로이트는 초자아를 정신의 도덕적이며 책임감 있고 윤리적인 부분으로 보았다. 자아와 초자아는 의식적인 정신과 무의식적인 정신 모두에서 작용한다. 우리는 이들 요소와 관련된 정신 활동에 대해 전부는 아니어도 많은 것을 알고 있다. 우리의 아이 같고 이기적이고 원시적인 부분인 이드는 전적으로 무의식에서 작용하고, 우리는 그것을 직접 자각하지 못한다.

우리의 정신을 프로이트처럼 이드와 자아, 초자아로 산뜻하게 세 요소로 나눌 수는 없다는 점을 짚고 넘어가는 것이 좋겠다. 그 세 가지는 정신의 특성이나 경향을 나타낸다. 그런데 정신은 하나의 단위로 행동하며, 그 행동은 주어진 순간에 정신에서 작용하는 모든 요소들의 총합을 나타낸다. 그 단위를 우리는 자기self, 곧 개인이라고 해야 마땅하다. 그렇다면 이드는 진화한 개인의 핵으로 볼 수 있고, 자아와 초자아는 생존 기회를 높이기 위해 나중에 발전한 것들이라고 볼 수 있다. 이드의 본성, 그 힘과 특성, 감정적 성질은 심신의학이 어떻게 작용하는가를 이해하는 데 핵심이 되는 내용이다.

● 진화와 이드

이드는 무의식에서만 작용한다. 따라서 정상적인 인식의 바깥 영역에 있기 때문에 작용 중인 이드를 관찰하기는 어렵다. 희귀하고 아주 통렬하고 극적인 이드의 모습이 영국 《프로스펙트》에 실린 폴 브록스Paul Broks 박사의 글에 잘 묘사되어 있다. 브록스는 재활 병원에서 신경계 장애 환자를 돌보는 훈련을 받았는데, 그는 그곳 환자들 가운데 한 명을 회고한 글을 썼다. 비극적인 사고로 심한 뇌 손상을 당한 17세 소년으로 두개골이 부서졌고, 대뇌 피질의 많은 부분이 파괴된 상태였다. 브록스는 이렇게 묘사했다.

> 그의 얼굴은 분노와 공포로 일그러진 채 끊임없이 씰룩거렸다. 그는 으르렁거리고 툴툴거렸다. 때로는 울부짖고, 이따금 욕설을 하염없이 내뱉기도 했는데, 말은 할 수가 없었다.

뇌의 피질 외투에 존재하는 지적이고, 인식력이 있고, 문명화된 정신이 파괴된 사람, 뇌 깊숙이 원시적인 부분만 남아 있는 사람에 대한 묘사는 이렇게 이어진다.

> 그는 얼굴이 일그러진 채 휠체어에 앉아 있었다. 머리는 불편한 각도로 뒤쪽 옆으로 돌린 채, 팔다리는 경직되어 뒤틀렸고, 입가에서는 침을 흘렸다. 신경계 손상 때문에 걸핏하면 끊임없이 통증발기로 고통을 겪었다.

이것이 무의식의 모습이다. 진화 과정에 추가되어 온 인간 뇌의 일부인 신피질의 합리적이고 문명화된 영향력 아래에서도 변모되지 않은 무의식 말이다. 때로 피질 외투라고 일컬어지기도 하는 신피질은 인간 종種이 원시 상태에서 진화해 왔음을 보여 준다. 이 불운한 소년의 행동을 관장하는 오래된 뇌 부위는 뇌의 깊숙이, 뇌간 바로 위에 자리 잡고 있다. 피질이 없는 뇌가 구사할 수 있는 언어는 자동적이고 원시적인 언어뿐이다(뇌졸중으로 대뇌 피질의 언어 부위가 손상된 성직자를 알고 있는데, 그가 말을 하려고 하면 곤혹스럽게도 욕설만 튀어나왔다).

브룩스 박사는 불운한 이 소년한테 어머니가 찾아왔을 때의 감동적인 장면을 묘사하고 있다.

> 나는 그녀가 아들의 부서진 머리를 두 팔로 안고 어르는 모습을 지켜보았다. 그녀가 아들과 함께 있는 동안, 그리 길지는 않았지만, 그의 얼굴이 완연히 달라졌다. 얼굴이 평화로워졌고, 격노와 마구잡이식의 기계적인 씰룩거림이 잦아들었다. 그는 인간성을 회복한 듯이 보였다.

어머니의 사랑 어린 포옹에 대한 소년의 반응은 그에게 남아 있는 전부인 원시적인 뇌에도 사랑의 감정과 가족애가 깃들어 있다는 증거였다. 그렇다고 놀랄 것은 없다. 하등동물도 비슷한 행동을 보여 주기 때문이다. 그러나 그런 사랑의 감정이 인간의 무의식에 존재하긴 하지만 지배적인 감정은 아니다. 그 감정이 지배적이라면 우리는 열반 상태에서 살 것이다. 실은 '잔존 아이residual child'(성인이 되어서도 무의식에 남아 있는 아이 — 옮긴이)의 자기중심적이고, 자기애적이고, 의존적인 성향이 부드러운 감정보다 더 큰 영향력을 지닌 것 같다.

그래서 많은 경우, 잔혹성이 우세하다. 오늘날의 세상이 이 모양인 것도 그래서일 것이다.

아주 주목할 만한 사실은 대다수 현대인이 우리 각자의 내면에 존재하는 다른 자기self에 대해 잘 모른다는 것이다. 다른 자기가 우리 삶의 모든 면에 어떤 영향을 끼치고 있는지도 모른다. 지능이 모든 것이 아니며, 지적 천재가 감정적으로는 아기나 괴물일 수도 있다는 사실도 일반적으로 잘 알려져 있지 않다. 지능과 감정의 성숙도 사이에는 상관관계가 없다. 요컨대 오늘날 뉴스 미디어의 대다수를 차지하고 있는 것이 테러리스트 활동이다. 테러리스트들은 분명 매우 지적으로 목적을 달성하고자 한다. 그러나 그들은 합리적이지도 않고 인도주의적이지도 않은 충동적인 강렬한 감정의 지배를 받는다.

개인적 차원에서, 원시적인 잔존 아이(프로이트가 말한 이드), 그리고 이성과 도덕성의 대표자(프로이트가 말한 자아와 초자아)는 우리의 무의식 속에서 격렬한 전투를 벌인다. 이러한 갈등이 바로 심신 증상의 원인이다. 프로이트가 어느 강의 때 말했듯이, "인기 있는 어법으로 말하면, 자아는 이성과 양식을 상징하고, 이드는 길들여지지 않은 정열을 상징한다고 할 수 있다."

그렇긴 한데 인간은 아직 충분히 길들여지지 않았다! 히틀러, 스탈린, 폴포트, 르완다의 공포, 2001년 9월 11일만 떠올려도 인간의 이성은 아직 충분히 통제되고 있지 않다는 것을 알 수 있다. 그런 날이 올 것이라는 보장도 없다.

현대인에게서 우리가 발견하는 갈등은 과도기의 뇌-마음이 지능에 의해 완전히 지배되지 않고, 여전히 원시적이고 아이 같은 충동과 욕망의 영향 아래 있다는 데 있다. 이러한 부정적인 속성은 진화의 앙금이라고 불릴 만한 것이다. 그러한 사회·정치적·의학적 현실이 바로 현재의 우리 상황이다.

이러한 정신의 이분법은 내가 이 책에서 묘사한 흔한 통증 장애의 원인일 뿐만 아니라, 비슷한 심리 과정으로 시작되는 다른 많은 의학적 장애(위식도 역류, 과민 대장 증후군 등)의 원인이기도 하다. 이것은 막대한 보건 문제의 기초를 이루고 있는데도 현대 의학계는 철저히 무시하고 있는 것으로 보인다.

프로이트는 환자들의 꿈을 연구하고 그들의 신경증을 탐구해서 이드라는 개념을 세웠다. 그는 이드가 어둡고 혼란스러우며, 비논리적이고, 불합리하고, 자기애적이고, 의존적이고, 아이 같고, 원시적이고, 동시에 모순되는 충동에 사로잡힐 수 있는 것으로 보았다. 이드가 시간을 초월한다는 사실은 특히 중요하다. 그는 이렇게 썼다. "이드에는 시간 개념에 상응하는 것이 없다. 시간의 경과를 인지하지도 않는다. 가장 주목할 만한 것이자 철학적 고려를 해봄 직한 것은, 이드의 정신적 과정에서는 시간의 경과로 달라지는 것이 아무것도 없다는 것이다. 이드의 경계를 넘어간 적이 없는 욕구 충동, 억압에 의해 이드 깊이 가라앉은 인상들 또한 사실상 결코 사라지지 않는다. 수십 년이 경과한 후에도 방금 생겨난 듯 행동한다. 그것들이 과거에 속한 것이라는 사실을 알아볼 수 있을 뿐이다."

이러한 시간 요인은 심신장애의 심리를 이해하는 데 매우 중요하다. 나는 예전 책에서 긴장 근육염 증후군 환자였던 헬렌이 '30년 이상' 의식적인 기억에서 지워진 성학대 사건을 떠올리고 강력한 심신 반응을 보인 경위를 묘사한 적이 있다. '인상'은 억압되고, 욕구 '충동'이 이드 안에서 변함없이 보존되었을 뿐만 아니라, 무의식에서 생성된 '감정들' 또한 그랬다. 그와 같이 어릴 때 마음속에서 생성된 무의식적 분노는 마흔이 되어도 처음 생성된 날처럼 생생하고 똑같이 강렬하다.

프로이트는 무의식에서 감정이 생성될 수 있다고 쓰지는 않았다. 프로이트는 사고와 충동, 감정은 의식적인 마음에서 생성되고, 그 후 어떻게든 무의식으로 밀려들어가 억압에 의해 그곳에 붙들려 있다고 이해한 것 같다. 프로이트 전기 작가 가운데 한 명인 피터 게이는 무의식을 엄중경비 교도소로 묘사했다. 이곳에서는 갱생 가망이 없는 모든 범죄자(곧, 위험한 감정들)를 엄중하게 감금하고 있다. 이러한 비유는 심신장애의 심리를 이해하는 데 도움이 된다. 그런 감정은 의식에 떠오르고자(범죄자가 탈출하고자) 하고, 그것을 막기 위해 증상을 필요로 하는 것이다.

프로이트는 바로 그 점에 대해 이렇게 말했다. "강렬한 상향 충동, 의식으로 뚫고 들어가려는 충동은 그 관념이 억압된 데 원인이 있음이 분명하다." 무의식적 마음은 의식적 마음과 하나가 되기를 원하는 것으로 보이곤 한다.

철학자이자 정신분석가인 조너선 리어Jonathan Lear는 "사고와 감정의 통일"을 이루려는 마음의 경향에 대해 쓰면서 그와 비슷한 생각을 표현했다.

나도 같은 결론을 내리지 않을 수 없다. 그밖에는 긴장 근육염 증후군의 증상 발생을 설명할 길이 없기 때문이다. 그러니까 긴장 근육염 증후군 증상이란 무의식의 위험하고 고통스러운 감정이 의식적 경험의 일부가 되는 것을 막기 위해 고의로 주의를 딴 데로 돌리는 현상이라고 보는 것이다. 그러나 이런 개념과 프로이트의 억압의 역할에 대한 개념에는 차이가 있다. 그는 이 주제에 대해 장문의 글을 썼는데, 억압을 저항과 동일시했다. 프로이트의 말에 따르면, 억압된 관념은 비난당할 만하고, 용인될 수 없으며, 종종 성적 내용을 담고 있다. 따라서 억압/저항의 목적은 그것들을 계속 감추기 위한 것이며 일체의 분석 시도를 방해하기 위한 것이다. 우리는 긴장 근육염 증후군을 연구한 결과,

억압이 '보호 목적'을 위해서라는 결론에 이르렀다. 억압된 감정을 우리가 알아차리게 되어, 그것이 어떤 식으로든 정상적으로 존재해서는 위험하기 짝이 없거나, 감정적으로 너무 고통스러워서 감당할 수가 없기 때문이다.

이 위험한 무의식의 주민들이 분석의 과정을 거쳐 의식이 될 수 있다고 프로이트는 말한다. 그러나 우리의 경험에 따르면, 수많은 억압된 감정과 충동을 간단히 의식으로 불러낼 수는 없다. 격노, 자기애, 슬픔, 의존심, 열등감은 무의식의 영원한 거주자인 듯하다.

● 자기애, 자기애성 격노, 열등감

무의식의 폭력적이고 음침한 성격은 꼭 알아둘 필요가 있다. 또한 무의식이 어떻게 그리 되었는가를 이해하는 것도 마찬가지로 중요하다. 프로이트는 『쾌락원칙을 넘어서』에서 후자에 관해 설득력 있는 말을 했는데, 자기 말에 내포한 의미를 자기 자신도 몰랐다.

> 영아의 성적 삶이 조기에 개화하면 곧 시들게 된다. 영아의 소원이 현실 세계나 영아가 도달한 불충분한 발달 상태와 양립할 수 없기 때문이다. 그런 개화는 가장 비참한 상황에서 끝이 나고, 가장 고통스러운 감정을 수반하게 된다. 사랑의 상실과 실패는 자기애성 흉터의 형태로 자존감에 항구적인 상처를 남기는데, 내가 보기에 이 흉터는 무엇보다도 신경증 환자들에게 흔히 보이는 "열등감"의 원인이 된다.

그리고 같은 영아에 대해 또 이렇게 언급하고 있다.

아이가 받는 사랑의 감소, 교육 요구의 증가, 거친 말과 가끔의 징벌, 이런 것들은 이윽고 아이에게 심하게 멸시를 당하고 있다는 것을 일깨워준다. 이것은 다소 전형적으로 재발하는 사례인데, 아동기 특유의 사랑은 이런 식으로 끝장에 이른다.

이러한 관찰은 무의식적 마음속에 존재하는 열등감을 설명하는 데 도움이 된다. 여기서 무의식적 마음이란 '모든 사람들의' 무의식을 말한다. 심신장애를 지닌 매우 많은 코호트 환자들을 오랜 세월 다루어 본 내 경험에 의하면, 열등감은 보편적인 감정으로 단지 "신경증 환자"에게만 국한된 것이 아니다.

낮은 자존감은 발달기의 영아·아동이 자신을 주위의 어른들과 비교하면서 더욱 고조되는 것으로 보인다. 무의식 세계의 무시간성 때문에 그런 감정들은 평생 지속된다. 어떤 사람은 완벽해지려는 충동, 또는 선하게 살려는 충동으로 열등감을 벌충하고, 또 어떤 사람은 공격적인 행동으로 벌충한다. 무의식 안에 부적절한 감정이 존재하는 이유에 대한 이런 설명은 임상 관찰 결과가 강력하게 뒷받침한다. 심신장애의 심리를 검사하면 그것이 사실임을 알게 되는 것이다. 열등감은 대다수 사람들의 증상에 결정적인 역할을 한다.

● 진화, 자아, 초자아

프로이트는 '이드'를 기본 자기self로 묘사한다. 우리 각자의 내면 밑바탕에 자리 잡은 근본적인 존재로 보는 것이다. 그리고 '자아'는 이드를 보호하기 위해 존재하게 된 구성요소로 본다. "자아는 결국 이드의 일부다. 위험이 도사린 외부 세계와 맞닥뜨림으로써 이드의 일부가 편의상 개조된 것이다." 나는 다윈식으로 자아는 운이 덜 좋은 진화의 사촌들에게 시달려 멸종되는 것을 피하기 위해서 이드에서 진화한 것이라고 덧붙이고 싶다. 그러니까 자아는 무엇보다 중요한 진화의 필요성에 부응하여, 곧 '생존하기 위하여' 생겨난 것이라고 할 수 있다.

프로이트는 자아를 관찰하고 분석해야 할 필요가 있다는 것을 이해했다. 그는 자아를 "전체 기관에 대한 감각 기관"이라고 일컬었다. 자아는 이드를 위해 세계를 해석하고, 세계로부터 이드를 보호한다. 그런 기능을 수행하기 위해 자아는 합리적이고 논리적이어야 하며 시간을 지각해야 한다.

그러나 물론 자아는 이드의 요구와 반응에 대해서도 지각하고 있다. 사실 프로이트는 이드의 요구와 일상생활의 압박이라는 양자의 포위공격을 당하고 있는 존재로 자아를 이해했다. 그는 양자의 압박이 불가피하게 자아의 불안을 유도한다고 믿었다.

마음은 또 다른 형질을 진화시켰는데, 프로이트가 도덕적 존재로 본 '초자아'가 그것이다. 프로이트의 생각처럼, 초자아는 우리가 그냥 생존하는 것이 아니라, 성공적인 개인으로 생존하기를 고집한다. 심신장애에 대한 내 경험에 따르면, 초자아는 거기서 그치지 않는다. 초자아는 우리가 도덕적이어야 할 뿐만 아니라, 성자이기를 고집한다. 우리는 '완벽하고 선한' 사람이어야 한다.

이드는 그러한 요청에 어떻게 반응할까? 우리가 스스로 부가하는 압박, 그리고 초자아의 작용은 이드를 '격분시킨다.' 자기애적인 이드가 원하는 것은 오로지 안락과 즐거움, 그리고 의존 욕구의 만족이다. 그런데 실상 이드는 책임 있는 성인이 되라는 압박을 받고 있다. 그 결과 마음 아픔, 슬픔, 분노가 생기고, 쌓여서 격노가 된다. 어린 시절 생성된 고통과 분노에 이제는 또 다른 감정들을 더하게 된다. 우리 모두의 내부에 있는 원시적인 잔존 아이, 살아가면서 받는 압박(인간관계, 일자리, 사회적 의무 등), 그리고 초자아 사이의 갈등에 의해 야기된 감정들이 더해지는 것이다. 우리는 제3장에서 그러한 갈등의 완전한 개화에 대해 다루게 될 것이다.

이드가 전적으로 무의식적인 반면, 자아와 초자아는 정신적·감정적 삶의 의식적 영역과 무의식적 영역 모두에서 작용한다. 자아는 자기self의 교육자이자 보호자이기 때문에 아마도 초자아의 명령에 따라, '억압'이라는 보호 전략을 택한다. 심신 증상으로 그 전략을 보강하는 것도 자아가 하는 일이라고 볼 수밖에 없다. 자아는 무의식에서 진행되고 있는 위험을 알고 있고, 그 감정이 의식에 떠오르려고 한다는 것도 알고 있어서, 그 위험과 감정적 고통이 억압된 상태로 남아 있도록 조치를 취한다. 확실한 결과를 위해 때로 이 조치는 극적인 모습을 띤다. 긴장 근육염 증후군에 대한 임상 경험으로 내가 확신하게 된 것은 이런 억압이 당사자를 보호하기 위한 것이라는 사실이다. 고통스럽고 위험한 감정이 의식되어 더욱 큰 문제를 일으키는 것을 막고자 하는 것이다. 억압을 동반하는 심신 증상은 때로 매우 비참한 감정을 일으키는데, 그것은 모종의 징벌이 아니라 의식적인 마음의 주의를 딴 데로 돌리기 위한 것이다. 그럼으로써 억압의 과정을 지원하기 위해서 말이다.

다시 말하면, 고통스럽거나 비참한 심신 증상은 자기 형벌이 아니라 자기 보호를 위한 것이다. 심리를 충분히 알고 나면 그 점은 더욱 명백해질 것이다. 그 심리를 설명하는 과정에서 나는 프로이트의 유명한 사례, 곧 앞서 살펴본 엘리자베트 폰 R의 사례와 논란이 많은 도라의 사례를 재해석하게 될 것이다. 프로이트는 정신분석을 하는 동안 고통스럽거나 곤혹스러운 생각들이 의식에 떠오르려는 것에 대해 환자가 저항하는 것을 억압이라고 믿었다. 프로이트의 견해에 따르면, 억압된 생각은 남들의 비난을 받을 만하기 때문에 자아나 초자아에 의해 무의식에 숨겨진 것이다. 초자아는 도덕성의 수호자이기 때문이다. 내 견해에 따르면, 억압된 감정은 도덕적으로 나쁜 것이라기보다 고통스럽고 위험한 것이다. 그래서 보호해야 할 필요성 때문에 그것들을 억압하려는 충동이 일어난 것이다. 심신 증상은 그것이 고통이든, 불쾌감이나 우울증, 기타 그 무엇이든 오로지 억압을 강화해서 정신적 고통이나 불쾌감으로부터 당사자를 보호하기 위한 것이다.

더 크게 보면, 초자아는 완벽주의와 선행주의goodism를 추구함으로써 무의식적 분노를 자극한다고 할 수 있다. 이러한 견해는 억압이 위험한 감정으로부터 당사자를 보호한다는 개념과 일맥상통한다. 프로이트가 저항이라고 부른 것은 억압된 그런 감정에 대한 두려움에 반응해서, 무의식적으로 그 감정을 경험하지 않으려고 하는 것이라고 할 수 있다. 그러나 그것은 프로이트의 생각과 달리, 그 감정이 도덕적으로 비난받을 만한 것이기 때문이 아니라 위험하고 고통스럽기 때문이다.

● 불안과 억압

불안과 억압의 관계를 논의하면서 프로이트는 이렇게 주장한다. " …… 첫째,

우리의 생각과는 정반대로, 불안이 억압을 낳는다. 그리고 [둘째,] 본능적으로 두려움을 느낀 상황은 궁극적으로 외적인 위험 상황으로 되돌아간다."

내 경험에 따르면, 막연한 심리적 불안감으로 감지되는 불안의 상태는 '억압당하고 있는 것에 대한 반응'으로 자기self가 주의를 딴 데로 돌리기 위해 만들어낸 것이다. 그와 같은 목적으로 우울증과 통증을 일으키듯이 말이다. 불안은 통증이나 우울증과 등가의 반응이다. 또 불안은 억압을 돕는 작용을 한다. 정작 환자가 두려워하는 것은 불안하고 위험한 외적 상황이 아니라 내적 상황 — 고통스러운 감정과 격노 — 인 것이다. 환자는 그런 감정을 의식하지 않는다. 불안의 감정은 자유롭게 표류하며 인간 삶의 모든 국면에 두루 나타난다. 통증과 우울증이 불안으로 바뀔 수도 있다. 그럴 때 그것들이 실은 동일한 심리적 목적에 기여한다는 것을 명백히 알 수 있다. 그것은 증상 필요증의 또 다른 예인데, 나는 정확히 그런 증상을 보인 수많은 환자를 만났다. 통증, 불안, 우울증은 병의 조짐이 아니다. 두려운 무의식적 현상에 대한 정상적인 반응일 뿐이다.

● 공격성과 자기징벌

무의식적 정신 활동과 신체 증상의 관계를 다룬 프로이트 연구 가운데, 그가 공격 본능이라고 부른 것, 그리고 그 본능의 쌍둥이인 자기징벌에 대한 조사도 있다. 프로이트는 자기징벌이 내부로 향한 공격 본능이라고 보았다. 그래서 그는 자기징벌이 "내면화되고 초자아에 의해 장악된 공격성"이라고 묘사했다. 그리고 한 여성에 대한 사례를 인용하고 있는데, 그녀는 그가 "증상 복합"이라고 부른 것 때문에 오랫동안 큰 장애를 겪었고, 결국 프로이트는 문제를 해결해주었다. 그가 그 증상을 명기하지 않았기 때문에 추측을 해보자면, 그것은 신체적이기보다는 감정적인 장애였을 것이다. 그러나 그녀가 회복한 후 활동을 하려고 하자 심리적으로 유도된 듯한 다양한 "사고accidents"가 발생해서, "생장 증상vegetative symptoms(자율신경계 증상)"을 보이기 시작했다. 예컨대 카타르, 목앓이, 감기, 류마티스 종창 등이 나타난 것이다. 프로이트는 그런 증상이 "무의식적 징벌의 필요"에 따른 결과라고 생각했다.

내 해석은 사뭇 다르다. 첫째로, 증상이 변했다는 것은 곧 증상 필요증의 예라고 나는 생각한다. 이는 프로이트도 다른 곳에서 관찰했다. 두려움을 주는 무의식적 격노가 계속 존재하고 있었기 때문에 자기 방어 차원의 증상 역시 계속 필요했던 것이다. 프로이트가 그녀의 당초 증상을 완화시키기 위해 어떤 조치를 취했든 간에 그가 문제의 핵심 ― 무의식적 감정이 존재한다는 것 ― 에 이르지 못했다는 것은 아주 명백하다. 심신 증상은 그 목적이 '처벌'이 아니라 '보호'라는 것을 나는 몇 번이고 거듭 강조하고자 한다. 그가 묘사한 생장 증상과 "사고"가 모두 심신성이라는 사실을, 그리고 그건 그가 완화시킨 증상의 대체물이었다는 것을 그가 알았다면 큰 도움이 되었을 것이다. 새로운 증상들은 "무의식적인 징벌의 필요" 때문이 아니라 방어 목적으로 정신이 만들어낸 것이다.

내 견해에 따르면 공격성은 유전적으로 타고나는 것이 아니라, 보편적이라고 할 수 있는 무의식적 격노의 결과다. 우리가 주변에서 흔히 볼 수 있는 공격적인 모습들 역시 그 때문이다. '유전적으로 타고난 것은 마음의 기능적 구성 요소, 곧 기나긴 세월 동안 진화해 온 이드, 자아, 초자아다. 이 세 가지 마음은

좋게든 나쁘게든 무수한 방식으로 표현된다.'

우리는 프로이트에게 막대한 빚을 졌다. 앞서의 내 견해는 프로이트를 폄하하기 위한 것이 결코 아니다. 다만 그의 훌륭한 관찰 결과를 폭넓은 임상 경험을 토대로 재해석한 것뿐이다. 아마 프로이트도 찬성할 것이다.

● 아들러

알프레드 아들러가 젊은 개업의사 시절인 1902년에 프로이트는 아들러에게 자신의 정신분석 동아리에 가입하기를 권했고, 얼마 되지 않아 아들러는 이 동아리에서 프로이트가 자랑스러워한 중심인물이 되었다. 프로이트는 빈 정신분석학회의 의장 자리를 아들러에게 물려주었다. 그러나 견해 차이가 벌어져서 1911년에 아들러는 프로이트와 결별하고 아들러 자신의 학회를 조직했다. 이것은 후일 '개인심리학' 학회라고 명명되었다. 아들러는 자신의 잡지인 《개인심리학 저널》도 창간했다.

아들러의 생각 가운데 가장 중요한 것 한 가지는, 물론 나도 전적으로 동의하는 것인데, 사람들의 무의식적 열등감은 "신경증 환자"와 정상인 모두가 타고난 것이며 보편적이라는 점이다. 아들러는 무의식적 '사고'와 '관념'을 언급한 프로이트와 달리 '감정'에 대해 이야기했다. 그들의 다른 점 가운데 하나가 바로 그것이었고, 결별을 한 것도 그 때문이었다. 아들러는 더 나아가서, 열등감이 우월감과 완벽함, 그리고 높은 성취를 추구하도록 자극한다고 가정했다. 그렇다고 완벽함을 추구하는 이유가 순전히 개인적인 데 있다고는 보지 않았다. 정상적인 개인들은 사회적 관심에 영향을 받고, 공동의 선을 증진시키려는 욕구에 따라 완벽을 추구하려는 동기를 갖게 된다고 본 것이다. 그러한 추세를 그는 일종의 사회 진화라고 보았다. 그 궁극을 나타내는 것이 신이다. 그는 이렇게 썼다. "종교적인 인류는 신의 본성 안에서 지고의 길을 감지한다." 그런데 아들러의 말에 따르면 신경증 환자는 전적으로 개인적인 이익에 따라 동기화된다. "현실의 이익이나 타인의 이익, 협동의 이익에 기초한 목표"는 갖지 않는다는 것이다.

아들러의 개인심리학은 상당 부분 인간을 사회적 맥락에서 보지 않으면 제대로 이해할 수 없다는 견해에 토대를 두고 있다. 그는 또 이렇게 썼다. "개인의 내면에서 진행되는 일들을 이해하기 위해서는, 동료들에 대한 태도를 고려할 필요가 있다." 그리고 또 다른 시기에 이런 말도 했다. "인간은 오로지 사회적 존재로만 출현했다."

아들러의 심리학은 일종의 '사회' 심리학인 반면, 우리의 심신 심리학은 정신역동과 신경생리학에 뿌리를 두고 있다. 초자아 대 이드, 신피질 대 뇌간 및 시상하부 말이다. 물론 인간은 개인이면서 동시에 사회인이다. 우리의 행동은 살아가면서 일어나는 모든 일에 영향을 받는다. 환경이 중요하다는 것은 두말할 나위가 없다. 그러나 무의식은 우리 삶의 모든 국면에서 지금까지 인정받아 온 것보다 훨씬 더 큰 역할을 한다. 정신적이고 감정적인 면만이 아니라 신체적인 면에서도 그렇다. 무의식에서 진행되고 있는 일을 알지 못한다면, 우리는 누군가의 삶의 목표, 야망, 성취, 인간관계, 사회적 상호작용, 또는 신체건강과 정신건강을 평가할 수가 없다.

내가 보기에, 심리학을 이해하는 데 있어서 아들러가 기여한 가장 큰 부분은 바로 신체 증상과 정신의 관계를 알아냈다는 것이다. 아들러의 선배이자 선생이었던 프로이트는 통증과 기침, 위장관 장애와 같은 신체 증상은 "기질적"이라고 주장했다. 즉, 그것들은 어떤 질병 과정에 기반을 두고 있는데, 신경증적 목적을 위해 정신이 단지 "이용"을 할 뿐이라는 것이다. 그 주제에 관한 아들러의 견해를 보면, '아들러는 정신이 생리적 병리를 일으킴으로써 신체 증상을 유도할 수 있다는 것을 인식한 최초의 사람'이라는 것을 알 수 있다.

그는 이렇게 썼다. "정신은 신체 증상을 활성화할 수 있다. 여러 감정들, 그리고 감정의 신체적 표현을 살펴보면 정신이 우호적이거나 비우호적이라고 해석한 상황에서 어떻게 행동하고 반응하는가를 알 수 있다." 바로 이것이다!

"정신적 긴장은 중추신경계와 자율신경계 모두에 영향을 미친다." 아들러가 한 말이다. 또 이렇게 말했다. "신체는 자율신경계와 미주신경, 각종 내분비 변이를 통해 운동을 하는데, 이는 혈액순환과 분비, 근육 긴장, 그리고 거의 모든 기관의 변화로 나타난다."

바로 그것이다. 알프레드 아들러는 긴장 근육염 증후군과 그 등가물의 병태생리학을 묘사한 셈이다. 만일 그가 뇌와 신체를 연결한 정교한 펩티드 그물에 대해 알게 되었다면 그는 기뻐하면서도 깜짝 놀라워했을 것이다. 그의 심신 개념이 옳다는 것을 입증해 주고 있으니 말이다.

생각해 보면 얼마나 놀라운가! 프로이트는 1888년에 긴장 근육염 증후군을 묘사했고, 1911년 무렵에는 아들러가 그 생리학을 묘사했다.

사실상의 심신장애에 관한 이야기에서 아들러는 다음과 같은 갖가지 신체 상태에 대해 확인하고 있다.

- 홍조, 발한, 빠른 심장 박동과 같은 즉각적인 반응(나는 이런 것들을

심신성이 아니라 심인성이라고 본다).
- 두통, 배변 불규칙, 빈뇨 등의 증상 집단(나는 이것들을 긴장 근육염 증후군과 그 등가물로 분류한다. 명백히 심신성이다).
- 히스테리구(히스테리성 종류감)라고 부르는 목구멍 이물감(이것은 심신성이라기보다 명백히 히스테리 장애다).
- 갑상샘 병과 같은 자가면역 질환.
- 척추 옆굽음증과 평발 등의 구조적 이상(나는 구조적 이상을 심신성으로 보지 않는다).

심신 증상의 의미에 대한 아들러의 생각이 내 생각과는 다르지만, 아들러는 뇌가 히스테리 증상이 아닌 신체 증상을 일으킬 수 있다는 것을 알아낸 최초의 사람이다. 그는 그것을 "장기 방언organ dialect", 곧 몸의 언어라고 언급했다. 그는 또 증상이 "열등한 장기"에서 발생하는 경향이 있고, 특정 장기나 계통을 선택하는 데는 상징적인 이유가 있다고 믿었다. 열등한 장기 발상이나 특정 장기 선택에 이유가 있다는 아들러의 생각은 우리의 임상 경험과 맞아떨어지지 않지만, 심신 과정의 기본 성격을 그가 알아냈다는 것이 중요하다.

아들러는 감정이 성격 특성을 돋보이게 한다고 보았다. 그는 분노와 슬픔, 또는 공포와 같은 의식 상태가 각자의 목표와 생활방식 등과 연관이 있다고 생각했다. 그는 무의식적 감정의 개념을 제시하려고 하지는 않은 것 같다. 그러나 이런 놀라운 예를 들었다. "우리는 일반적으로 편두통이나 습관성 두통 발작의 이면에 용납할 수 없는 격노나 굴욕감이 자리 잡고 있으며, 어떤 사람에게는 분노가 삼차신경통이나 간질 발작을 일으킨다는 사실을 발견한다."

아들러의 말에 따르면, 격노는 의식된 것이지만 용납되지 않은 것이다. 또 다른 언급은 이 점을 명백히 하고 있다. "무의식이란 우리가 명백한 개념으로 공식화할 수 없었던 그런 것이다. 무의식적이거나 잠재의식적인 우리 마음속 은밀한 곳에 감춰진 것들이 문제가 아니라, 우리가 그 의미를 충분히 이해하지 못한 채 의식하고 있는 것들이 문제다."

나는 강하게 반대한다. 무의식에 대해 나는 아들러와 생각이 전혀 다르다. 심신 과정의 핵심은 무의식에 숨겨지고 억압된 고통스럽고도 위험한 감정을 지키는 것이다. 그러한 감정이 의식되면 크나큰 문제가 생기기 때문이다. 무의식은 하나의 세계다. 다양한 개념, 생각, 발상, 감정, 특성, 성향이 자리 잡고 있는 영역인 것이다. 더러 긍정적이고, 유쾌하고, 사회적으로 용납되고, 더러는 예컨대 열등감처럼 부정적이다. 더러 폭력적이고, 더러 외설적이고, 더러는 아이 같다(예컨대 자기애적이고 의존적이다). 예컨대 격노처럼 더러는 위험하고 위협적이다. 그리고 더러는 무작정 너무나 고통스럽고 슬퍼서 의식적으로 경험되지 않을 정도다.

아들러가 편두통을 비롯한 장애가 격노와 관계가 있다는 것을 알아냈다는 사실은 대단히 인상적이다. 삼차신경통이 심신성이라는 그의 주장은 사실일 가능성이 매우 높다. 나는 삼차신경통이 아니라 벨마비(안면 신경 마비)나 긴가슴신경 따위의 단일 신경병증이 정신적으로 유도된 국소 허혈(가벼운 산소 결핍)의 결과라고 생각했다.

아들러가 보기에는 좋은 감정과 나쁜 감정이 있었는데, 사회적으로 칭찬받을 만한 일을 부추기는 기쁨이나 동정과 같은 것이 좋은 감정이고, 신경증 환자에게 나타나는 분노, 공포, 슬픔 같은 것이 나쁜 감정이다. 프로이트는 신경증 환자를 아픈 사람으로 보았다. 프로이트도 아들러도 우리 모두가 잠재적인 신경증 환자라는 개념은 갖지 않았다. 심신 증상이 보편적인 이유가 바로 그 때문인데 말이다.

프로이트와 아들러는 억압과 증상이 방어적이라는 데 의견이 일치했지만, 프로이트는 그 목적이 "본능적인 요구에 맞선 자아의 보호"에 있다고 본 반면, 아들러는 그 목적이 외적 요구와 삶의 압박으로부터 자존감을 보호하기 위한 것이라고 보았다. 우리의 경험에 따르면, 두 해석이 다 가능하다. 프로이트의 본능적 요구와 아들러의 일상생활의 요구 둘 다에 의해 촉발된 괴로운 감정에 대한 반응이 억압과 증상이라고 우리는 해석한다.

"더 큰 악"을 피하기 위해, 곧 '자신의 무가치함이 폭로되는 것을 막기 위해' 신경증성 상태가 발생한다는 아들러의 생각은 매우 흥미롭다. 긴장 근육염 증후군 환자 수천 명을 접해 본 우리의 경험에 따르면, 정신은 '아픈 감정이나 격노를 의식'하는 것을 더 큰 악으로 간주한다는 것을 발견하게 된다. 달리 해석하면, 무가치함을 의식적으로 느끼면 완벽해지고 선해지려는 자극을 받게 되고, 다른 한편으로는 무의식적인 격노를 자극해 신경증성 상태가 초래된다고 볼 수 있다.

아들러는 긴장 근육염 증후군 환자에 대한 우리의 임상 경험과 유사한 관찰을 하기도 했다. 즉, 그는 자신이 무가치하다는 느낌에 사로잡힌 환자들이 비판에 극도로 민감하다는 것을 발견했다. 그것은 강렬한 열등감에 따른 반응으로 보인다.

보시다시피 아들러의 심리학과 우리의 심리학은 상당히 유사한 데가 있다. 그러나 아들러의 다음 사례에 대한 우리의 재해석을 보면 명백한 차이가 있음을 알 수 있을 것이다. 환자는 25세의 여성이었는데, 일하러 나간 남편이 늦게 귀가할 때면 격심한 불안에 시달렸다. 아들러의 결론에 따르면, 그녀는 결혼 전에 가정에서 그리 주목을 받지 못했는데, 남편이 그녀를 워낙 떠받드는 경향이 있어서 일에 대한 남편의 관심을 자기에 대한 관심으로 돌리기 위해 불안증이 생겼다는 것이다.

내 분석에 따르면, 그 여성은 무의식적으로 격노 상태에 있었는데, 그것은 남편이 자기보다 일에 더 관심을 기울였고, 게다가 귀가가 늦을 때면 그녀는 아예 관심 밖에 있었기 때문이다.

나는 남편이 사냥이나 낚시를 가서 늦게 귀가할 때면 격심한 편두통을 앓는 환자를 접한 적이 있다. 그녀의 경우 두통을 초래한 무의식적 격노는 남편에게 무슨 일이 일어났을지 모른다는 두려움 때문인 듯했는데, 남편이 자기를 그토록 걱정시킨다는 생각에 화가 더 북받쳤을 것이다.

심신장애의 이해와 관련된 아들러의 생각을 요약하면 다음과 같다.

- 누구나 무의식적인 열등감을 지니고 있다.
- 열등감은 우월감이나 완벽함을 추구하도록 자극한다.
- 정신 현상에 따른 동기가 부여되면 뇌는 통증, 기침, 위장관 장애와 같은 신체 증상을 유도할 수 있다.
- 자율계의 활동(예컨대 순환계)이나 내분비 그물에 의해 증상이 만들어질 수 있다. 편두통, "습관성" 두통, 삼차신경통의 근본 원인은 격노다.
- 심인성 증상은 삶의 압박으로부터 자존감을 지키기 위한 방어 수단이다.

- 자존감이 낮은 환자는 유난히 비판에 민감하다.

나는 정신과가 아니라 재활의학과 교육을 받았기 때문에, 심신증과 관련된 아들러의 업적을 알게 된 것은 내가 심신 과정의 성격에 대한 개념을 정립하고 한참 지난 후였다. 나는 그의 결론이 내 결론과 닮은 데가 많다는 것이 반가웠다.

● 알렉산더

심신의학은 그 개념이 빈에서 뿌리를 내린 후 반 세기 동안 계속 발전하면서 지지자를 불러 모았다. 그 시절에 가장 앞서간 사람 가운데 하나가 프란츠 알렉산더인데, 프로이트의 제자였던 그는 시카고 정신분석 연구소를 세웠다. 그의 책 『심신의학』(1950)에서 알렉산더는 의학계에서 심신성의 존재에 대해 발전적인 인식을 갖기를 주창하는 한편, 그가 의료인에게 중요한 새 도구가 될 것이라고 느낀 심신 개념의 위대한 미래를 예언했다. 그러나 슬프게도 위대한 미래는 당도하지 않았고, 그가 주창한 계몽은 이루어지지 않았다. 또한 그가 꿈꾼 중요한 새 진단 도구는 발전하지 않았다. 오히려 그의 꿈과 반대로 의학계는 그가 책을 낸 해이자 내가 의과대학을 졸업한 해인 1950년 무렵부터 그 개념을 점점 멀리했다. 내 기억에 따르면 사실상 그 주제에 대해 가르치지도 않았다.

알렉산더가 해낸 연구의 범위는 방대하다. 그는 위장관, 호흡기, 심혈관, 피부, 대사, 내분비 등의 장애와 류마티스 관절염의 경우에 감정이 어떤 역할을 하는가를 연구했다. 알렉산더를 비롯한 신경과의사와 정신분석가 집단은 20세기 전반기에 이들 장애에 관한 연구 결과를 광범위하게 발표했다. 그가 심신의학의 미래를 낙관한 것도 바로 그런 현상 때문이었을 것이다.

알렉산더는 감정이 모든 병에 일정한 역할을 한다고 믿었다. 감정이 해당 병의 원인이 아닌 경우에도 그렇다. 그리고 그는 장애(예컨대 심장장애)의 감정적 요인을 생리적 요인만큼이나 정확히 확인하는 것이 중요하다고 주장했다.

알렉산더는 화학적 정신의학에 집착하려는 경향을 우려하며 이렇게 경고했다. "대뇌 피질 어딘가의 수용 영역의 수용 욕구를 묘사하는 생화학 공식으로는 그러한 욕구가 발생하거나 강화되는 대인관계 상황을 설명해 주지 못한다." 달리 말하면, 증상과 원인은 서로 사뭇 다른 것일 수 있다는 뜻이다. 오늘날 거의 모든 의학적 현상을 신체적이고 화학적이거나 유전적인 입장에서 설명하려고 하는 현대의 경향을 알렉산더가 안다면 어처구니가 없다고 생각할 것이다. 뇌 화학물질과 행동 상태를 연결 짓는 것이 곧 그 상태의 원인을 규명한 것이라고 보는 것은 순진하기 짝이 없는 사고방식이다. 강력한 약물로 우울증을 완화시키는 것으로는 우울증의 이유를 제거하지 못한다. 그건 그저 증상을 누그러뜨릴 뿐이다.

● 만성피로증후군

오늘날 만성피로증후군이라고 부르는 장애를 앓는 환자에 대한 알렉산더의 논의는 배울 점이 많다. 그는 오랫동안 정신분석 치료를 받은 31세 작가의 사례를 기술했다. 환자는 17세 이후 만성피로와 급성 탈진에 시달렸다.

원치 않은 임신에 저체중으로 태어난 환자는 평생 신체 발육이 부진했다. 그는 왜소하고 허약해서 열등감에 시달렸다. 부모의 결혼생활은 불행했고, 아버지는 심하게 술을 마시고 가정에는 소홀할 뿐만 아니라 학대가 심했다. 환자는 세 살 어린 누이와 평생 아주 가까이 지냈다. 아버지에 대해서는 몹시 두려워했고, 수음을 하다가 아버지에게 들켜서 폭언을 들은 기억이 생생히 남아 있다. 그가 불과 여덟 살이었을 때부터 늙은 아버지는 그에게 거리에서 물건을 팔거나 잔심부름을 해서 돈을 벌게 했다. 그 모든 것에 대해 그는 속으로만 반발했다. 열 살이 되었을 때 그는 누이와 성행위를 했다. 그는 누이와 함께 피터팬의 "네버네버랜드"로 달아나는 퇴행성 꿈을 오랫동안 꾸었다. 학교에서는 갈수록 움츠러들었다. 그는 교사도 학생도 두려워했다. 여러 차례 전학을 다녔고, 23세 때 공장에서 일하기 시작했다. 또 잠시 날품팔이와 선원 생활도 했는데, 이윽고 글을 쓰기 시작하면서 편집 일을 했다. 그는 그 일에 재능이 있어서 성공을 거두게 되었다.

알렉산더는 이 환자의 사례를 해석하며 아주 중요한 진술을 했다. "이러한 정신역동적 대상 — 수동적이고 의존적인 소망과 반발적이고 공격적인 야망 — 은 보편적이지는 않다 하더라도 우리 문명에 널리 퍼져 있어서, 이런 유형의 피로증후군의 원인으로 보기는 어렵다."

우리는 환자의 상황을 다소 다르게 해석한다. 즉, 이 환자는 항구적이고 계속 커져가는 무의식의 상처를 입어서, 어린 시절로 소급되는 감정적 고통과 슬픔, 격노에 시달리고 있는 것이다. 그것은 비참했던 가족 상황과 아버지에 대한 두려움, 자신의 왜소함, 강렬한 열등감 등에 대한 반응이었는데, 그 모든 것이 아버지 때문에 심화되었다. 그 후 그는 알렉산더가 "반발적이고 공격적인 야망"이라고 묘사한 뭔가를 성취하고자 하면서 그러한 감정은 더욱 심해졌다. 그의 신체 증상은 그러한 감정이 의식에 떠오르지 못하도록 하기 위한 것이었다. 우리 모두와 마찬가지로 그의 내면에 있는 무의식의 아이가 끊임없이 현실 도피를 하고자 하는 마음이 그의 퇴행성 꿈에 고스란히 나타나 있다. 그의 신체 증상은 중요하지 않다. 따라서 의학적으로 그를 치료하는 데는 한계가 있다. 긴장 근육염 증후군을 지닌 환자와의 임상 경험은 통증 문제가 '신체적'이 아니라 '심리적' 문제라는 것을 증명해 준다.

모든 심신 질환의 경우와 마찬가지로, 만성피로증후군은 현대 의학계에서 아직 풀리지 않은 수수께끼다. 영국 왕립 대학 세 곳을 대표하는 한 단체는 1996년에 발표한 보고서에서 장애의 특정 원인을 밝혀내지는 못했지만, 만성피로증후군을 지닌 사람들 가운데 75%가 다음 장애를 한 가지 이상 지니고 있다는 사실을 관찰했다. 우울증, 수면장애, 집중력 부족, 초조, 무가치감, 죄책감, 자살 생각, 식욕이나 몸무게 변화 등뿐만 아니라 불안 그 자체나 불안이나 우울증 관련 신체 증상이 그것이다. 따라서 치료법으로는 신체 활동의 증가와 인지행동 정신요법을 권했다.

나는 주로 통증 문제로 내 클리닉을 찾은 많은 환자들에게서 그런 장애를 목격했고, 장애는 잘 치료되었다. 나는 만성피로증후군이 심신장애라고 굳게 믿는다. 수많은 환자를 성공적으로 치료했다는 사실은 이 믿음이 옳다는 것을 뒷받침한다. 우리의 믿음이 옳다는 또 다른 증거로, 만성피로증후군을 지닌 많은 사람들이 단순히 내 책 가운데 한 권을 정독한 것만으로 회복이 되었다는 사실을 들 수 있다.

● 편두통과 고혈압

편두통과 고혈압에 관한 알렉산더의 관찰 기록은 많은 심신장애의 성격에 대한 중요한 통찰을 안겨준다. 당시 문헌을 남긴 알렉산더를 비롯한 사람들은 "억압된 적대적 경향"이 고혈압 발생에 중요한 구실을 한다는 사실을 발견했다. 알렉산더는 그것이 전적으로 타당하다고 생각했다. 실험실 동물을 통해 공포와 격노가 혈압을 상승시킨다는 사실이 이미 증명되었기 때문이다. 사실 많은 저술가들이 고혈압과 편두통 환자를 묘사하는 말로 '억압된 격노'라는 용어를 사용했다. 알렉산더는 편두통에 특히 격노라는 요인이 중요하다는 것에 관심을 두었다. 그는 환자가 실컷 욕을 함으로써 격노를 해소하자마자 두통이 즉각 사라진 것을 관찰했다. 당시 다른 학자들은 편두통 환자가 완벽주의자인데다 야심이 많고, 경쟁적이고, 엄격하고, 책임을 위임하지 못하는 경향이 있다고 보고하기도 했다. 또 어떤 학자들은 편두통 환자들이 "착한 행동"을 해야 한다는 압박감, 이를테면 선행주의를 지닌 것에 주목했다. 완벽주의와 선행주의라는 쌍둥이는 긴장 근육염 증후군과 그 등가물이 발생하는 주된 요인이라는 그들의 발견이 옳다는 것을 우리의 연구는 뒷받침한다.

적개심, 공격성, 격노는 동의어가 아니라는 것을 주목해야 한다. 적개심과 공격성은 겉으로 관찰할 수 있는 것으로, 무의식적 격노의 '결과'다. 적개심과 공격성은 타고나는 것이 아니다. 격노가 늘 의식적으로 참고 있는 것이라는 생각도 잘못된 것이다. 격노는 표면화될 수 있고, 의식적으로 참을 수 있고, 무의식적으로 억압되어 있을 수 있고, 전적으로 지각의 영역 밖에 있을 수도 있다. 무의식적인 격노의 경우, 그것은 적대적이거나 공격적일 필요성에 따른 반응이 아니라 인생의 영고성쇠로 인해 개인에게 부과된 삶의 압박에 따른 반응으로 보인다. 개인에 따라 더 심해질 수도 있다. 알렉산더도 이런 생각을 지지하고 있다. 고혈압이 생긴 환자들은 전형적으로 어렸을 때 아주 공격적이었다가, 그 후 흔히 사춘기 시절에 공격성이 자신의 인기를 떨어뜨린다는 것을 알고 온화하고 쉽게 겁을 먹는 성격으로 변한 이력을 지녔다는 것을 알렉산더는 주목했다. 환자들은 자신을 제어하기 위해 의식적인 노력을 해야 했다고 보고했다.

이 환자들의 공격성은 무의식적 격노를 반영한 것이라고 할 수 있다. 그들이 공격적인 행동을 의식적으로 제어하도록 사회가 강요했고, 그에 따라 내면의 격노는 더욱 심해져서 이제는 혹시나 의식 속에서 폭발하지 않도록 신체장애를 일으킬 필요가 있을 지경이 됨으로써 고혈압으로 발전하게 된 것이다. 우리 클리닉에서는 그런 환자들을 바람직하지 않은 적대적·공격적 성향을 지닌 사람으로 보지 않고 다만 '환경의 희생자'라고 본다. 삶의 압박과 스스로 부과한 압박의 희생자로 보는 것이다. 그들은 공격적인 사람이 아니라 화가 난 사람이다. 그들은 피해를 주는 사람이 아니라 피해를 입은 사람이다. 그들이 때로 공격적으로 보인다면, 그것은 무력감에 따른 것이거나 무의식적 격노를 표출할 필요에 따른 반응이다. 그들이 분노를 표현한다면 그것은 억압된 격노가 아니라, 심리학자들이 "전위분노displaced anger"라고 부르는 분노일 것이다.

● 류마티스 관절염

노먼 커즌스Norman Cousins는 문학계의 중요 인물이자 편집자였다. 그는 류마티스 관절염을 앓았다. 그가 『웃음의 치유력Anatomy of an Illness』이라는 저서를 1979년에 펴낸 이후, 일반인들 일부는 류마티스 관절염이 감정과 관련이 있다는 사실을 받아들이게 되었다. 급성 류마티스 관절염을 전통 의학으로는 치료하지 못하고, 감정의 역할을 인정하고 "나쁜 감정"의 해소책으로 웃음을 자아내는 책과 영화를 열심히 봄으로써 결국 치료하게 되었다는 이야기가 그의 책에 실려 있다. 그런데 오늘날 대부분의 류마티스병 전문의들은 류마티스 관절염을 한사코 약물로 치료하고, 감정의 문제를 결코 다루려고 하지 않는다.

알렉산더와 동료들에게는 류마티스 관절염이 심리에 뿌리를 두고 있다는 것이 너무나 명백했다. 저서에서 알렉산더가 언급한 연구에 따르면, 사춘기 때 야외 활동과 승부를 겨루는 스포츠를 좋아했고, 성인이 되어서는 모든 감정 표현을 억누르고, 남편과 자녀의 생활을 포함한 환경을 강력히 장악하려고 한 여성에게서 주로 이 장애가 발생했다. 또 이 여성들은 가족을 보호하고 돌보는 일에 지나치게 몰두했고, 타인에 대해서도 알렉산더가 자학적이라고 규정할 만큼 열렬히 보살피려는 성향을 보였다. 성적으로는 여성의 역할을 거부하고, 수동적이고 순종적인 남자를 남편으로 선택하는 경향이 있었다. 알렉산더는 이렇게 진술했다. "모든 경우 일반적인 정신역동적 배경은 억압된 만성 공격적 상태다. 외부적이든 내면적이든 모든 형태의 압박에 반발하는 상태로, 타인에게 통제받는 것에 반발하고, 스스로의 과민한 양심에 제약을 받는 것에도 반발한다."

이러한 언급은 내 소견과도 매우 흡사해서, 한 가지만 바꾸면 긴장 근육염 증후군 환자에 대한 뛰어난 묘사라고 할 수 있다. "억압된 만성 공격적 상태"라는 말을 나는 "무의식적 만성 격노"로 바꿔야 한다고 본다. 격노의 원천은 외부와 내면의 '압박', 타인의 통제 위협, 그리고 자신의 초자아가 낳은 압박이다. 이 압박pressure이라는 말보다 더 간명한 말은 찾을 수 없다.

심신장애를 연구하는 사람이라면 누구나 어린 시절의 경험이 강력한 영향을 미친다는 것에 깊은 인상을 받게 된다. 알렉산더는 류마티스 관절염에 관한 연구를 하며 거듭 그런 사실을 발견했다. 환자의 어머니는 드세고 지배적이며 요구가 많은 반면, 아버지는 순응적이어서 어머니를 두려워했다. 환자는 그런 어머니에게 의존하면서 동시에 반발하고자 하는 표현되지 않은 충동을 지닌 경우가 많았다. 이것 역시 살짝만 바꾸면 내 임상 경험과 일치한다. 내 경험에 따르면 어머니에 대한 두려움과 의존이 어머니에 대한 '무의식적 격노'로 이어진다.

알렉산더가 지금도 살아 있어서, 류마티스 관절염과 관련된 류마티스 인자에 대해 안다면, 그는 내 말에 분명 동의할 것이다. 내면에 깊이 자리 잡은 격노가 어떻게든 장애 발생에 중요한 역할을 한다는 것에 대해서 말이다. 물론 그 감정이 류마티스 인자 생성을 어떻게 자극하는가, 그리고 정신이 왜 하필이면 그런 신체 증상을 선택하는가에 대해서는 아직도 더 연구가 필요하다.

동료와 당대인들이 그랬듯이 알렉산더는 심신성 심리에 대한 내 이론과 관련된 여러 정신 현상을 관찰했다. 아동 학대와 적개심, 공격성, 격노, 열등감, 수동적 의존 욕구, 야망을 비롯한 심리가 그것이다. 알렉산더는 이 모든 심리를 언급했는데, 모두가 심신 과정에 포함되는 것들이다. 알렉산더는 심신의학의 역사에서 중요한 자리를 차지하고 있다. 그는 오늘날 수백만 명이 앓고 있는 심신장애를 폭넓게 접해 볼 기회를 갖지 못했다. 기회만 있었더라면 그는 심신질환이 보편적이라는 자신의 주장을 뒷받침할 강력한 증거를 제시할 수 있었을 것이다.

● 월터스

1959년 7월 14일, 캐나다의 유명한 신경정신의학자 앨런 월터스는 캐나다 신경학회에서 「심인성 국소 통증, 일명 히스테리 통증」이라는 제목의 회장 연설을 했다. 이 연설은 1961년 3월에 《브레인》에 논문으로 발표되었다(오늘날에는 신경정신의학자가 신경학회의 회장이 될 가능성이 희박하고, 그런 제목의 논문이 신경학 저널에 발표될 가능성도 희박하다는 것은 안타까운 사실이다).

내가 보기에 월터스의 개념이 중요한 것은 그가 프란츠 알렉산더의 뒤를 이은 유일한 의학자로 심신 현상에 대한 우리의 앎에 뜻깊은 기여를 했다는 데 있다. 그가 논문에서 다룬 환자들의 통증은 심인성인데, 히스테리 통증일 경우에는 그 범주에 들어맞지만, 환자들 다수가 전통적인 히스테리 환자가 아니었다. 그래서 그는 그들의 장애를 '심인성 국소 통증PRP'으로 일컫자고 제안했다. 심인성 국소 통증은 심리로 인한 모든 통증을 아우르는 용어다. 그는 그런 증상의 원인이 무엇인가를 추리했지만, 심리적인 데 원인이 있다는 것 이상을 알아내지는 못했다. 하지만 증상 이면에 도사린 심리가 무엇인가를 확인하면 환자가 바로 정상으로 회복되는 사례가 많다는 사실을 통해 그의 진단이 정확하다는 것을 확인할 수 있었다.

월터스는 세 가지 유형의 심인성 통증을 알아냈다. 신체 통증의 심인성 확대, 심인성 근육통(긴장 두통, "섬유염", 경직 결장), 그리고 심인성 국소 통증이 그것이다. 그는 심인성 국소 통증이 국소 원인을 파악할 수는 없지만 그 원인이 명백히 심리적인 데 있는 통증이라고 정의했다. 그가 논문에서 다룬 것이 바로 심인성 국소 통증이다.

월터스는 환자 430명의 사례를 묘사했다. 그들의 나이는 20세부터 60세까지로, 남성 대 여성 비율은 3 대 7이다. 그중 3분의 2는 과거에 일반 개업의나 전문의를 찾았고, 나머지 3분의 1은 외과 전문의에게 진단 도움을 받았다. 시대가 얼마나 달라졌는가! 오늘날의 1차 진료 의사나 내과의사는 그런 환자를 신경과의사, 정형외과의사, 신경외과의사, 아니면 통증 전문의에게 보낸다. 일부는 카이로프랙터나 침술사에게 보낼 것이다. 그리고 오늘날에는 나이대가 더 광범위해져서, 10대 환자도 더러 있고, 60대와 70대는 물론이고, 80대 환자도 드물지 않다. 성비도 과거와 달라서 오늘날에는 약 5 대 5가 되었다.

당시와 지금의 통증 부위를 비교 대조해 보는 것도 흥미롭다. 월터스가 언급한 430명 가운데 185명은 통증 부위가 머리와 목, 133명은 가슴과 팔, 허리와 다리는 112명에 불과했다. 나머지 사람들은 기타 부위에 통증이 있었다. 오늘날 두 가지 중요 부위는 역전이 되었다. 허리와 다리 통증이 가장 많아진 것이다. 이것은 심신장애 유형이 유행을 탄다는 또 다른 예다. 이것은 또 "섬유근육통"과 "손목굴증후군"이 20세기 말의 15년이라는 짧은 기간에 유행병처럼 번진 이유를 설명하는 데 도움이 된다.

환자가 겪는 통증의 질에 대한 월터스의 묘사는 아주 흥미롭다. 어떤 환자들은 은유나 직유("머리를 바이스로 옥죄는 느낌이다", "다리를 비틀어 돌리는 것처럼 무릎이 아프다")를 쓰고, 어떤 사람들은 그저 '화끈거린다, 쑤신다, 쏜다'는 단순한 표현을 쓴다. 우리는 월터스가 이 환자들이 샤르코와 브로이어, 프로이트가 묘사한 것과 비슷한 유형의 통증을 지녔다는 인상을 받았다는 것을 잊지 말아야 한다. 그는 그런 통증이 전형적인 히스테리가 아니라는 것을 알고, 그 통증을 가리키는 심인성 국소 통증이라는 새로운 용어를 만들었다. 그러나 그는 장애의 상세한 특성은 알지 못했다. 월터스는 물론 그의 후계자도 알지 못한 것

(오늘날의 의학계도 여전히 알고 있지 못한 것)은 그 환자들 대다수가 뇌에서 시작된 장애를 앓았다는 것이다. 프로이트의 시대에는 "근육 류머티즘"으로 알려져 있었고, 오늘날에는 심신증후군, 곧 긴장 근육염 증후군을 구성하는 장애 집단에 포함되는 장애임을 알지 못한 것이다. 내 클리닉에 온 수많은 환자들도 앞서와 비슷하게 통증을 묘사한다. 긴장 근육염 증후군은 히스테리성 심인증과는 다른 심신성 심인증이다. 심신성은 그 증상이 조직의 신체적 변화를 포함한다. 반면에 히스테리성은 주변 조직에 생리적 변화가 나타나지 않고 다만 해당 뇌핵의 자극에 따른 아주 생생한 통증만 일어난다. 분명 월터스의 연구 집단에는 두 가지 유형의 환자가 다 있었는데, 월터스는 긴장 근육염 증후군의 존재를 알아차리지 못했다.

통증 부위가 어디인가는 월터스에게 의미가 없었다. 그가 그 통증을 묘사하며 '국소regional'라는 말을 덧붙인 것도 그래서다. 히스테리성 심인증 통증은 특정 뇌핵의 자극을 통해서, 그리고 긴장 근육염 증후군은 특정 근육과 신경, 힘줄로 흐르는 혈류를 줄임으로써, 뇌가 신체 어느 부위에든 통증을 일으킬 수 있다는 사실을 그는 알지 못했다. 그가 묘사한 사례 가운데 37세의 남자 한 명은 왼쪽 앞가슴 중앙의 통증이 같은 쪽 뒷가슴 일부만이 아니라 복벽까지 확대되었다. 그 통증은 척수 신경뿌리의 가벼운 허혈의 결과(긴장 근육염 증후군일 경우)이거나, 시상의 해당 신경 부위 자극(히스테리성 심인증일 경우)인 것으로 보인다.

또 다른 사례로 40세의 한 여성은 히스테리 전환과 상황적 우울증 진단을 받았는데, 월터스는 환자가 히스테리 환자에게 전형적으로 나타나는 "증상 무관심"을 보이지 않는다는 사실에 무척 곤혹스러워했다. 그 때문에 그는 이 사례를 그가 심인성 국소 통증이라고 일컬은 범주에 포함시켰다. 그녀의 통증 증상을 보든, 부위(왼팔 전체, 손, 위 앞가슴 일부)를 보든, 이는 명백한 긴장 근육염 증후군이다. 척수 신경뿌리의 장애(다발 신경근병증)일 가능성이 높다. 우리는 여러 해 동안 그런 장애를 지닌 수천 명의 환자를 보았다. 월터스는 환자가 무서운 병에 걸린 것이 아니라고 안심시키고, 스트레스를 해소할 수 있도록 돕자 환자가 회복되었다. 이는 그 통증이 원래 심인성이었다는 것을 확인시켜 준다.

월터스의 치료 과정은 내 치료 프로그램과 비슷했다. 나는 먼저 환자의 통증이 전통적인 개념의 신체장애 때문이 아니라, 본질적으로 뇌에서 시작된 우호적인 처리 결과라는 사실을 환자에게 일깨워준다. 그 다음에는 뇌가 어떻게 왜 그런 행동을 하는지, 그 심리를 이해하도록 돕는다.

제1장에서 지적했듯이, 히스테리 증상과 심신 증상은 그 특성을 주목함으로써 구별할 수 있다. 환자의 묘사나 해부학적 소견으로 보아 그 증상이 정말 불합리하다면 그건 히스테리성이다. 히스테리 시각상실, 발성불능, 전체 팔다리의 마비나 무감각이 여기에 포함된다. 그와 달리 심신 증상은 논리적이고, 명백히 특정 근육과 신경 아니면 힘줄, 또는 특정 기관이나 계(예컨대 위, 대장, 방광, 피부)와 관련되어 있다.

앞서 언급한 또 다른 특성을 여기서 다시 짚고 넘어가는 것이 좋겠다. 히스테리성이든 심신성이든, 그 증상의 선택은 주로 당시의 유행에 따른다. 샤르코와 브로이어, 프로이트의 시대에 히스테리 장애와 심신장애가 모두 존재했지만, 히스테리성이 심신성보다 더 흔했던 것이 분명하다. 오늘날에는 물론 프로이트가 근육 류머티즘라고 부르고 우리가 긴장 근육염 증후군이라고 부르는 것이 더 흔하지만 말이다. 월터스의 자료에 따르면 그가 연구할 당시에는 긴장 근육염 증후군이 히스테리보다 더 흔했다. 사실 그 증상을 심인성으로 인식하는 한, 심인성 증상들 간의 차이는 중요하지가 않다. 월터스가 환자를 성공적으로 치료한 것은 가장 중요한 사실을 그가 잘 알고 있었기 때문이다. 그 증상을 뇌가 유도한다는 것 말이다.

심인성 국소 통증 증상을 묘사하며 월터스는 다섯 가지 유형의 신체 징후에 주목했다.

1. 운동 결핍
2. 누름통증
3. 감각 결핍
4. 각막의 경우와 같은 접촉반사의 변화(드묾)
5. 신체 표면의 영양 변화

앞의 세 가지는 긴장 근육염 증후군 환자에게 거의 보편적으로 나타난다.

월터스는 심인성 국소 통증의 정신병리학에 대한 묘사에서 그 증상들이 다음과 같이 생성될 수 있다고 결론짓고 있다.

- 직접적인 감정 표현으로
- 오로지 전환conversion의 대체 과정으로
- 히스테리 전환과 더불어 전환의 대체 과정으로
- 알 수 없는 과정으로

이런 소견과 긴장 근육염 증후군 정신병리학과의 비교는 제3장에서 자세히 다루게 될 것이다.

월터스가 시대를 앞서간 것은 분명하다. 나는 여러 해 전 긴장 근육염 증후군 연구 초기 단계 때 그의 논문을 접하고, 동지가 있었다는 것을 알고 가슴이 뜨거워졌다.

월터스 이후 정신분석가들은 심신의학에 대해 얼마간 고찰을 하게 되었다. 일부 이론이 나왔지만 사실상 성취된 것은 아무것도 없다. 심신의학은 의학계의 주류에 속하지 못한 탓에 정신분석가들의 심신 이론을 아무도 거들떠보지 않았다.

전에 한 말을 다시 되풀이하고 싶다. 오늘날 미국과 유럽 대부분의 지역에 유행병 수준으로 퍼져 있는 통증, 곧 우리가 긴장 근육염 증후군이라고 확인한 통증을 지닌 사람의 수가 막대하다는 것이 사실이 아니라면, 심신의학 이론은 거들떠볼 필요도 없다.

이제까지 살펴본 심신의학의 역사에 대해 마지막으로 하고 싶은 말은 이것이다. 프로이트와 그의 동료들의 이론을 비롯한 대다수 이론에서는 심신 증상을 병으로 보았다. 환자에게 '개인적인 결함'이 있다는 것을 뜻하는 질병으로 본 것이다. 나는 강력히 반대한다. '심신 현상은 병이 아니다. 그것은 인간 조건의 일부로 보아야 한다. 우리 모두가 그 조건에 취약하다.' 심신 현상에는 광범위한 장애가 포함된다. 더러는 아주 심각하고 목숨을 위협하기까지 한다. 심신 현상은 일상생활의 압박에 대해 자기가 아는 대로 반응하는 우리의 두 정신, 무의식과 의식, 이드와 자아와 초자아, 고대 "구포유류의 정신"과 현대 "신포유류의 정신" 사이의 원시적 갈등까지 거슬러 올라간다는 것이 우리의 생각이다.

이러한 개념을 밑바탕으로 해서 우리는 심신의학의 역사를 넘어 이제 오늘날의 세계에서 심신의학이 어떻게 기능하고 있는가를 살펴볼 때가 되었다.

03
심신장애의 심리학

"아이는 어른의 아버지"라는 워즈워스의 말이 있다. 시적인 이 발언이 진실이라는 것은 지난 세기에 과학적으로도 확인이 되었다. 내 클리닉은 뉴욕 대학교 의료 센터의 러스크 재활의학연구소 내에 있다. 클리닉에서는 우리 모두의 내부에 있는 아이 — 전적으로 우리의 의식 너머에서 작용하는, 시간을 초월한 원시적인 무의식적 마음 — 와 어린 시절의 경험이 어떻게 계속 영향을 미치고 나아가 어떻게 성인의 자기self를 형성하는가를 관찰하고 연구할 기회를 갖는다.

내 환자들 모두가 병력이 흥미진진한데, 유난히 흥미로운 병력을 지닌 환자들이 있다. 그중 28세의 엔지니어가 특히 기억난다. 어느 날 아침 내 클리닉에 찾아온 그는 허리와 다리 통증 이야기를 꺼냈다. 통증이 시작된 지는 8개월이 넘었고, 통증의 정도가 아주 심했다. 그는 여느 환자처럼 여러 의사를 찾아다니며 수많은 치료를 받았는데 전혀 개선이 되지 않았다. 그의 MRI에 따르면 탈출 추간판이 보여서, 의사들은 그것이 통증의 원인이라고 생각했다. 보존치료가 실패로 끝나고 통증이 계속되자 결국 외과 수술을 권유받았다. 그는 수술이라는 판에 박힌 경로를 밟을 수도 있었지만, 그 무렵 『통증혁명Healing Back Pain』(1991)을 읽고, 그 책에 묘사된 장애인 긴장 근육염 증후군이 자기 통증의 원인일 수 있다는 생각이 들어 나를 찾기에 이르렀다.

상담을 하는 동안 그가 내게 이야기한 것 가운데 하나는, 그가 극단적으로 책임이 무거운 일을 하고 있다는 것이었다. 부하 직원은 네 명인데, 두 명은 자기보다 나이가 많았다. 그는 자신의 업무가 너무 과중하다고 생각했다. 또 그는 우리가 만나기 2주일 전쯤, 나를 만나기로 미리 약속하지 않았다면 수술을 받고 싶을 만큼 다리 통증이 심했다는 말을 했다. 그는 내 책에 실린 통증의 심리적 기초에 대한 내용을 떠올리며 심한 통증에 대해 깊이 생각하다가, 문득 이렇게 중얼거렸다고 한다. "나는 지금과 같은 일을 하고 싶지 않다. 일이 너무 힘들다. 책임이 너무 크다. 내게 무슨 일을 하라고 지시를 하는 사람이 있는 일을 하고 싶다."

그리고 그는 내게 말했다. 그런 계시가 뇌리를 스쳐 지나가자 심한 다리 통증이 그냥 홀연히 사라져 버렸다고! 이후 며칠 동안 그는 약간의 허리통증만 계속 느꼈다. 그래서 그는 나와 약속한 대로 치료 프로그램을 받아보기로 결심했다. 결국 그는 몇 주 후 통증으로부터 완전히 자유로워졌다.

변호사의 어법을 빌리면, "이것으로 변론을 마치겠습니다I rest my case."

이 젊은이는 치료를 받지 않았다. 그는 '내 책을 읽음으로써 뭔가를 배웠을 뿐이다.' 그리고 어떤 정신 과정을 거쳐 심한 신체적 통증을 제거할 수 있었다.

아는 것이 힘이다. 그의 경험이 심신 과정에 대해 우리에게 무슨 말을 하는지 도표로 살펴보자.

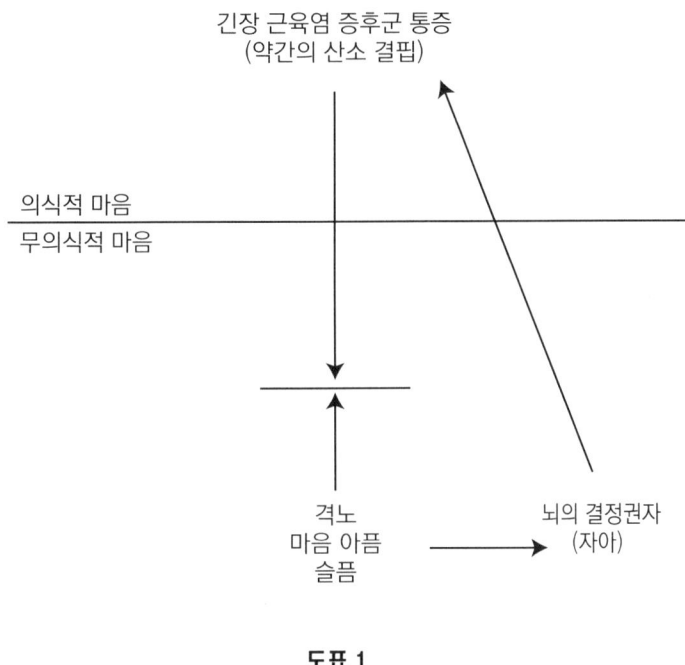

도표 1

곧바로 떠오르는 생각은 이 젊은이가 매우 지적이고, 고등교육을 받았고, 양심적이고, 열심히 일을 하고, 높은 성취를 이루었다는 것이다. 그는 어떻게 그런 삶을 살게 되었을까? 지능은 아마도 유전적으로 물려받았을 것이다. 하지만 양심적이고, 열심히 일을 하고, 성공을 지향하는 성향은 어디서 나온 것일까? 아주 지적이지만 높은 성취를 이루지 못한 사람이 많고, 그들이 성공하지 못한 이유를 설명하는 심리학 이론도 많다. 28세의 나이에 그처럼 책임이 너무나 무거운 일을 할 만큼 이 젊은이를 몰아붙인 것은 무엇일까? 그리고 무엇보다도 흥미로운 질문은 이것이다. 그 일이 왜 그런 통증을 안겨 주었을까?

도표 1은 긴장 근육염 증후군의 기본 생리를 나타낸 것이다. 도표는 통증을 초래한 신체 과정이 뇌의 결정권자(프로이트가 자아라고 부른 것)에 의해 무의식에서 시작되었다는 것을 보여 준다. 자아는 격노와 마음 아픔, 슬픔을 잘 알고 있어서, 격노가 의식 안에서 폭발하는 것을 막고 마음 아픔과 슬픔을 경험하지 않도록 하기 위해 뭔가를 해야 한다고 결정한다. 그런 다음 뇌는 어떻게 하는가? 주의를 분산시키기 위해 통증을 일으킨다. 그러면 격노가 분출하는 것을 막고 마음 아픔과 슬픔을 느끼지 않게 된다는 것을 알고 있기 때문이다.

심신 증상은 열병만큼 정확하게 측정할 수 없지만, 그렇다고 해서 심신 증상이 실재하지 않는다는 뜻은 아니다. 젊은 엔지니어의 사례에서 보듯 심신 증상은 객관적으로 명백히 존재한다. 하지만 현대 의학계는 그 증거를 왜곡해서 기존의 선입관에 끼워 맞추려고 무척이나 애를 썼다. 오늘날 서구세계 어디서나, 사실상 모든 의사가 앞서의 젊은 엔지니어를 대하면 그것이 신체 구조상의 병 — 엔지니어의 경우 탈출 추간판 — 이라고 바로 결론을 내린다. 그 병의 원천이 신체에 있다는 것에 대해 어떤 의사도 의심을 품지 않는 것이다. 하지만 객관적으로 신체 증상인데도 명백히 무의식적 정신/감정 과정의 결과인 이 젊은이의 사례를 보라. 객관적인 자료가 부족하다고 비판해 왔던 정신분석가들이라면 심신장애의 그런 증거를 보고 바로 지지를 보낼 법한데, 안타깝게도 대다수 정신분석가들은 긴장 근육염 증후군의 존재에 무지하고, 그 같은 중요 정보를 이용할 줄도 모른다. 그것이 바로 이 책을 쓴 이유 가운데 하나다.

● 통증과 억압

통증의 목적은 무엇일까? 심신성 신체 증상은 십중팔구 해로운 무의식적 감정 현상에 대한 방어책이다. 바로 이런 주장을 처음으로 펼친 사람은 컬럼비아 대학교 의과대학의 스탠리 J. 코언Stanley J. Coen이다. 1989년에 발표된 논문에서 그런 개념이 제시되었는데, 논문이 발표되기 전부터 나는 그 증상이 바람직하지 않은 무의식적 감정을 대체한 것이라는 생각을 하고 있었다. 코언 박사의 통찰력 있는 직관 덕분에 나는 확실하게 개념을 잡음으로써 심신 과정의 본질을 제대로 이해할 수 있게 되었다. 따라서 나는 그에게 많은 도움을 받은 셈이다.

젊은 엔지니어의 경험은 그의 통증이 무의식적 감정, 곧 격노에 대한 반응이었으며, 그 목적은 억압에 힘을 실어줘서 격노가 의식되지 못하게 하는 것이라는 사실을 확인해 준다. 환자의 유형에 따라 무의식적 격노의 축적에는 여러 요인이 작용한다. 하지만 이 환자의 경우 가장 위험했던 요인 — 신체 증상이 필요하다고 마음의 결정권자가 확신한 요인 — 은 바로 그가 자기 직업을 증오한다는 것이었다. 그런데 그 후 그가 무의식적인 반응을 의식하게 되자 놀라운 현상이 일어났다. 통증이 사라진 것이다! 어떻게, 왜, 그런 현상이 일어나는가는 다음 제4장의 주제다.

프로이트가 제시한 초기 개념 가운데 이런 것이 있다. 인간은 무의식 안에 용납할 수 없는 많은 생각을 품고 있는데, 그 생각은 무의식 안에만 남아 있어야 한다는 것이다. 이에 따라 그 목적을 달성하기 위한 억압의 개념이 주창되었다. 프로이트는 초기에 사회적으로 용납할 수 없고 당혹스러운 성적 사고와 감정이 억압의 주된 대상이라는 선입견을 지니고 있었다. 그가 제시한 사례 몇 가지를 재해석해 보면 억압의 토대가 달라진다는 것이 내 생각이다.

심신 증상은 격노 등의 용납할 수 없는 감정의 억압을 돕기 위해 만들어진다. 무의식적 감정이 왜 의식되려고 하는지는 명백하지 않지만, 뇌가 그 시도에 저항하는 이유만큼은 아주 명백하다. 그런 감정들이 너무 위험하거나 당혹스러워서, 또는 용납할 수 없어서 밝은 곳으로 노출될 수 없다고 믿거나, 의식되기에는 너무 고통스럽다는 것이 그 이유다.

이제 도표 2를 보자. 위에서부터 내려가다 보면, '격노, 마음 아픔, 슬픔'이라는 낱말이 보일 것이다. 이것은 무의식에서 발견할 수 있는 감정 현상의 일부일 뿐이다. 그러나 이 세 가지가 심신장애의 원인으로는 가장 중요한 감정들인데, 특히 격노가 그렇다. 지금 내가 말하고 있는 격노rage는 수년에 걸쳐 날마다 생성된 분노anger가 쌓인 것으로, 앞서 말한 이유 때문에 억압된 것이다. 뇌의 결정권자는 고삐 풀린 격노가 표면으로 표현되면 삶을 망칠 거라고 보고, 그런 일이 일어나는 것을 막기 위해, 의식적이고 합리적인 마음에 자문을 구하지 않고 자동으로 신체 증상을 일으킨다.

논의 중인 무의식적 격노를 의식적 격노나 분노와 혼동하면 안 된다. 표면화된 격노는 흔히 무의식적 격노를 반영하지만, 동일한 것이 아니며 동일한 현상에 의해 촉발되는 것도 아니다. 심리학자들은 그것을 '전위displacement'라고 일컫는다. 평소와 달리 운전석에만 앉으면 난폭해지는, 일명 로드 레이지road rage(노상 격노)가 전위 감정의 좋은 예다. 그것의 가장 온건한 형태로는, 운전자가 다른 운전자의 짜증스러운 행위에 분노로 반응하는 것을 들 수 있다. 욕을 하고 삿대질을 하며 상대의 무능을 비난하는 것인데, 그 모든 분노 표출이 대개 창문을 닫은 채 안전한 자동차 안에서 이루어진다. 이런 행위는 나한테도 익숙하다고 고백하지 않을 수 없는데, 나도 걸핏하면 그러기 때문이다. 같은 차안에 있는 아내가 질색을 할 정도다. 내 반응이 아주 즉각적이고 강렬하기 때문에 유난히 눈에 띈다. 이건 분명 내면의 격노가 강렬하다는 것을 반영한다.

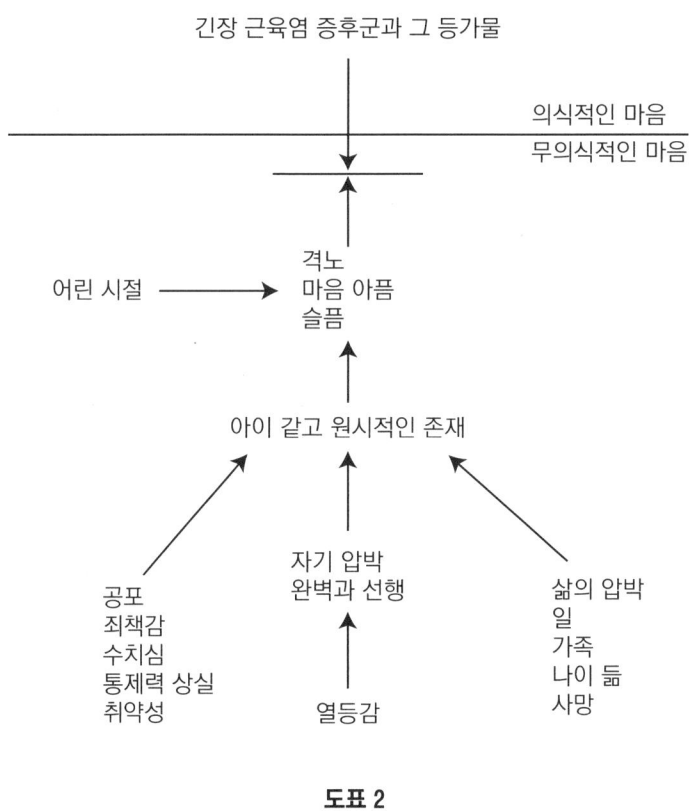

도표 2

그러고 보니 너무나 줄곧 화를 내서 가족이 정신요법을 받아보라고 했다는 환자가 떠오른다. 그는 근본적으로 "착한" 사람이었기 때문에 가족의 말을 따랐고, 얼마 후 화를 다스리는 방법을 배움으로써 자기 자신을 비롯한 모든 사람들을 즐겁게 했다. 그러나 바람직한 상태에 다다른 지 얼마 되지 않아서 그는 난생처음 등통증에 시달리기 시작했다. 통증이 점점 심해져서 결국 나를 찾아오게 되었다. 분명 그는 전위 분노를 표현할 필요가 있었다. 내면의 격노를 참을 수 있을 만한 수준으로 유지하기 위해서 말이다. 하나의 선택지가 더 이상 이용 가능하시 않게 됨으로써 억압된 격노가 증가해서 표면화될 위험에 처하게 되자, 그런 일이 일어나지 않도록 등통증이라는 증상을 발생시킨 것이다. 의식적인 분노를 '참으면' 그것이 무의식적 격노로 쌓이게 된다는 사실이 많은 환자에게서 관찰되었다. 이것은 의식적인 분노를 참아서는 안 된다는 뜻일까? 어쩔 수 없이 참아야만 할 상황(일터나 가정)이 있기 때문에 참는 것에 따르는 부정적인 결과는 피할 길이 없다. 분노를 배출하지 않으면 무의식적 격노의 저장고에 추가된다는 사실을 안다고 해도 말이다. 나는 강렬한 분노를 참은 후 공황발작을 일으켰다는 환자를 만난 적이 있다. 억압된 채 남아 있지 않으려고, 그의 정신이 다른 길을 찾아 즉각적인 신체 반응을 일으킨 것이다. 분노를 참은 후의 결과를 그가 미리 알았다면 공황발작은 아마 일어나지 않았을 것이다. 이러한 사례는 자신의 내면의 격노를 이해하는 것이 얼마나 중요한가를 역력히 보여 준다.

　격노가 표면화되는 것을 막는 것이 중요한 이유는 쉽게 이해할 수 있다. 그런데 마찬가지로 심신 과정과 관련된 '마음 아픔'이나 '슬픔'은 어떨까? 나는 정신역동에 대한 기초를 이해하기 위해 함께 연구를 한 정신치료자(심리치료자)들에게 도움을 받았다. 격노의 억압은 우리를 위험으로부터 보호하는 반면, 강렬한 다른 나쁜 감정의 억압은 마음 아픔(정서적 고통)을 느끼지 않게 해준다. 마음 아픔이 내적 격노의 원인이 된다는 주장도 있다. 일견 역설적으로 보이는 점이 한 가지 있다. 뇌-마음이 만들어낸 증상을 우리는 개탄하는데, 그것이 실은 우리를 보호하기 위해 만들어낸 증상이라는 사실 말이다. 내 환자 가운데 한 명은 이렇게 말했다. "나는 긴장 근육염 증후군을 선물이라고 생각합니다." 덕분에 통증의 참된 원인을 밝힘으로써, 통증이 없었으면 몰랐을 자신의 감정이나 자기 자신에 대한 것을 알게 되었다는 뜻이다. 어느 경우에는 다분히 정신요법을 필요로 하기도 한다.

그런데 증상은 왜 통증이나 위장 장애, 아니면 고치기 어려운 발진이나 알레르기, 또는 역시 고치기 어려운 불안이나 우울증과 같은 형태를 취하는 것일까? 그 모든 장애는 주의를 딴 데로 돌리기 위한 것으로 보인다. 신체에 주목하도록 하는 것이다. 명백한 심리 현상인 불안이나 우울증도 우리를 불편하게 함으로써 뇌가 더 위험하거나 문제가 된다고 생각하는 것을 우리가 의식하지 못하도록 한다는 점에서 신체 증상과 똑같은 기능을 한다. 무의식적 감정이 더 강렬하고 더 위협적일수록 심신 반응도 더 심각해지는 것 같다.

강렬한 무의식적 감정에 대한 신체 반응의 극단적인 예로 건강염려증을 들 수 있다. 건강염려증은 몸에 대한 극단적인 집착을 특징으로 하는 마음 상태인데, 환자는 여러 가지 증상을 나타내며, 스스로 심각한 병에 걸렸다고 확신한다. 그 증상은 심신증일 수도 있고, 히스테리증일 수도 있고, 공포증일 수도 있다. 하지만 그렇게 증상을 분류하는 것은 중요하지 않다. 건강염려증은 무의식적 마음의 작용을 탐구하는 정신요법으로 치료해야 한다. 그것은 역동적이고 분석적인 정신요법이라고 일컬어진다.

정리를 해보자. 앞서 우리의 젊은 엔지니어는 우리에게 심신 과정에 관해 세

가지 중요한 것을 가르쳐 주었다.

1. 신체 증상(그의 경우 등통증과 다리 통증)은 무의식적 정신/감정 현상에 대한 반응이다.
2. 무의식적으로 생성된 감정은 자기 보호 차원에서 억압된다.
3. 그 감정들을 이해하면 "치료"될 수 있다.

그런데 젊은 엔지니어에게 일어난 일을 제대로 이해하기 위해서는 먼저 그가 어떤 사람이고, 어쩌다 그렇게 되었는가를 먼저 면밀히 살펴봐야 한다.

앞서의 도표 2를 다시 돌아보자. 슬픔, 마음 아픔, 격노는 다음 세 집단의 감정에 대한 무의식적 반응이다.

1. 영아기, 아동기, 청소년기의 경험에서 비롯한 것
2. 삶의 압박과 스스로 부과한 압박에 대한 우리 내면의 아이 같고 원시적인 존재의 반응을 토대로 한 것
3. 기타 무의식적 감정 집단에서 비롯한 것

여기서 제시한 개념들은 여러 해 동안 저자가 정신치료자들과 함께 수천 명의 환자를 만나 임상 경험을 해온 결과라는 사실을 거듭 강조하고 싶다. 이들 개념의 정확성은 환자들의 치료 성공률이 대단히 높다는 사실로 증명이 된다.

● 영아기, 아동기, 청소년기의 감정

내가 알고 있기로는, 영아가 문제될 정도로 격렬한 분노 따위의 반응을 일으킨다는 증거는 없다. 그러나 언젠가는 증거가 나타난다고 해도 놀랄 것은 없다. 예를 들어 생애 첫 몇 달 동안 아이와 어머니 사이의 유대는 매우 중요하고 아주 민감한 과정인 것으로 알려져 있다. 그런데 어머니에게 심리적으로나 실질적으로 문제가 있는, 그리 긍정적이지 못한 상황 때문에 유대 과정이 흔들릴 수 있다. 그래서 아이에게 부정적인 감정 반응을 자극할 수도 있다는 것을 상상하기는 그리 어렵지 않다.

야생 상태의 남아메리카 일부에 지금도 존재하는 원시 사회처럼 상대적으로 단순하고 사회적으로 복잡하지 않은 환경에서 태어난 아이는 예컨대 뉴욕에서 태어난 아이보다 심리적으로 더 건강할 수 있다. 원시 상태에서는 어머니가 일을 하는 동안 등에 업혀 있다가 배가 고프면 모유를 먹는다. 이러한 유대는 건전하게 마련이다(내 딸아이와의 경험이 떠오르는데, 딸아이는 갓난아이 적에 결코 잠을 자지 않는 데다 악머구리처럼 울어댔다. 낮잠도 자지 않았는데, 내가 등에 업기만 하면 잘 잤다. 심지어 업고서 삽질이나 곡괭이질을 해도 말이다). 갓난아이 시절을 지나 아동기에 접어들어 사회적 역할을 배울 때가 되면, 어머니는 딸을, 아버지는 아들을 가르치게 된다. 원시 사회를 이상화하려는 것은 아니지만, 아이 양육 문제에서만큼은 원시 사회가 우리의 현대 사회보다 더 정직했다는 것은 의심의 여지가 없다.

현대 사회에서 자라는 아이는, 사회경제적 지위를 막론하고 모두가 감정적·신체적·성적 학대의 희생자일 수 있고, 그런 아이들 모두가 무의식적으로 분노할 것이다. 학대당한 아이는 슬픔과 불행, 아니면 공포를 느끼겠지만 분노는 금지된다. 이 금지는 타고난 것이다. 그러나 분노는 거기, 무의식 속에 고스란히 존재하고, 거기 그대로 머문다. 분노는 축적되고 영구화된다. 무의식 속에서는 시간이 흐르지 않기 때문이다.

  비록 포착하기가 늘 쉽지만은 않지만, 일종의 미묘한 감정적 학대가 널리 퍼져 있다는 것을 오래 연구하면 할수록 더욱 강하게 느낀다. 불가피하게 어린 시절을 어떻게 지냈는지 환자에게 물어 보면, 환자들은 괜찮았다, 보통이었다, 또는 아주 좋았다고 답한다. 내가 자세히 이야기해 보라고 다그치면, 전혀 다른 그림이 나타나기 시작한다. "아버지는 어떠셨습니까?" 하고 물으면, 그들은 아버지가 아주 엄했다거나, 얼굴 보기도 힘들었다거나, 자녀 양육을 어머니에게 다 떠맡겼다거나, 특히 술을 마셨을 때 화를 잘 냈다거나, 아버지와 어머니가 걸핏하면 싸웠다거나, 환자가 어릴 때 별거를 했다고 고백하게 된다.

  특히 남자아이(일부 여자아이)의 감정 발달과 관련해서 지극히 흥미롭고 결정적으로 중요한 사실은, 이전 세대의 남자들은 자녀를 양육하는 데 있어서 해야 할 역할이 있다고 생각지 않았다는 것이다. 자녀가 물질적으로 필요로 하는 것을 마련해 주고, 행동 규칙을 정해 놓는 것 정도를 빼고는 말이다. 아버지들은 아들이 아버지의 따뜻함과 친밀함 및 인정을 필요로 한다는 것을 알지 못했다. 아버지가 엄하게 구는 것은 전혀 중요하지 않고 오히려 해로운 것이라는 사실을 몰랐던 것이다. 규칙을 정하는 데도 여러 가지 방법이 있다. 성장기의 아이는 부모에게 위협을 받지 않을 필요성과 끊임없이 꾸짖음을 피해야 할 필요성을 느끼며 살아서는 안 된다. 많은 사람들이 그러한 필요성을 어른이 되어서도 간직하고 산다. 어린 시절 그것이 너무나 깊이 각인되었기 때문이다.

  "그럼 어머니는 어떠셨나요? 자상하고 다정하셨나요?" 하고 물으면, 어머니가 자주 아프셔서 어린 그들이 어머니를 위해 할 일이 많았다거나, 어머니의 마음에 들 만큼 잘하지 못했다거나("착한 여자애들은 그러지 않아!"), 아니면 어머니는 늘 그들을 깎아 내리는 것 같았다거나, 시험에서 98점을 받으면 왜 100점을 받지 못했냐고 꾸짖었다고 말한다.

성장기의 아이는 온정과 인정, 역할 모델과 길잡이를 필요로 한다. 오늘날의 부모 세대는 그래도 양육 능력이 증가하고 있지만, 과거 사회에서는 아이에게 흔히 상처를 주거나 소홀했던 것으로 보인다. 아이의 자존심에 상처를 주었고, 낮은 자존감으로 인해 생기는 온갖 결과를 낳았고, 그럼으로써 모종의 감정적 욕구들이 생겨나 평생 지속되었다. 우리는 어렸을 때 갖지 못한 것을 열망한다. 그 결과 평생 슬프고, 마음 아프고, 화가 난다. 물론 무의식 속에서 말이다. 심신 증상을 이루고 있는 것이 바로 그런 감정이다.

성학대의 경우와 마찬가지로 마음의 상처가 도지면, 무의식적 격노와 마음 아픔의 주된 원인이 될 수 있다. 앞서 제2장에서 잠깐 언급한 헬렌에게 일어난 일이 바로 그것이다. 그녀의 이야기는 무의식적 감정이 영구적이라는 것을 역력히 보여 준다. 그녀는 아버지가 수년 동안 가한 성학대 기억을 억압했지만, 기억이 돌아오자 그 모든 학대가 바로 어제 일어난 일인 듯이 그녀는 격렬한 감정 반응을 보였다.

● 스스로 부과한 압박: 완벽주의와 선행주의

도표 2는 '무의식적인 열등감'이 긴장 근육염 증후군 통증과 어떻게 연결되는지를 보여 준다. 열등감은 앞서 말한 것들을 결여함으로써 어린 시절에 강화되

는 것이 확실하다. 젊은 엔지니어의 사례가 이에 해당한다고 할 수 있는데, 그는 그만한 성취를 이루기 위해 자기 자신에게 많은 것을 기대해야 했고, 그 결과 스스로에게 엄청난 압박을 가했다.

제2장에서 살펴보았듯이, 프로이트는 열등감에 대해 좀 더 보편적인 이유를 제시했다. 즉, 아이 상태에서 성인으로의 전환은 고통스럽고 괴로우며, "자기애성 흉터의 형태로 자존감에 항구적인 상처를 남기는데, 내가 보기에 이 흉터는 무엇보다도 신경증 환자들에게 흔히 보이는 '열등감'의 원인이 된다."

아들러의 견해와 마찬가지로 나 역시 열등감이 '보편적'이라고 본다. 열등감의 정도는 다양한데, 결코 "신경증 환자"에게 국한되지 않는다. 열등감은 긴장근육염 증후군을 지닌 환자에게 너무나 흔히 나타나는 완벽주의와 선행주의 충동에 박차를 가하는 주된 원인인 것으로 보인다. 그래서 아들러는 '우월 콤플렉스'라는 것을 개념화했는데, 이 콤플렉스는 완벽해지려는 충동과 다를 게 없다. 우리는 열등한 존재가 아니라 가치 있는 존재라는 것을 우리 자신에게, 그리고 세상 사람들에게 무의식적으로 증명하고자 하는 것이 분명하다. 언젠가 내 환자 한 명이 말했듯이, 성공은 흔히 불안감을 토대로 삼는다. 이 불안감이란 열등감의 다른 표현이다. 열등감이 일으키는 심신 현상을 이해하기 위해서는 열등감을 제대로 이해하는 것이 대단히 중요하다. 우월(완벽) 충동은 일종의 '압박'이다. 이 압박과 맞물려 있는 것은 '아이 같고 원시적인 존재'인 프로이트의 이드다.

● 아이 같고 원시적인 존재

앞서 제2장에서 우리는 프로이트의 이드의 진화와 오래된 그 기원을 잠깐 다루었다. "구뇌old brain"가 해부학적으로 계속 존재하고, 그 안에 함축된 모든 행동 특성은 사회적·정치적·의학적으로만이 아니라 심리학적으로도 대단히 중요하다. 구뇌의 성향은 더 책임감이 있고, 더 지적이고, 더 도덕적인 "신뇌new brain"의 성향과 직접적인 갈등을 일으킨다. 아이 같고 원시적인 존재는 전적으로 자기애적이고, 무책임하고, 의존적이다. 그 존재는 폭력적이고 외설스러운 행동의 씨앗을 품고 있고, 책임감 있는 마음의 압박에 대해 분노로 반응한다. 착해지고 완벽해지라는 압박, 남들을 돌보라는 압박 따위를 참지 못한다. 타인이 감정적으로 아무리 가까운 사이라 해도 그렇다. 완벽한 사례로 갓 아기를 낳은 젊은 부부를 들 수 있는데, 그들의 아기는 다루기가 아주 어렵고 늘 울어 댔다. 의식적으로는, 부모 모두 아기가 걱정되고 지친 상태다. 무의식적으로는, 아기한테 화가 난 상태다.

여러 해 동안 우리는 완벽주의 성향과 긴장 근육염 증후군 발생 사이의 한결 같은 관계에 주목해 왔다. 환자들의 일부는 자기가 완벽주의자라는 것을 부인했지만, 그러면서도 일을 열심히 하고, 양심적이고, 책임감이 강하고, 의욕에 사로잡혀 있고, 성공 지향적이고, 늘 새로운 도전거리를 찾으며, 비판에 민감하고, 자신에 대한 혹독한 비판자라는 사실은 인정했다. '착해지려는' 충동 또한 아이 같고 원시적인 존재를 격분시킨다는 점을 깨닫는 데는 시간이 오래 걸렸다. 그것 역시 또 다른 압박이다. '완벽하고' '착해지려는' 성향 둘 다 내가 만난 환자들 대부분에게 나타났는데, 흔히 착해지려는 성향이 더 우세했다. 그들은 남들이 자신을 좋아해 주기를 열렬히 바라고 있다는 것을 스스로 안다. 자기가 하는 모든 일에 칭찬을 받고자 하고, 흔히 자신의 안락과 편의를 희생하면서까지 애써 남을 도우려고 한다. 집요한 간호인, 기부자, 후원자와 이야기를 나눠 보면, 한사코 돕고자 하는 그들의 강렬한 충동에 강한 인상을 받을 것이다. 전형적으로 그들은 대립을 기피한다.

심신 과정의 많은 측면과 마찬가지로 그러한 성향은 거의 보편적인 것으로 보인다. 프로이트 전기에서 저자인 피터 게이는 이렇게 말했다. "프로이트는 신경증 환자가 정상인을 설명하는 데 도움이 된다고 생각했다. 수된 이유는 양자가 사실상 서로 다르지 않기 때문이다." 우리의 생각은 거기서 더 멀리 나아간다. 우리는 환자가 신경증이라고 생각지 않는다. 그들이 경험하고 있는 심신 반응은 정상적이고 보편적인 반응이기 때문이다.

완벽하고 착해지려는 충동은 항상 무의식 상태인(때로는 의식적이기도 한) '열등감'에 대한 반응이다. 성취하고자 하고 멋진 사람이 되고자 하는 그런 성향은 그들이 열등한 것이 아니라 가치 있는 존재라는 것을 행동으로 증명하고자 하는 사람에게 전형적으로 나타난다. 통계적으로 그러한 성향은 심신 증상 발생의 주된 원인인 격노가 축적되는 핵심 요인 가운데 하나다.

내 긴장 근육염 증후군 환자 중 104명을 조사한 결과, 완벽·선행 충동은 94%의 환자에게 '우세하거나 아주 뜻깊은 요인'이라는 사실을 발견했다. 생애를 토대로 해서 내가 발견한 사실은 다음과 같다.

- 연구한 환자 중 31.5%는 '완벽·선행 성향'이 긴장 근육염 증후군 격노의 주된 원인이었고, 아동 학대와 삶의 압박은 그보다 덜 중요했다.
- 환자 중 36.5%는 '완벽·선행 충동'과 '삶의 압박'이 동일하게 의미 있는 원인인 것으로 나타났다.

- 17%는 '완벽·선행 충동'과 '아동 학대'가 가장 중요한 원인이었다.
- 8%는 세 가진 요인 모두('완벽·선행 충동, 삶의 압박, 아동 학대')가 가장 중요했다.
- 3.5%는 '아동 학대'가 주된 원인이었다.
- 2.5%는 '삶의 압박'이 가장 중요한 원인이었다.

선하게 살고자 노력하는 것은 병이 아니다. 위와 같은 통계는 심신장애와 그 장애를 촉발하는 심리가 병리나 "신경증"이 아니라, 없어서는 안 되는 정상적인 삶의 일부라는 것을 명백히 보여 준다. 하지만 주류 의학계는 예전과 다름없는 해묵은 이유로 그것들을 병리학적인 것으로 본다. 구조적 이상이나 물렁조직 장애로 인한 병리라고 오진해 왔기 때문이다. 제대로 바라본다면, 그것은 명백히 정상적인 인간 경험의 일부다. 해부학과 생리학, 뇌 화학을 하염없이 오래 연구한다 해도 심신 현상에 대해서는 아무것도 배우지 못한다. 우울증 같은 감정장애에 대해서도 마찬가지다. 정상에서 벗어났다는 것이 그러한 연구의 주 안점인데, 그런 일탈은 장애의 원인이 아니라, 감정 현상의 결과이기 때문이다. 감정 현상이 먼저 그런 일탈을 일으킨 것이다. 내가 전에 말했듯이, 뇌 화학 작용을 일으키는 것은 감정이지, 그 역이 아니다. 신경전달물질인 세로토닌의 변화는 장애가 아니다. 그건 감정적으로 유도된 화학 반응에 지나지 않는 것이다.

우리는 이제 높은 성취를 이룬 젊은 엔지니어에게 왜 긴장 근육염 증후군이 생겼는지를 잘 이해할 수 있게 되었다. 그는 자신을 혹독하게 다그쳤고, 그에 대한 반응으로 아이 같고 원시적인 존재가 격노했다. 그 후 일련의 불가피한 일이 일어났다. 즉 결정권자인 자아가 긴장 근육염 증후군이나 그 등가물을 조장해서, 격노가 갑자기 의식에 떠오르지 못하도록 했다. 엔지니어의 경우에는 자아의 그런 노력에도 불구하고, 아이 같고 원시적인 존재가 용케도 이런 소리를 들을 수 있었다. "나는 그 일을 하고 싶지 않다. 내가 원하는 것은 누군가 '내게' 무엇을 하라고 지시해 주는 그런 속편한 일이다."

● 삶의 압박

아이 같고 원시적인 존재는 스스로 부과한 완벽주의와 선행주의 충동만이 아니라, 외부적인 삶에서 진행되는 많은 일로부터 압박을 받는다. 예컨대 가장 중요한 것만 꼽자면 일과 가족(친인척 모두), 경제력, 병, 나이 듦, 도덕성으로부터 압박을 받는다. 그러한 압박은 스스로 부과한 압박보다 이해하기가 쉽다. 객관적으로 관찰할 수 있기 때문이다. 이런 것들이 결합함으로써 우리 모두가 지닌 격노의 원인이 된다. 전통적으로 이런 환경적 '압박pressure'은 스트레스인자라고 불리었다. 우리가 그것을 '압박'이라고 부르는 것은, 그 용어가 일반적으로는 스트레스인자라고 생각지 않는 것들을 포함하고 있기 때문이다. 즉, 좋은 아내나 남편, 좋은 부모, 부모에게 좋은 아들딸과 같은 것 말이다. 또한 이 용어는 마음속의 어떤 것이라도 압박이 될 수 있다는 개념을 포함하고 있기 때문인데, 그런 개념은 꼭 필요하다.

다시 강조하지만, 일상의 사건들에 대한 '의식적' 반응과 '무의식적' 반응의 현격한 격차를 반드시 주목할 필요가 있다. 젊은 부모가 울어대는 아기에게 무의식적으로 격노한 상황과 비슷한 것으로, 늙은 부모에 대한 반응을 예로 들 수 있다. 의식적으로는 아무리 기꺼이 늙은 부모를 모신다고 하더라도, 우리 내면의 아이 같고 원시적인 존재는 분노 반응을 보일 것이다. 돌보는 이가 자상할수록 내면의 반응은 더 크고, 심신 증상의 가능성도 클 것이다. 대가족이 일반적인 문화에서 특히 많은 자녀 출산을 요구하는 종교적 신념을 지닌 사회에서는 어머니들이 심신 증상을 나타낼 가능성이 높다. 감당해야만 하는 막심한 가사 노동과 책임감 때문에 내적으로 격노하고 있다는 것도 모른 채 말이다.

일터에는 온갖 압박이 존재한다. 대개 그 압박은 아주 명백하지만 발견하기 어려운 유형도 있다. 15명의 종업원을 둔 사업가의 사례를 살펴보자. '훌륭한' 사장이 되겠다는 강한 욕구를 지닌 그는 종업원들이 직장 생활에 만족하는지 늘 신경을 썼다. 그런 염려는 내 클리닉을 찾게 된 등통증이 생긴 중요한 원인이었던 것이 분명하다. 그는 종업원들에게는 훌륭한 고용주였지만 자기 자신에게는 아주 야박했다.

경제력 문제와 질병은 두말할 나위 없이 명백한 삶의 압박에 해당한다. 그것이 의식적으로는 심란한 문제인데, 무의식적으로는 격노를 불러일으키는 문제다. 그렇다면 나이 듦과 죽음은? 우리는 합리화하는 경향이 있다. 결국 죽음은 삶의 일부라는 둥, 불가피한 노릇이라는 둥, 신의 은총으로 받아들여야 한다는 둥 말이다. 그러나 무의식의 아이 같고 원시적인 존재에게는 이야기가 전혀 다르다. 우리의 감정적 존재 중 자기애적 부분은 질병이나 무력감, 궁극적으로는 존재에 대한 모욕인 죽음을 참아야 한다는 생각에 격노한 상태다. 비록 무의식이지만 그러한 감정은 의식되는 감정과 마찬가지로 실재한다. 내 환자 중에는 나이 듦에 대한 반응이 증상의 유일한 이유인 경우도 있다. 그들은 나이 듦과 죽음에 대한 두려움을 의식적으로 알 수도 있지만, 무의식적인 반응에 대해서는 알지 못한다. 그런데 바로 그 무의식적인 반응이 증상을 일으키는 것이다.

　주류 의학계에서는 감정이 기존의 질병 과정을 악화시킬 수 있다는 사실은 안다. 그러나 감정 상태에 대한 반응으로 여러 증상이 '시작'될 수 있다는 생각은 이해하지도 받아들이지도 못하는 것 같다. 신체적인 증상이든 정동적인 증상이든, 그런 증상을 일으키는 생리나 화학 변화는 무의식적 감정에 의해 유도된다. 심신장애 ― 긴장 근육염 증후군을 비롯한 많은 장애 ― 를 연구해 온 30년의 세월이 명백히 그것을 뒷받침한다.

● 9/11 증후군

　우리가 의식하는 많은 감정들이 무의식에서도 경험되며, 그런 경험은 격노와 마음 아픔, 슬픔이 축적되는 원인이 된다. 2001년 9월 11일의 끔찍한 사건이 미국 전역에서 심신 반응을 극적으로 증가시켰다는 사실은 충분히 미루어 짐작할 만한 일이다. 우리들 대부분은 너무나 놀랐다. 그러나 놀라움이 심신 증상을 일으키지는 않는다. 의식된 공포에 대한 반응은 그것을 극복하려고 노력하거나, 부정하거나 합리화하게 된다. 그런데 무의식적 공포와, 그 공포가 자아내는 감정을 우리는 지각하지 못한다. 새로운 증상이 일어날 수밖에 없을 정도로 무의식에서 마음 아픔이 축적되고 있어도 그것을 지각하지 못한다. 9월 11일 이후 일어난 일이 바로 그런 것이다. 배울 만한 중요한 교훈이 거기 있다. 프로이트가 이론화한 것처럼, 심신 증상이 징벌을 뜻한다면, 왜 우리가 두려움에 대한 징벌을 받아야 한단 말인가? 그건 타당하지 않다. 그러나 다른 한편으로, 앞서 살펴보았듯이 그 증상이 고통스럽고 위험한 감정을 경험하지 않도록 우리를 보호하기 위한 것이라면, 뉴욕과 워싱턴에 가한 테러리스트의 공격에 대한 우리의 반응은 충분히 논리적이다. 고조된 나쁜 감정은 무의식에 담기게 마련이고, 그에 따라 증상이 필요해지는 것이다.

앞서 삶의 압박으로 언급한 죽음과 무능력에 대한 두려움이 그 비극의 날에 많은 사람들의 마음속에서 고조된 것이 분명하다.

아이 같고 원시적인 존재는 죄의식과 수치심을 견디지 못하고, 그에 따라 분노와 마음 아픔, 슬픔을 환기한다. 우리 모두의 내면에서 그런 감정은 결코 결핍되는 법이 없다. 9/11 이후 많은 소방관들은 살아남은 것에 대한 죄책감, 즉 동료들과 죽음을 함께 하지 못했다는 죄책감을 느꼈다. 그것은 유대인 대학살 생존자의 경험을 통해 잘 알려진 반응이다.

죄책감은 열등감과 결부되어 있고, 완벽·선행의 필요성, 그리고 그런 성향이 함축하는 그 모든 것과 결부되어 있다. 사람들이 많은 일들을 자책하는 것은 낮은 자존감과 완벽주의 성향 때문이다. 자기 비하의 버릇이 깊이 배이면 인격 구성의 일부가 되어 삶의 매 순간 영향을 미치는 것으로 보인다. 그런 사람들이 좀 더 견실한 자기self 의식을 지녔다면, 죄책감을 느끼는 대상에 대해 좀 더 균형 잡힌 견해를 갖게 될 것이다. 물론 그러지 못하다는 것은 어린 시절 그처럼 견실한 자기 의식을 지니는 데 필요한 지지를 받지 못했다는 것을 가리킨다.

심신 증상을 일으키는 경향이 있는 이들은 대개 완벽하게 통제되는 환경에서 지낼 필요가 있다. 9/11은 명백하게 그런 환경을 깨뜨렸다. 통제되고 있다는 느낌을 상실했고, 그 결과 내면에서 더욱 부정적인 반응이 초래된 것이다.

9/11 이전에 사람들은 일반적으로 안전하게 잘 살고 있다고 믿었다. 정부와 항공기, 경찰, 소방관들을 믿을 수 있었다. 그런데 느닷없이 더 이상 믿을 수 없

다는 것을 알게 되었다. 그 결과 내적 격노가 고조되고, 증상의 가능성도 높아졌다.

공포, 통제의 상실, 충족되지 않은 의존 욕구, 낭패감, 희생당한 느낌, 그 모든 감정은 새로운 테러를 목격함으로써 강화되었다. 무의식에서 놀라움과 고통스러운 느낌이 쌓이고, 심신 증상은 두드러지게 증가했다.

그것이 심신 현상이라는 것을 알지 못한 주류 의학계는 9/11의 불안이 다만 기존 장애를 악화시킨 것이라고 결론지었다. 그건 의심할 나위 없는 사실이지만, 많은 사람들이 새로운 증상을 일으켰다는 사실은 알아차리지 못했다.

9/11로 인해 촉발된 그런 감정들은 이제 거의 모든 사람의 일상생활에서 확인할 수 있고, 여전히 우리 내면의 고통스러운 감정의 원인으로 남아 있다.

● 무의식적 감정이라는 개념

일반적으로 사람들은 무의식적 격노라는 개념을 이해하기 어려워한다. 더러는 그런 개념을 싫어하고, 더러는 그런 알 수 없는 감정이 내면에 존재할 수 있다는 것을 아예 믿지 않는다. 그들은 분노나 격노가 누구나 지각할 수밖에 없는 강렬한 감정이라고 생각한다. 그런 감정 — 정제되지 않은 격렬하고 강렬한 감정 — 이 의식의 너머에 존재할 수 있다는 생각은 잘 받아들이지 못한다. 존재 가능하다고 지적으로는 인정하더라도, 느낄 수가 없기 때문에 상상도 하기 어려운 것이다.

우리는 의식의 세계에 산다. 우리는 대부분 의식의 세계가 우리의 유일한 세계라고 생각한다. 그리고 지각하는 것만, 의식적으로 느끼는 것만 그 존재를 인정한다. 심신 증상을 보이는 사람들은 고통스럽고 위협적인 내면의 감정을 떠올리려고 애써 노력을 할 필요가 있다. 또한 그런 감정의 중요성을 이해하고, 그 감정이 커다란 해를 끼칠 수 있다는 것을 인정하는 것도 마찬가지로 중요하다. 격렬한 무의식적 감정에 대해 생각하는 법을 배우고, 그 감정의 강도에 따라 우리 삶에 재앙이 일어날 수도 있고, 견디기 어려울 정도로 고통스러울 수도 있다는 것을 이해해야 한다.

우리 뇌의 결정권자 — 자아 — 는 바로 그런 식으로 상황을 이해한다. 그래서 사고하는 정신의 동의를 구하지 않고 '자동으로' 신체 증상이나 정동 증상의 촉발을 자극한다. 그 과정에서 지능은 전적으로 무시된다. 그건 명백히 대뇌 피질 아래쪽의 반응이다. 논리적으로 볼 때, 이성이 결정에 참여한다면 이렇게 주장할 터이기 때문이다. "그건 말도 안 된다. 나는 통증에 시달리느니 차라리 위험한 감정을 감당하겠다."

그러나 심신 과정은 우리에게 선택의 기회를 주지 않는다. 자아에 대한 위협은 치명적인 것으로 여겨지는 것이 분명하다. 그래서 지능이 결정에 참여하는 것이 허용되지 않는 것이다. 지능은 무시된다. 자아는 단호하고도 민첩하게 행동해서, 증상을 일으킨다. 다음 사례에서 예시한 것처럼, 자아의 결정은 거부되지 않는다.

● 증상 필요증

내 클리닉의 인지 치료법을 받은 O 씨는 처음 나를 찾아온 이유였던 허리통증이 크게 호전되었다고 보고했다. 그리고 그는 말했다. "그런데 목과 어깨 통증이 시작됐습니다. 오래 전에 앓았던 위 증상이 재발했고, 이따금 기분이 아주 불안합니다. 그것 참 웃기는 일인데, 불안을 느낄 때면 통증이 사라집니다."

이것이 바로 제1장에서 언급한 증상 필요증의 인상적인 사례다. 내 클리닉의 치료법은 그의 허리통증을 제거했지만, 그의 심리 상태는 신체 증상이든 정동 증상이든 계속적인 증상을 필요로 했다. 그래서 그의 정신은 새로운 부위에 통증을 일으키고, 예전의 위장관 증상을 재발시키고, 이따금 그를 불안하게 했다. 그런데 한 번에 하나의 증상만으로 그의 의식을 딴 데로 돌리는 데 충분해서, 그가 불안할 때면 통증이나 위장관 증상이 사라졌다.

O 씨는 그처럼 주목할 만한 사건들의 원인인 무의식 현상을 탐구하기 위해 정신요법을 받을 때가 되었다는 것을 쉽게 이해했다.

또 다른 환자인 Q 씨는 증상 필요증 중에서도 좀 더 심각한 증상을 보여 주었다. 처음에는 목과 어깨, 팔에 통증을 나타냈다. 인지 치료법으로는 증상이 개선되지 않아서 정신요법 이야기를 들었지만, 그는 정신요법이라는 게 마음에 들지 않았다. 그는 약간의 통증 경감 효과가 있는 물리치료를 받기로 혼자 결정했다. 약 1년 후 그는 심장 우회로 조성술 수술을 받았다. 그러자 몇 달 후 심한 어깨 통증이 발생했다. 그의 의사들은 그것이 회전근개 파열 때문이라고 보았다. 그는 의사의 권고대로 수술을 받았다. 다시 그는 통증에서 해방되었다. 6개월 후 그는 전립샘암에 걸린 것을 알고 큰 수술을 받았다. 여러 달 후 나는 그의 친구를 통해 그가 등통증 수술을 받을 준비를 하고 있다는 사실을 알게 되었다.

Q 씨는 다중 긴장 근육염 증후군 증상을 지녔는데, 그는 그것이 심신성이라는 진단을 받아들이지 않았다. 그는 태도가 부드럽고, 언제나 감정을 완벽히

통제했지만, 모든 사태를 아주 예민하게 느끼는 사람이었다. 그의 심혈관 장애와 신생물 장애도 긴장 근육염 증후군 통증을 일으킨 내면의 격노 때문이라는 것이 내 견해다. 그의 다중 병리의 원인은 바로 증상 필요증인 것이다. 《심신 연구 저널》에 실린 최근의 한 논문에서는 스트레스가 죽상경화의 확실한 발생 원인이라고 주장하고 있다. 우리의 경험에 따르면, 죽상경화를 비롯한 여러 가지 심각한 장애를 일으키는 심리적 요인은 '스트레스'라기보다 '무의식적 격노'다.

증상 필요증이라는 개념은 새로운 것이 아니다. 프로이트가 이미 100년 전에 이렇게 말했다. "일어난 일은 정확히 증상 치료에 대항해서 늘 발생한 것이었다. 즉, 내가 어떤 증상을 제거하면 한사코 다른 증상이 일어났다."

프로이트는 증상의 목적이 '징벌'이라고 믿었다. 그러나 그는 증상 대체 현상의 원인에 대해서는 아무런 말을 하지 않았다. 그런 사례를 치료한 내 경험에 따르면, 심신 증상은 주의를 딴 데로 돌리기 위한 것이며, 위험한 감정으로부터 의식적인 마음을 보호하기 위한 것이다. 그래서 우리는 새로운 증상을 필요로 하는 것이 보호 임무를 계속하기 위한 것이라고 결론지었다.

O 씨는 증상이 역력히 개선되었는데, 그런 일이 일어난 것은 그가 증상을 일으킨 과정에 대한 통찰을 얻었을 때였다. 내 환자들 가운데 대다수는 심신 과정의 본질을 이해하게 된 것만으로 증상에서 완전히 벗어났다. 그러나 O 씨의 경우에는 그 통찰이 증상을 극적으로 개선시킬 정도이긴 했지만, 모든 과정을 역전시키기에는 역부족이었다. 격노의 원천을 알게 된 이후에 일어난 새 증상은 아직 미진한 부분이 남아 있다는 것을 시사한다. 정신요법을 받으며 더 깊이 파고들 필요가 있다는 것 말이다. O 씨의 요청에 따라 곧바로 정신요법이

시작됨으로써 O 씨는 모든 증상이 개선될 수 있었다.

Q 씨의 경우에는 상황이 사뭇 다르고 더 위험했다. 그의 증상이 일련의 속임약 효과로 제거된 상태였기 때문이다. 증상이 "치료"되었지만, 증상의 '원인'은 치료되지 않았다. 증상의 진짜 원인을 몰랐기 때문에, 뇌는 그저 새 증상을 만들어냈다. 미국의 수백만 명의 환자가 그러하듯 그 과정은 한없이 되풀이된다. 이것이 위험한 것은 대체 증상이 아주 심각한 병일 수 있다는 데 있다. Q의 사례가 보여주듯, 자가면역 질환이나 심혈관 장애, 신생물 장애가 일어날 수도 있는 것이다.

앞서 간단히 언급한 바 있는 또 다른 사례는 증상 필요증의 실상을 고스란히 보여 준다. 40세의 전문직 남성인 W 씨는 어린 자녀 둘을 둔 유부남이었다. 내게 찾아오기 6개월 전에 그는 난생처음 전형적인 등통증과 다리 통증을 경험했다. 그는 가벼운 과민 대장 증후군 병력이 있었지만, 그 밖에는 신체가 건강하고 아주 활동적이었다. MRI 검사 결과 척추에는 아무런 이상이 없었다. 전통적인 치료는 그에게 도움이 되지 않았다. 신체검사 결과 이상이 없었다. 긴장 근육염 증후군이었던 것이다.

그의 정신사회 병력psychosocial history은 자못 흥미로웠다. 무엇보다도 그는 완벽주의자이고 "좋은 사람"이고자 하는 압박감을 느낀다고 시인했다. 그 후 우리가 무의식적 격노에 대해 논의하던 도중 그는 자신의 폭력적인 기질 때문에 얼마 전 정신요법을 받았다고 뒤늦게 말했다. 치료는 아주 성공적이어서 욱하는 성질을 제어하는 방법을 배울 수 있었다고 한다. 그런데 정신요법 과정을 마친 직후 등통증과 다리 통증이 시작되었다. 그는 또 독단적인 성격의 누나가 어머니를 먼 곳으로 보내는 바람에 어머니를 만나기 힘들어졌다고 말했다. 그것은 의심할 나위 없이 의식적이자 무의식적인 분노의 원천이었다. 그런데 이제 의식적 분노·격노의 안전밸브가 없었기 때문에, 무의식에 축적된 격노는 위험할 정도로 심화되었다. 그래서 결국 허리와 다리 통증이라는 형태의 신체 증상으로 나타나기에 이르렀다.

증상 필요증은 바로 그렇게 작용한다. 그가 욱하는 성질에 고삐를 조이는 방법을 배우자 등통증이 시작되었다. '정신적 증상과 신체 증상은 호환이 가능하며, 둘 다 동일한 심리적 목적에 이바지한다.'

통증 관리 클리닉은 미국에서 아주 흔해졌다. 통증클리닉의 의사들은 심각한 오산을 하고 있다. 그들은 만성통증을 "이차 이득"에 기초한 하나의 개별 장애로 취급한다. 앞서 기술한 바 있는 이 개념은 구조적 이상을 통증의 원인으로 본다는 뜻이다. 이 환자들 대다수는 긴장 근육염 증후군을 앓고 있다는 것이 내 견해이기 때문에, 그들의 치료로 어떤 성과를 거두든 간에 그것은 속임약 효과인 것이 분명하다. 따라서 그 효과는 일시적이다. 증상 필요증이 곧 작동할 테니까 말이다.

무의식의 복잡다단함과 그 술책에 대한 지식은 프로이트가 우리에게 준 소중한 선물이다. 그러나 프로이트는 마음의 위력을 평가 절하했다. 무의식적인 마음이 자율계와 면역체계, 신경내분비계 따위를 조종해서 생리 변화를 일으킴으로써 자신의 목적을 달성할 수 있다는 것을 알아차리지 못했다. 우리는 긴장 근육염 증후군과 그 등가물을 지닌 환자들을 오래 연구한 결과 그 위력에 대한 풍부한 증거를 얻을 수 있었다.

우리는 어떤 존재이고 우리의 생활은 어떠한가? 거기에 가장 흔한 심신 증상의 원인이 존재한다. 집단요법 도중 자신의 일터가 집에서 1시간 30분 거리라는 것에 내심 무척 분노했다는 것을 깨달은 젊은 남자가 생각난다. 출퇴근 시간이 길어서 자신의 어린 딸들과 같이 보낼 시간이 부족한 것에 화가 난 것이다.

G 씨는 결혼해서 딸 하나를 둔 40세의 숙련공으로 3년 동안 등통증 때문에 일을 할 수가 없었다. 그는 모범적인 남편이자 아버지이고, 연로한 어머니에게는 효자이기 위해 노력해 왔다고 말했다. 아버지는 그가 16세 때 사망해서, 어머니와 남동생을 뒷바라지하기 위해 대학 진학을 포기하고 일을 해야 했다. 그 후 결혼한 그는 아내와 무난히 잘 지냈다. 이따금 그가 원하는 일에 아내가 동의하지 않으면 고성이 오가기는 했다.

정신요법 도중 G 씨는 무의식적으로 모든 가족에게 격분하고 있다는 사실을 깨닫게 되었다. 아내, 딸, 어머니, 남동생 모두에게 화가 났다. 그들을 뒷바라지하기 위해 힘겹게 일을 해야만 한다는 것에 분개했고, 대학을 갈 기회까지 잃었다는 사실에 분개했다. 아버지가 사망한 것에 대해서는 슬픔을 느낀 것만이 아니라, 아버지에게 버림받은 것이나 다름없이 무거운 책임을 대신 짊어지게 되었다는 것에 강렬한 분노를 느꼈다는 사실도 깨달았다.

그러한 무의식적 감정의 존재를 환자가 받아들이기 어려웠지만 일단 어떻게든 받아들이기만 하면 통증이 사라졌다. 그리고 명백히 아무런 관계가 없고 위협적이지도 않은 대상에게 의식적인 분노를 터트리는 경향도 줄어들었다. 의미 있는 수준의 무의식적인 격노가 존재할 때 대체된 분노를 의식적으로 경험하는 일이 많다. 그것은 내면에 감춰진 격노를 배출하는 안전한 대용책이다. 운전자의 노상 격노와 같은 현상 이면의 메커니즘도 분명 바로 그런 것이다.

G 씨는 정신요법을 잘 받고, 나를 만난 지 10년이 넘은 지금 통증 없이 지내고 있다.

B 부인은 53세의 유부녀로 투자회사의 임원인데, 6년째 등통증을 앓았다. 그녀는 남편보다 수입이 훨씬 많았다. 부부에게는 대학에 다니는 딸이 둘 있었다. 그녀는 결혼 생활이 만족스럽다고 말했고, 두 딸을 여간 자랑스러워하지 않았다. 두 딸은 우수한 대학생에다 "착한" 아이들이었다.

그녀는 치료 교육 프로그램에 응하지 않았고, 통증은 계속되었다. 그런 상황에서 늘 그렇듯, 정신요법이 언급되었다. 그녀가 자신의 분노에 대해 지각하게 된 것은 정신요법을 받은 지 여러 달이 지난 후였다. 남편의 수입이 변변치 않아서 생활비를 자기한테 의존하는 것에 대해 화가 났던 것이다. 그녀는 돈을 잘 버는 자신의 능력에 대해서는 자랑스러워했지만, 정작 그녀가 하고 싶은 것은 창조적인 글쓰기였는데, 책임감 때문에 꿈을 추구할 수 없다는 사실에 화가 났다. 두 딸을 사랑했지만, 딸 때문에 부담을 떠안아야 한다는 사실 때문에 두 딸에게도 화가 났다. 그녀의 자기부정적인 행동은 아이 같고 원시적인 내면의 자기를 화나게 했다. 통증은 격노에 대한 방어 작용이었던 것이다.

그녀의 이야기는 해피엔딩으로 마무리되었다. B 부인은 30년 이상 나와 같이 일해 온 동료인 알린 파인블랫Arlene Feinblatt 박사에게 정신요법을 받고, 무의식의 격노를 자각하고 자신의 욕구를 충족시키기 위한 활동을 함으로써 통증에서 해방되었다. 그녀는 시간을 내서 글을 썼고, 결국 책까지 펴냈다. 15년 후 그녀는 자청해서 과로를 할 때 가끔 통증을 느낄 뿐이라고 말했다.

B 부인의 병력은 '완벽과 선행'의 영향력을 역력히 보여주는 사례다. 남들이 그녀의 가족을 보면 마냥 좋게만 보일 것이다. 그녀가 전에 만난 의사들은 등 통증이 척추의 노화 과정 때문이라고 말했다. 의학계의 그런 무지는 통증이라는 유행병을 만연케 하는 밑거름이 된다. '그녀의 문제는 척추에 있지 않고 삶

에 있었다.'

등통증이 생기지 않았다면 B 부인은 정신요법을 받지 않았을 테고, 우리의 치료 프로그램도 받아들이지 않았을 것이다. 결국 그녀는 불안이나 우울증을 앓았던 것이 아니다. 그녀는 정신적으로 병들었던 것도 아니다. 그런데 왜 정신요법을 받아야 했는가? 그녀는 등통증이 생겨서 우리를 찾게 되었다. 우리는 그녀가 정신요법을 받을 필요가 있다는 것을 납득시킬 수 있었다. 물론 그것은 등통증이 생긴 이유를 이해하기 위해서였다. 심신의학에 따르면 정신요법을 필요로 하는 사람을 가려낼 수 있는데, 그중 대다수는 통증이 없었다면 그 필요성을 깨닫지 못했을 것이다.

의학계에는 심신 현상의 존재를 아는 사람이 거의 없기 때문에, 의사들은 대부분 인간을 상대하는 의사가 아니라 인체를 상대하는 기술자가 되고 만다. B 부인은 신체적인 면과 감정적인 면의 삶을 개선하기 위해 숙련된 정신치료자를 필요로 했다. 그녀가 일반 의사를 찾아갔다면 그런 치료를 받지 못했을 것이다.

긴장 근육염 증후군 환자를 다루는 또 다른 정신치료자이자 동료인 로버트 에번스Robert Evans 박사의 환자 5명에 대한 치료 과정 보고서가 여기 있다. 이 자료는 긴장 근육염 증후군을 야기한 여러 감정 상태를 보여주기 위한 것이다. 평소처럼 이름과 나이는 바꾸었다.

마이클은 36세의 백인 유부남으로 긴장 근육염 증후군 통증을 앓은 지 오래되었다. 마이클의 주된 문제는 아버지에 대한 의존을 둘러싼 문제인 듯하다. 금전적으로나 감정적으로 의존을 하며 그 의존 때문에 크게 분개하고 격노한 상태다. 그는 의존심과 더불어 정체성 혼란, 그리고 "성장"과 현실 직면, 대립 등에 대한 공포를 지니고 있다. 따라서 자존감 문제 또한 중요하다. 이상의 모든 것이 치료의 초점이다.

애너는 35세의 히스패닉계 유부녀로, 거의 10년 동안 긴장 근육염 증후군 등통증을 앓아왔다. 등통증은 부친 사망 직후에 시작되었는데, 그녀는 부친의 사망과 등통증을 연관시키지 않았다. 이후 애너는 어머니(알코올중독자)와 남동생의 "보호자"가 된 모양인데, 그 때문에 내면에 격노를 품게 되었지만 그것을 전혀 의식하지 못했다.

매릴린은 47세의 백인 유부녀로, 15년 이상 간헐적으로 긴장 근육염 증후군 등통증을 앓아왔다. 매릴린이 성장기에 언어적·신체적으로 학대를 당했다는 사실이 우리의 주된 초점이다. 처음에 매릴린은 어린 시절의 감정을 전혀 의식하지 못했다. 이제는 내면의 격노와 마음 아픔을 느끼고 의식하기 시작했을 뿐만 아니라, 지금의 증상을 일으킨 아버지에 대한 두려움을 인정하게 되었다.

또 다른 환자인 로버트는 38세의 백인 독신남으로, 나를 만나기 13년 전과 8년 전에 두 차례 등 수술을 받은 적이 있다. 그는 허리통증이 있었고, 더 큰 통증을 겪게 될지 모른다는 두려움 때문에 너무나 조심스럽게 움직였다. 박사의 보고서 중간에는 이런 말이 나온다.

로버트에게는 치료 받기를 더욱 부추기는 일들이 계속 생겨났다. 치료의 핵심은 아버지와의 관계에 대한 것이었다. 로버트는 오늘날까지 아버지를 두려워했는데, 아버지와의 과거 경험에 대한 그의 지적인 설명을 들어보면 내면에 격노가 도사리고 있ㄱ는 것이 분명한데 그는 전혀 지각하지 못했다. 우리는 분노 경험이 천천히 부드럽게 드러나도록 계속 돕는 한편, 그의 아버지에 대한 현재의 두려움에 대처하도록 도울 것이다.

캔디다는 35세의 백인 유부녀로 심각한 긴장 근육염 증후군을 보인지 여러 해가 되었다. 캔디다는 부모가 주지 못한 사랑과 인정을 받기 위해 완벽해지고자 하는 욕구를(그에 따른 긴장을) 지닌 전통적인 긴장 근육염 증후군 환자다. 우리는 이제 막 격노를 건드리기 시작했다.

우리가 수년 동안 만난 수천 명의 환자도 바로 그러했다. 심신장애는 흔하고 보편적이며, 우리들 누구나 이따금 그런 장애를 경험할 가능성이 있다. 아일랜드 소설가 토머스 플래너건Thomas Flanagan의 말이 생각난다. "우리는 관념을 지배하지만, 감정에는 지배당한다. 감정은 너무 깊이 도사리고 있어서 이해하기 어렵고, 비밀스럽게 활동하며, 우리를 좌지우지한다."

● 심신 세 증후

환자의 사례 하나를 되새기다가 문득 심신 증상을 일으키는 강력한 무의식적 실체가 세 가지 있다는 생각이 들었다. 그건 다음과 같다.

1. 깊은 열등감
2. 자기애
3. 강렬한 의존 욕구

이들 각각은 무의식적 분노·격노와 마음 아픔으로 이어진다. 그런 일이 어떻게 일어나는지 알아보자.

내 환자인 K 씨는 다 자란 아들 둘이 동시에 집에 찾아왔는데, 한 명은 전처 소생이었다. 두 아들이 동시에 방문하게 된 것은 우연의 일치였다. 그는 두 아들이 방문하기 몇 주 전부터 증상을 보이기 시작했다. 그들이 곧 온다는 사실에 곤혹스러워한 것이다. 마침내 그들이 오자, 그는 좋은 아버지이자 나무랄 데 없는 집주인이 되기 위해 그들이 바라는 대로 행동했다. 이것이 어떻게 격노의 원인이 되었는지 살펴보자.

앞서 논의한 것처럼, 그는 무의식적 열등감에 대한 반응으로 "좋은 사람"이 되려는 강렬한 욕구를 지녔다. 그는 내게 이렇게 물은 적이 있다. "좋은 사람이 되고자 한다고 해서 왜 통증이 생기는 겁니까?" 또한 자기애 성향이 강한 그로서는 고생을 사서 하는 것(착한 사람처럼 구는 것)에 대한 무의식적 반응은 격노였다. 게다가 두 아들에 대해 그는 강한 책임감을 느꼈는데, 그들의 존재는 책임감을 더욱 부추겨서, 자기애 성향의 자기self에 부담이 가중됨으로써 무의식적으로 격노가 더욱 심해졌다. 한편 그의 무의식에 도사린 의존 성향은 이렇게 속삭였다. "이건 잘못 됐어. 내가 녀석들을 걱정할 게 아니라, 오히려 녀석들이 그리고 이 세상 사람들 모두가 나를 위해 줘야 해. 그런데 녀석들이 그러지 않는다는 건 마음 아프고 화가 나는 일이야." 이러한 반응은 등통증을 유발할 만큼 강했다.

우리에게는 누구나 두 명의 존재가 있다. 지킬과 하이드 말이다. K 씨의 경우는 두 마음이 작용하는 좋은 사례다. 의식적인 마음은 합리적이고 수용 가능한 행동을 한다. 반면에 무의식적 마음은 이렇게 말한다. "다른 녀석들에 대해, 다른 어떤 것에 대해서도 나는 관심 없어. 그냥 날 좀 내버려둬. 위해 주지 않으려면 말이야." 그리 달콤한 말은 아니지만, 분명 무의식은 그렇게 말한다.

앞서의 세 가지 실체를 세 증후라고 명명한 것은 세 가지가 함께 작용해서, 증상을 일으키도록 뇌를 자극할 만큼 무의식적 격노를 증가시키기 때문이다. 실제로 환자의 보고에 따르면, 그 기간에 신체 증상이 나타났을 뿐만 아니라, 곧잘 아주 불안해져서 진정제를 복용해야 할 정도였다. 불안 또한 내적 분노와 마음 아픔에 대한 반응이다.

여기 또 비슷한 사례가 있다. 이번에는 이름과 직업을 밝힐 수 없는 유명인사다. 그를 존스 씨라고 하자. 그는 58세의 유부남으로 이제 갓 성인이 된 자녀가 둘 있다. 그는 42세에 처음 심장발작을 경험했다. 그는 성공적인 사업가로 여러 해 동안 대기업 세 곳의 CEO였다. 재임 기간에 그는 회사 구조조정을 하며 많은 스트레스를 받았다. 57세가 되었을 때 문제가 많은 또 다른 기업을 맡아 그 기업을 살려내는 일에 혼신을 바쳤다. 그러다 협심증을 경험하기 시작했는데, 관상동맥이 좁아졌다는 것을 알게 되었다. 그는 관상동맥 우회로 조성술을 받았다. 그런데 불과 몇 달 후 다시 협심증이 재발해서 또 다른 심장 수술을 받았다.

존스 씨는 심장병이 재발한 게 스트레스와 관계가 있다는 것을 인정하지 않앉다. 그의 의사들은 그 문제에 대해 입을 다물었다.

이것은 미국 의학계에서 흔히 일어나는 일이다. 문제는 의사와 환자 모두가 심리적 압박감이 관상동맥경화증을 일으킬 수 있다는 것을 고려해 보려고도 하지 않는다는 것이다. 그것은 뇌가 신체장애를 유도할 수 있다는 사실을 믿지 않기 때문이다(프로이트 역시 믿지 않았다). 그들은 압박감이 무의식 속에서 격노를 낳을 수 있고, 깊이 자리한 격노가 관상동맥경화증을 비롯한 생리적 변화의 원인이 될 수 있다는 사실을 모른다. 그런데 실은 격노가 주된 요인일 수 있는 것이다. 격노한 무의식적 반응이 의식적 반응과는 판이하게 다르다는 사실을 그들은 모른다. 자제력이 있는 사람이라면 극단적인 스트레스 상황에서도 평정을 유지하고 잘 대처하지만, 의식 너머 무의식에서 그 압박감은 무제한의 격노를 유발한다. 그런 사실을 안다면 환자는 곤혹스러워한다. 그래서 그런 가능성이 제시되면 맹렬히 부인한다. 스스로 부가한 압박감은 존스 씨처럼 야심차고 성공 가도를 달리는 사람의 특징인데, 우리가 "스트레스"라고 부르는 외적 압박보다 그런 내적 압박이 훨씬 더 큰 격노를 불러올 가능성이 높다.

매우 존경 받는 캘리포니아 대학교 의과대학의 딘 오니시Dean Ornish 박사는 관상동맥경화증이 감정적인 요인과 연계되어 있다고 명백히 밝혔는데, 심장병 전문의들이 그런 주장을 무시하고 있다니 참 어처구니가 없다. 불행하게도 객관적인 증거를 그처럼 쉽사리 묵살해 버림으로써 심신의학이라는 의학계의 사각지대는 제대로 조명을 받지 못하고 있다.

긴장 근육염 증후군의 전형적인 사례를 몇 가지 살펴보았으니, 이제 프로이트의 유명한 사례 두 가지를 다시 돌아보면서, 신체 증상의 의미에 대한 그의 해석과 심신증 심리를 견주어 보자.

첫 번째 사례는 앞서 언급한 엘리자베트 폰 R의 경우로, 프로이트가 1895년에 발행한 책 『히스테리 연구』에 나온다. 엘리자베트 폰 R은 걷거나 한 곳에 서 있을 때면 심한 통증과 피로를 느낀 지 2년이 된 24세의 독신 여성이었다. 걸어갈 때면 그녀의 몸통이 앞으로 기울지만 걸음걸이는 정상이었다. 그러니까 병은 아니라는 이야기다. 통증이 생기는 주요 부위는 오른쪽 앞 허벅지였다. 프로이드는 두 다리의 대다수 근육과 피부, 특히 허벅지가 압박에 아주 민감하다는 것을 알아냈다. 신경 검사 결과는 이상이 없었다. 프로이트는 그녀의 증상이 히스테리라고 결론짓고 그 이유를 자세히 기술했다.

그녀는 매우 지적이고 비판적인 성격이었다. 미혼이었던 그녀는 결혼 때문에 직업을 갖는 것이 허락되지 않았다는 것을 유감스러워했다. 그녀는 아버지를 자랑스러워했고, 사이도 좋았다. 그녀는 자기 자신보다는 가족을 더 위했다.

그녀의 증상은 심각한 심장병에 걸려서 결국 사망하게 된 아버지를 18개월 이상 돌본 시점에서 가볍게 시작했다. 아버지의 병과 사망은 가족의 행복에 치명타를 가했다. 설상가상으로 어머니의 건강이 악화되고, 자매 가운데 한 명이 마음에 안 드는 남자와 결혼하자 상황은 더욱 나빠졌다. 다른 자매 한 명은 다행히 결혼을 잘 했지만, 그 무렵 어머니가 눈 수술을 받게 되면서 새로운 위기가 닥쳐왔다. 또다시 엘리자베트는 24시간 간호사 노릇을 해야 했던 것이다.

어머니와 자매들과 함께 여름휴가를 보낼 때 그녀의 증상은 더욱 심해졌다. 프로이트는 엘리자베트가 자매 가운데 한 명의 남편을 사랑하게 되었다는 것을 알아낼 수 있었는데, 본인은 그 사실을 자각하지 못했다. 그녀는 자매를 질투했고, 무의식적으로 자매의 남편을 원했다. 휴가 때문에 그와 가까워져서 무의식적 반응이 강렬해지자, 신체 증상이 나타났다.

엘리자베트의 성격 가운데 핵심 요소를 프로이트는 잘 묘사하고 있다. 그녀는 가족과 어머니의 요구에 헌신적이었다. 누구보다 높은 도덕 기준을 지니고 있어서, 자매의 남편을 무의식적으로 사랑한다는 것을 의식 차원에서는 결코 용납할 수 없었다. 프로이트가 그런 말을 하자 그녀는 프로이트에게 격렬히 화를 냈다.

프로이트는 엘리자베트의 정신적 고통이 신체적 고통으로 전환되었다고 믿었다. 그는 신체의 통증이 기질적 근거를 지니고 있고, 심리적 목적을 충족시키기 위해 정신적으로 '이용'되었다고 기술했다(의학용어로 "기질적organic"이란 그 통증이 순전히 신체 과정의 결과라는 것, 따라서 심신증이 아니라는 것을 뜻한다). 프로이트는 그 통증이 그 당시 "근육 류머티즘"(근육에 통증이 있고, 압박에 민감한 것)으로 알려진 증상이라고 진단하고, 정신이 모종의 목적을 위해 신체 통증을 이용했다고 기술했다. 즉, 정신 과정을 신체 과정으로 전환했다는 것이다. 그녀의 통증 부위는 상징적인 의미를 지니고 있는데, 하필 허벅지가 아프다는 것은 그녀가 아버지의 다리를 주무르며 자기 허벅지 위에 올려놓았던 것 때문일 수 있다고 프로이트는 주장했다.

우리의 심신 개념의 관점에서 보면 전혀 다른 그림이 나타난다. 내 해석에 따르면, 엘리자베트는 완벽주의·선행주의의 전형적인 특성을 지니고 있었다. 전형적인 보호자였던 그녀는 자신의 개인적인 욕구를 거듭 억눌렀다.

엘리자베트가 아버지를 돌보고 있던 어느 순간, 사랑의 감정이 싹텄지만 아버지를 돌봐야 한다는 생각 때문에 감정은 묵살되었다. 그녀는 젊은 남자와 사랑에 빠졌는데, 어느 날 저녁 그녀는 요행히도 그 남자와 함께 시간을 보내며 그를 향한 "정"을 느꼈다. 하지만 집에 도착하자마자 그녀는 아버지가 악화되었다는 것을 알게 되었다. 그녀는 자신의 즐거움을 좇아 아버지를 방치했다고 자책했다. 이 사건 이후 그녀는 남자를 만날 일이 거의 없었다. 상황이 그를 그녀에게서 떼어놓은 것인데, 그녀는 결혼할 유일한 기회를 놓치고 말았다고 믿었다.

이것은 자기 부정의 선행주의자를 보여 주는 완벽한 사례다. 그녀의 경우에는 잠재적인 연인과 남편을 잃었다. 그 사건 이후 엘리자베트에게 통증이 생겼다. 프로이트는 거기에 연관성이 있다는 것을 알아차리고 이렇게 해석했다.

따라서 앞서 묘사한 그런 관계가 절정에 이른 상황에서 나는 그녀의 첫 히스테리 통증의 원인을 발견할 수 있었다. 자신의 기쁨을 찾아 행복한 상태와, 집에 돌아와서 맞닥뜨린 아버지의 병이 악화된 상태 사이의 현격한 차이는 갈등을 낳았고, 이 갈등 상황은 양립할 수 없었다. 이 갈등의 결과 에로틱한 생각은 억압되었고, 이 생각과 결부된 정동은 직전 아니면 동시에 존재한 신체 통증을 되살리거나 강화하는 데 이용되었다. 따라서 내가 어딘가 다른 데서 묘사했듯이, 이것은 방어 목적을 위한 전환 메커니즘이 작용한 사례다.

내 생각은 프로이트와 사뭇 다르다. 내가 보기에 엘리자베트의 무제한의 자기희생은 무의식적으로 엄청난 격노와 마음의 고통을 낳았는데, 그러한 감정은 가족 상황과 당시의 사회 관습, 그리고 본인의 강력한 선행주의 경향 때문에 겉으로 드러낼 수가 없었다. 결국 우리가 긴장 근육염 증후군이라고 부르는 통증이 나타나게 되었다. 격노가 겉으로 드러나는 것을 막기 위해서 말이다.

이 환자가 심신 증상이 아니라 실제로 히스테리 전환 증상을 경험했다 해도 그건 피장파장이다. 그 증상의 목적은 방어인데, 그건 고통스럽고 위험한 감정을 차단하고, 의식적으로 경험하게 될지도 모를 가능성을 차단하고, 그런 상황에서 자아가 용납할 수 없는 결말을 차단하는 것이다.

프로이트가 "에로틱한 생각"을 중시한 것은 그 무렵의 그의 견해와 부합한다. 많은 신경증의 뿌리에 성적 요소가 잠복해 있다는 것 말이다. 그것은 당시의 사회 관습과도 부합하는 것이었는데, 프로이트 자신의 자기 분석에 영향을 받은 것일 수도 있다. 그러나 사례의 경우 정신의 핵심 요소는 에로티시즘이 아니라, 자기 박탈과 상실감에서 비롯한 격노와 마음 아픔이다.

엘리자베트는 자기를 희생하고 아버지에 이어 어머니까지 돌보았다. 그녀의 도덕 기준은 높았고, 완벽하기를 원했다. 그녀는 스스로 운명을 나쁘게 틀어놓았다는 것을 무의식적으로 느꼈다. 사랑도 없고, 결혼의 축복도 없고, 자녀도 없고, 그 모든 박탈감을 벌충해 줄 직업도 없었다.

그 모든 것의 결과로 강력한 무의식적 감정이 생겨났고, 통증은 그 감정이 표면화되는 것을 막기 위한 것이었다. 그 무의식적 감정이 표면화되었다면 그녀는 극도로 끔찍해 했을 것이다. 프로이트는 그녀의 통증 증상이 기질적이라고 생각했다. 신체검사를 할 때 누르거나 꼬집으면 그녀의 근육이 아팠다는 사실 때문에 정말 신체적이라고 생각한 것이다. 프로이트가 몰랐던 것은, 뇌가 "기질적" 과정을 유도했다는 사실이다. 제1장에서 말했듯이 가벼운 국소 산소 결핍을 일으킴으로써 말이다. 따라서 통증은 기질적인 것이 아니라 심인성이었다. 심리 상태의 직접적인 결과였던 것이다.

엘리자베트 폰 R의 사례는 많은 쟁점을 예시해 준다. 아마도 그중 가장 중요한 것은 무의식적 감정이 대부분의 심인성 과정, 곧 히스테리나 심신 과정의 이면 원인이라는 사실일 것이다. 이러한 개념은 상황을 역전시킨다. 프로이트는 심리적이든 신체적이든 신경증의 고통을 징벌로 보았다. 그에 반해 이제는 그 증상들이 당사자를 '보호'하기 위한 것이라는 사실이 명백해졌다. 환영받지 못할 감정이 의식 속으로 파고듦으로써 '마음 아프게' 하는 일이 없도록 말이다. 다시 되새겨 보면, 정신은 신체 증상을 일으킴으로써 두 가시 악덕을 감면한다고 판단한다. 고삐 풀린 격노나 너무나 고통스러운 감정이 표출됨으로써 삶이 망가지는 것보다는 차라리 통증에 시달리는 편이 낫다고 보는 것이다.

프로이트의 두 번째 사례는 1905년에 발행된 책에 나오는 도라의 경우다. 아주 유명하고, 꽤나 논란이 많은 이 사례의 세부 사항을 살펴보면, 프로이트가 "기질적"이라고 본 모든 신체 증상을 히스테리로 이해했다는 사실을 증명해 준다. 그것을 심신성으로 보지 않은 것이다. 히스테리 증상이든, 심신 증상이든, 정동 증상이든 그 모든 증상이 동일한 심리적 목적에 부응하기 위한 것으로 보인다는 사실을 앞서 살펴본 바 있다. 따라서 히스테리 증상과 심신 증상 사이의 신체적 차이는 진단 차원에서 우리에게 중요한 요소가 아니다. 그러나 그것은 심신의학의 역사로 볼 때는 아주 중요하다. 마음-뇌가 증상을 일으킬 능력이 있다는 사실을 프로이트가 몰랐다는 점에서 말이다. 프로이트의 환자 중에서 도라는 세 가지 유형의 증상을 모두 나타내고 있었다. 신경성 기침과 편두통은 심신 증상이었고, 발성불능은 히스테리 증상이었고, 우울증과 불합리한 적개심과 자살하려는 생각은 정동 증상이었다.

더 깊은 수준에서 보면, 도라의 사례와 엘리자베트 폰 R의 사례는 서로 닮은 데가 있다. 둘 다 그 증상이 여자라는 성적 현상 때문이라고 볼 수도 있고, 격노 때문이라고 볼 수도 있다는 점에서 그렇다. 프로이트 전기에서 피터 게이는 이렇게 제안했다. "프로이트는 도라가 사춘기 소녀로서 잔인할 만큼 이기적인 성인의 세계에 대한 믿을 만한 안내자를 필요로 한다는 사실을 인정하지 않았다. 가까운 친구가 열렬한 구애자로 바뀐 것에 대한 충격을 헤아려 줄 사람이 필요하다는 것을 인정하지 않은 것이다. 그렇게 믿음을 저버린 것에 대한 그녀의 분노를 인정하지도 않았다." 이것은 프로이트가 잘못 생각한 또 하나의 예다. 그는 억압된 격노가 누구에게나 존재하고 그 힘이 강력하다는 것을 알지 못했다.

여기서 내가 직접 경험한 사례를 제시하는 것도 좋을 것 같다. 정확할 뿐만 아니라 믿을 만하기 때문이다. 나는 아내와 여행을 할 때 심한 위식도 역류를 경험하기 시작했다. 아내와 나는 그것이 심신성이라는 것을 알고, 무의식적인 분노를 자아내고 있는 것이 무엇인가를 알아내려고 했다. 다음 중 무엇일까?

- 불편한 점이 많아서 더 이상 여행이 달갑지 않다
- 여행지가 마음에 들지 않는다
- 차라리 집에서 책이나 쓰는 편이 나았을 것이다
- 여행 기간이 너무 길다

그런데 여기에는 정답이 없는 것이 분명했다. 여행 기간 내내 증상이 완화되지 않았기 때문이다. 그 이유를 알게 된 것은 집에 돌아온 후였다. 나는 여행을 좋아하는 아내에게 긴 여행을 하기로 약속한 적이 있었다. 나는 좋은 사람이 되려고 했다. 사실은 원치 않는 일을 해야 한다는 것에 나는 무의식적으로 분노했다. 그렇다고 해서 의식적으로 아내에게 화를 낸다는 것을 내 정신은 용납하지 않았다. 이성적인 자기self도 마찬가지였다. 그래서 격노는 무의식 속에 남고, 뇌는 심한 위식도 역류 증상을 일으켰다. 물론 격노는 무의식의 아이 같고 원시적인 존재 — 이기적이고, 자기애적이고, 타인의 욕구와 필요에 대해서는 전적으로 무관심한 존재 — 의 반응이었다. 이렇게 민망할 수가. 이 장의 앞부분에서 제안했듯이, 합리적인 사람이라면 심신 증상의 통증이나 불편을 겪기보다는 무의식적 분노를 처리하길 바랄 것이다. 뇌의 결정권자가 선택할 기회를 주기만 한다면 말이다. 위식도 역류 경험을 통해 나는 내 처지를 다시 생각해 보게 되었다. 아내에 대한 격노는 부적절하고 터무니없어서, 나로서는 차라리 위식도 역류를 당하는 것이 나았다!

뇌의 전략이라는 관점에서 볼 때, 무의식적 감정으로부터 주의를 딴 데로 돌리기 위해 증상을 일으키려는 충동은 워낙 강력해서 뇌는 치사한 속임수를 서슴지 않는다는 결론을 내리지 않을 수 없다. 흔히 뇌는 본질적으로는 우호적인 신체 조작과 관련된 증상을 먼저 일으킨다. 나쁜 영향을 미치지 않고 전에도 수천 번 해본 그런 조작을 하는 것이다. 이에 대해 환자는 신체 활동 때문에 통증이 시작된 것이라고 생각하게 된다. 논리적인 허점이 있는데도 사람들은 그런 가정을 하는 경향이 높다. 뇌가 자신을 속이고 있다는 것은 알지 못하고 말이다. 심지어 그런 속임수에 대한 설명을 들어도 대부분의 사람들은 믿으려고 들지 않는다. 제1장에서 잠깐 다룬 "테니스 팔꿈치"라는 현상이 아마 가장 많이 들어본 사례일 텐데, 그 밖에도 많은 현상이 있다. 예를 들어 골프 선수는 전에 수천 번 해온 것처럼 정확하게 골프채를 휘두른다. 그리고는 어깨나 팔꿈치, 등이나 허리에 통증을 느낀다면 골프 때문에 다쳤다고 생각할 것이다. 뇌가 원하는 것도 바로 그것이다. 그 순간 심리적 상황이 심신 증상을 필요로 하다고 뇌가 결정했기 때문이다. 이것이 말도 안 된다고 생각할 독자가 많을 것이다. 그러나 나는 신체 활동이 놀랍도록 양호할 때 비슷한 일이 일어난 것을 수천 번 직접 목격했다. 안타깝게도 이런 뇌의 속임수를 의사라는 사람들이 거들어준다. 의사들 역시 심신 과정을 모르기 때문이다.

뇌는 그와 비슷한 많은 속임수를 쓴다. 발목이 삔 것과 같은 정상적인 손상 이후에, 뇌는 때로 오래 전에 치료가 끝난 긴장 근육염 증후군 통증을 재발시키기도 한다. 통증은 과거의 손상(예컨대 골절) 부위에서 곧잘 발생한다. 척추 이상이 있다는 것을 뇌가 알고 있다면, 예컨대 추간판 팽륜이나 돌출 부위 근처에서 통증을 일으킬 것이다. 그런데 뇌는 종종 다소 비효율적으로 통증을 일으켜서, 척추 이상이 환자의 통증 부위와 무관하다는 것을 의사는 알 수 있다. 이는 매우 흔한 일이다.

뇌는 무의식적 감정이 통증보다 무한히 더 위험하고 고통스럽다고 생각하는 것이 분명하다. 그렇지 않다면 왜 그처럼 용의주도한 속임수를 쓰겠는가?

긴장 근육염 증후군의 주요 특징 가운데 하나는 증상의 양상이 파블로프 조건형성의 결과처럼 전개된다는 것이다. 파블로프의 개는 종소리를 들으면 먹이가 나온다는 연상을 하도록 학습되었다. 그와 마찬가지로 사람들도 평소 학습한 대로, 어떤 증상이 생길 것이라고 '기대'한 바로 그 증상을 경험하게 된다. 엘리자베트 폰 R은 서 있고 걷는 것과 관련된 통증을 지녔는데, 그녀에게는 신경학적으로 그런 통증이 생길 만한 아무런 문제가 없었다. 비슷한 통증을 지닌 다른 환자는 걸으면 통증이 없어지는데 앉기만 하면 통증이 생긴다고 말할 수도 있다. 우리 클리닉에서 수많은 환자를 만나 본 결과, 그런 통증은 계획된 반응이라는 것이 명백했다. 환자가 그런 통증을 기대하도록 조건 지어진 것 말고는 다른 어떤 것과도 관계가 없는 반응인 것이다. 가장 흔한 심신장애가 최근에 유행하는 장애일 수밖에 없는 것도 그 때문이다.

프란츠 알렉산더의 연구에 대해 설명하며 간단히 언급했듯이, 그를 비롯해서 20세기 전반에 책을 낸 다른 많은 연구자들은 각종 심신장애의 존재를 확인했다(물론 누구에게나 흔히 일어나는 통증 증후군 역시 심신성이라는 사실은 알지 못했다). 그런데 알렉산더가 은퇴한 후 곧바로 서구 의학계는 심신의학에 대한 관심을 잃어버렸다. 마음과 몸이 하나라는 앎이 장차 의학계의 지배적인 철학이 될 것이라고 알렉산더가 생각한 것이 1950년인데, 오늘날 그런 철학은 거의 자취도 없이 사라지고 말았다. 오늘날 다수의 정신의학자를 비롯해서 사실상 의학계의 그 누구도 심신의학이 존재한다는 것조차 믿지 않는다. 그 결과 통증과 우울증이라는 유행병은 물론이고 치명적인 장애가 산업화된 세계 전역에서 창궐하고 있다.

04
치료

유난히 지적이고 다소 회의적인 여성 환자에게 심신의학을 설명해 주던 때가 생각난다. 어느 순간 그녀는 어렴풋이 냉소를 머금은 채 심술궂은 눈빛으로 나를 보더니 말했다. "그러면 통증이 사라진다고요? 그렇게 쉽게요? 사노 박사님의 말씀을 믿고 싶지만, 저로서는 그렇게 쉽게 믿을 수가 없어요."

그녀는 이해를 하지 못했다. 그래서 나는 이렇게 말했다. "나아지기 위해 필요한 것은 믿음이 아니라 이해입니다."

그것이 바로 심신장애 치료의 핵심이다.

1970년대 초에 나는 긴장 근육염 증후군이 심신성일지 모른다는 생각을 하기 시작했다. 내가 만난 거의 모든 사람이 평생 한두 가지 심신 증상을 보인 적이 있기 때문이다. 등통증과 같은 명백한 신체 증상도 심신성일 수 있다는 생각이 얼토당토않은 것 같았지만, 나는 가정의로서 9년 동안 경험한 것만이 아니라 나 자신의 개인적인 병력과 인격 때문에도 그런 생각을 받아들일 수 있었다. 그래서 나는 실험에 들어갔고, 그런 증상을 가진 사람들을 접하게 되자 거의 곧바로 긍정적인 결과를 얻기 시작했다. 그 전에 여러 해 동안 나는 전통적인 진단을 내렸다. 요추 염좌(허리 삠), 근육 당김, 복근 허약, 두 다리 길이 차이, 각종 척추 장애, 추간판 공간 감소 따위의 전통적 진단을 내린 것이다. 다리에 통증이 있을 경우 좌골신경통 진단을 내리기도 했다. 좌골신경이 다리 통증과 관계가 있다는 것이 전혀 명백하지도 않았는데 말이다. CT와 MRI 같은 주목할 만한 진단 도구는 아직 등장하지 않은 때라서, 추간판 탈출증을 진단하기 위해서는 척수 조영상(척주관으로 조영제를 넣어 이상 유무를 알아보는 방사선 진단법) 방법을 써야 했는데, 그나마도 결과가 늘 분명치는 않았다.

초기 단계의 침상 안정을 포함한 비수술 표준 치료법은 다음과 같았다. "근이완제"와 진통제 따위의 약물 치료, 초음파를 이용한 심부 열 치료 따위의 물리치료, 심부 마사지, 능동 운동, 진통제나 스테로이드 주사 등이 그것이다. 치료자는 또한 금지할 자세, 무거운 물건을 들어 올리는 방법 따위에 대한 온갖 훈계를 하는 훈련도 받았다. 환자는 신체 활동을 크게 줄여야 했고, 영원히 포기해야 하는 신체 활동이 있다는 말을 듣기 일쑤였다.

그런 치료를 한 성과는 빈약했고 성과 예측이 가능하지도 않았다. 나는 좌절했고 전혀 성취감을 느낄 수 없었다. 실패가 불가피했던 것은 내가 무엇을 다루고 있는지 몰랐기 때문이다. 요점이 너무나 명백해서 중언부언할 필요가 없겠지만, '정확한 진단이 없으면 성공적인 치료도 없다.' 동료들과 내가 성공적인 치료를 해온 것은 우리가 정확한 진단을 내렸기 때문이지, 올바른 치료법을 발견했기 때문이 아니다. 급성이나 만성통증 문제에 대한 "접근법approach"이 아니라 다만 진단이 우리에게 있었을 뿐이다.

장애의 본질상, 병이 등장하면 치료법도 등장하는 것이 자연스러운 귀결이다. 긴장 근육염 증후군을 비롯한 심신장애의 경우도 마찬가지였다.

'앎'이 긴장 근육염 증후군 치료의 열쇠였다는 것이 곧 명백해졌다. 환자의 문제를 전적으로 해소하기 위해서는 그밖에도 다른 것이 필요할 수 있다. 예컨대 정신요법을 받을 필요가 있을 수 있다. 어쨌거나 환자는 긴장 근육염 증후군의 심리와 생리, 그리고 그 관련성을 알 필요가 있다. 정신분석가들이 환자로 나를 찾아왔을 때, 명백히 알게 되었다. 정신분석가들은 자신의 특성과 무의식의 역동성, 삶의 쟁점 ― 긴장 근육염 증후군의 발생과 관련해서 우리가 중시하는 그 모든 것 ― 에 대해 철두철미하게 파악하고 있지만, 그럼에도 긴장 근육염 증후군에 시달린 것은 긴장 근육염 증후군에 대해 아무것도 알지 못했기 때문이다.

마찬가지로 초기에 명백히 드러난 또 다른 결정적인 치료 요소가 있다. 환자는 긴장 근육염 증후군의 과정을 '이해'해야 할 뿐만 아니라, 전적으로 '수용'할 수 있어야 한다. 믿어야 하는 것이 아니라 그 개념을 받아들여야만 하는 것이다. 맹목적인 믿음이 속임약 효과 같은 치료로 이어질 수도 있다. 그와 달리 알고 받아들이면 항구적인 치료로 이어진다. 받아들이지 못하는 것은 "치료"에 걸림돌이 되는데, 그 이유는 긴장 근육염 증후군 개념을 받아들이지 못하게 하는 것이 바로 긴장 근육염 증후군을 유지하려는 정신의 전략 가운데 하나이기 때문이다. 몇 해 전에 젊은 여성 환자가 간명하게 표현했듯이, "증후군의 부정이 곧 증후군의 속성"인 것이다. 정신은 통증을 불러일으킬 뿐만 아니라 의심도 불러일으킨다. 증후군이 계속 진행되는 것이 더 낫다는 듯이 말이다.

초기에 이런 사실이 명백해진 것은 이해하고 받아들인 환자만이 개선되었기 때문이다. 초기에는 긴장 근육염 증후군 심리에 대한 내 개념이 초보적이었는데도 그랬다. 그러나 그런 초기에도, 양심적이고 근면하고 책임감이 높고, 종종 완벽주의자인 사람들이 긴장 근육염 증후군을 일으키기 쉽다는 사실은 알고 있었다. "선행주의" 경향도 마찬가지로 중요하다는 것을 알게 된 것은 몇 년 더 지나서였다.

그런데 여기 얼토당토않아 보이는 점이 또 있었다. 신체적 통증이 심신성일 뿐만 아니라, 그것에 대해 배움으로써 통증을 멈출 수가 있었던 것이다! 정말 믿기지 않았다. 오늘날까지 그토록 믿기 어려운 것은 달리 없었다. 그건 너무나 대단해서 사실 같지가 않았다.

그런데 우리는 또 얼토당토않아 보이는 세 번째 것을 추가할 수 있다. 긴장 근육염 증후군에 관한 세 권의 내 책 가운데 한 권을 읽음으로써 수많은 사람이 스스로 "치료"를 한 것이다. 첫 번째 책인 『통증을 이기는 마음의 힘』도 거기에 포함되는데, 그 책은 당시 긴장 근육염 증후군 심리에 대한 지식이 부족할 때 쓴 책이다. 두 번째 책인 『통증혁명Healing Back Pain』은 그런 점에서 가장 성공적이었다. 독자의 다음 편지가 그 점을 잘 보여 준다.

> 친애하는 사노 박사님,
>
> 『통증혁명』을 펴내신 것에 대해 개인적으로 감사의 말씀을 드리고 싶습니다. 믿을 수 없을 만큼 대단한 이 책은 저를 계몽하고 고쳐시키며, 도전의식을 불살라주어, 말 그대로 저는 확연히 달라졌습니다. 선생님의 지식과 선견지명을 나누어주신 데 대해 진심으로, 언제까지나 감사하지 않을 수 없습니

다.

1976년에 시작해서 무려 24년 동안 저는 주기적으로 몸을 쇠약하게 하는 강렬한 등통증과 목통증을 앓았습니다. 해가 갈수록 급성 재발이 잦아지고, 몸은 더욱 쇠약해지고, 지속 시간도 길어졌습니다. 통증을 없애려고 여러 해 동안 수많은 의사와 카이로프랙터를 찾아다녔습니다.

1998년 무렵, 저는 고통과 연축 때문에 때로 기어 다녀야 할 정도로 상태가 악화되었습니다. 당시의 MRI를 보면 허리뼈 두 군데에 추간판 탈출증이 보이고, 목뼈 두 군데가 일부 부서진 것이 보였습니다.

그 후 2년 이상 저는 말 그대로 수백 시간 치료를 했습니다. 물리치료, 롤핑, 침, 스테로이드 척수 주사, 여러 외과의사와의 상담뿐만 아니라, 다양한 근이완제와 항염증제도 써 보고, 기타 각종 처방약을 복용했습니다. 그 모든 치료를 받은 결과, 저는 부엌 바닥 청소라도 한 번 하면 몸이 뒤틀리고 몇 날 며칠 심한 통증에 시달렸습니다.

저는 결국 전적으로 등통증에 얽매여 살게 되고 말았습니다. 절망적인 상태에서 마침내 『통증혁명』이라는 책을 읽어보기로 했습니다. 기대는 전혀 하지 않았죠. 그런데 매 쪽마다 제 성격 특성을 말하고 있지 뭡니까. 지나치게 양심적이고, 과도하게 책임감이 강하고, 강박적이고, 남들이 편협한 제 기준에 맞춰 행동하길 바라고, 무엇보다도 타협할 줄 모르는 완벽주의자라는 게 그것입니다.

『통증혁명』을 완독하자마자, 지난 24년 동안 신체적으로 저에게 족쇄를 채운 심리적 사슬을 훌훌 털어버릴 때가 되었다는 것을 확신하게 되었습니다. 저는 낫겠다는 일념과 흥분된 마음으로 곧바로 자가 치료에 들어갔습니다.

추천한 치료 전략을 곧이곧대로 따랐죠. 회복되기 시작한 지 4주 만에, 등 통증은 완전히 사라졌습니다. 올 6월이면 만 3년이 되는데, 한 번도 재발한 적이 없습니다. 『통증혁명』을 읽지 않았다면, 지금 제 인생이 어떤 꼴일지 정말 상상도 안 됩니다.

진심으로 감사드립니다.

M 올림.

내 책을 읽는 것만으로 "치료"를 할 수 있다는 사실은 우리의 치료 프로그램이 속임약 효과를 내고 있는 게 아니라는 확실한 증거다. 어떻게든 속임약 효과로 해석할 수 없는 치료는 없다. 카리스마를 지닌 개인의 영향력도(그것이 정보의 획득일 뿐이라 해도) 속임약 치료 효과가 있다고 볼 수 있다. 그런데 맹목적인 믿음은 관련되지 않았고, 위 편지에 잘 나타나 있듯이, 치료 결과는 항구적이다. 속임약 효과는 결코 그렇지 못하다. 속임약 효과일 경우에는 증상 필요증 때문에 같은 증상이 다시 재발하거나, 다른 증상이 발생한다.

긍정적인 결과를 얻기 위해서는 진단을 받아들이는 것이 꼭 필요하다. 그런데 그러한 진단에 마음을 여는 사람이 워낙 소수라서, 나는 진료 약속을 잡으려는 모든 이들과 전화 대화를 나눈다. 여러 해 경험을 해본 결과, 치료 프로그램 후보로 적격인가 아닌가를 판단하는 것은 어렵지 않다. 적격이 아닌 사람과는 진료 약속을 잡지 않는다. 그것이 그들이나 나 자신을 위해 좋은 일이다. 그것은 사람을 차별하는 것이 아니라, 성공적인 치료를 위해서는 그럴 수밖에 없는 것이 현실이다. 외과의사가 위험을 무릅쓰고 수술을 해도 성과를 기대하기 어려운 수술은 하지 않는 것과 비슷하다. 그것은 우리 치료 프로그램이 통계적으로 성공적일 수 있었던 한 요인이기도 하다. 사전에 걸러내는 작업은 명백히 심신성이 아닌 장애를 지닌 사람을 솎아내는 작업이기도 하다.

● 치료 프로그램

치료는 상담과 병력 파악, 신체검사로 시작된다. 그리고 그 진단이 환자에게 얼마나 타당한가에 관한 논의로 이어진다. 먼저 통증 증후군의 세부사항에 대해 알아보고, 초기와 후속 과정에 대한 환자의 묘사를 듣고, 정확한 통증 부위, 양상, 그리고 특히 일생생활에 미치는 영향을 파악한다. 과거력, 처방받았던 약, 진단 연구 결과가 기록된다.

내가 무엇보다 중시하는 것은 환자의 정신사회 병력이다. 즉, 결혼 여부, 결혼했다면 자녀 유무, 출생지, 어린 시절과 청소년기의 삶의 질을 파악하고, 아울러 부모의 성격과 부모와의 관계를 참고한다. 현재 부모의 연령과 건강 상태, 형제자매 관계, 학력과 사회 경력도 참고한다. 그리고 환자 스스로 자신의 성격이 어떻다고 생각하는지 물어본다. 일상의 스트레스인자 목록을 만들고, 정신요법을 받은 적이 있는지 알아본다.

신체검사는 신체장애를 다루는 의사의 신의 성실한 자세를 뒷받침하는 것으로, 심신성 장애에도 매우 중요한 것이다. 심리학자나 정신과의사, 사회복지사가 내리는 심신성 진단은 대다수 환자가 인정하지 않을 것이기 때문이다. 신체검사를 하면 그 밖에도 증상 부위의 의미를 파악할 수 있는 기회가 생긴다. 신경해부학적 세부 사항을 파악함으로써 통증의 근원을 밝혀서, 구조적 이상이라는 진단에 일관성이 없음을 밝히는 데 도움이 되고, 그와 관련된 그 밖의 여러 신체 요인을 밝히는 데도 도움이 된다. 환자 교육은 신체검사 기간 중에 시작된다.

신체검사를 통해 진단이 확인되면, 남은 상담 시간에는 심신 과정에 대한 논의를 하고, 그 진단이 환자에게 얼마나 타당한가를 논의한다. 그리고 2시간에 걸친 기초강의로 시작되는 치료 프로그램의 세부 사항에 대해 이야기한다.

● 기초 강의

긴장 근육염 증후군은 증상이 아주 다양하다는 특징을 지녔다. 그러나 그 모든 증상이 노리는 심리적 목적은 동일하고 이면 심리도 매우 유사하기 때문에 교육 목적을 위해 환자들을 한 자리에 모으는 것도 적절한 방법이다. 강의가 시작된 것은 여러 해 전에 '성공적인 치료를 위해서는 장애에 대한 지식이 꼭 필요하다'는 사실이 명백해진 다음부터다. 여러 해가 지나면서, 강의의 치료 효과는 전달된 정보를 토대로 한다는 사실이 분명해졌다. 그런 사실은 강의하는 동안의 환자들 반응을 통해, 그리고 강의 후 꽤 신속히 환자들의 통증이 사라지는 경우가 많다는 사실을 통해 알 수 있었다.

강의를 시작하기 전에 출석 점검을 한 후, 참석자들은 실제로 학교에 있으며 실제로 뭔가를 배우기 위해 학교에 왔다는 사실을 지적한다. 긴장 근육염 증후군을 낫게 하는 궁극적인 요소는 지식이라는 것을 경험으로 알고 있기 때문이다. 뇌가 심신 과정을 멈추게 하기 위해 그들은 반드시 두 조건을 충족해야 한다.

- 통증의 원인이 신체적·구조적 이상 때문이라는 설명을 거부해야 한다. 그 대신 뇌가 선의로 변화시킨 생리 작용 때문이라는 사실을 받아들여야 한다. 긴장 근육염 증후군의 신체적·감정적 토대가 바로 그것이다.
- 통증은 심리 상태에 대한 반응이며, 긴장 근육염 증후군과 그 등가물이 신체 반응으로 나타나는 것은 누구에게나 있을 수 있는 보편적인 경향이며, 일상생활의 정상적인 부분이라는 사실을 인정해야 한다.

위와 같은 두 조건이 충족되지 않으면 증상은 결코 개선되지 않을 것이라는 사실을 확실히 주지할 필요가 있다. 그것은 증상의 목적이 무의식의 감정 현상으로부터 주의를 딴 데로 돌리는 데 있다는 사실 때문이다. 환자가 신체 증상에 아랑곳하지 않고 심리 문제에 관심의 초점을 맞추면 무의식적인 뇌의 전략을 효과적으로 무산시킬 수 있었다. 이것은 단지 이론이 아니라 수천 명의 환자가 입증한 사실이다. 강의는 그러한 인식의 변화를 위해 계획된 것이다. 획득한 정보는 무의식 속에서 긍정적인 반응을 유도하는 것이 분명하다. 무의식적으로 생성된 증상이 멈추기 때문이다. 긍정적인 반응이 무엇인지는 나중에 살펴보겠다. 현재 강의는 두 부분으로 이루어져 있다. 전반부에서는 긴장 근육염 증후군의 해부학과 생리학을 강의하고, 흔히 통증의 원인으로 잘못 알고 있는 추간판 이상 같은 병의 구조적 조건이라는 것이 얼마나 다면적인가를 강의한다. 후반부에서는 긴장 근육염 증후군의 심리와 치료에 대해 강의한다.

전반부 강의는 지난 50여 년 이상에 걸친 근골격 장애의 역사를 살펴보면서 시작된다. 제1장에서 다룬 유행병의 역사를 개관하는 것이다. 환자는 심신장애라는 유행병이 어떤 경우에 발생하는가를 알 필요가 있다. 장애를 "구조적·신체적" 원인 탓으로 돌릴 때, 그 장애가 유행할 때, 그리고 치료가 가능할 때 심신장애가 만연하게 된다. 노르웨이에서 "채찍질 증후군"으로 증명되었듯이 말이다.

긴장 근육염 증후군의 생리학에 관해서는, 통증만이 아니라 무감각과 저림, 심지어 근육 쇠약 등의 신경학적 증상은 가벼운 산소 결핍에 따른 것으로, 관련된 근육이나 신경, 힘줄에 아무런 손상이 일어나지 않는, 우호적이며 일시적인 증상이라는 사실을 환자에게 일깨워 준다. 그것이 중요한 이유는, 환자들이 거의 불가피하게 사실을 잘못 알고 있고, 의사든 아니든 조언자들의 말 때문에 겁을 내고 있기 때문이다. 그들의 조언은 증상을 악화시키는 경향이 있다. 환자가 근육 쇠약을 느낄 만큼 불운하다면, "항구적인 신경 손상"을 예방하기 위해 수술을 받아야 한다는 조언을 듣기 마련이다. 그 이유는, 긴장 근육염 증후군이 무엇인지 모르는 의사들이 객관적인 증거도 없이 우연찮게도 구조적 이상이 영상 검사에 나타나기라도 하면 무조건 신경이 손상되었을 것이라고 가정하기 때문이다.

여러 해 전에 나는 대부분의 경우 구조적 이상이 증상의 참된 원인이 아니라고 결론을 내렸다. 통증과 근육 쇠약(실제로 무력하다고 치고) 해당 부위와 구조적 이상 사이에 아무런 관계가 없다는 것을 알았기 때문이다. 제1장에서 썼듯이, 임상적으로 그처럼 명백히 관계가 없는데도 의사들이 수술 같은 위험한 치료를 감행한다는 것은 어처구니없는 일이다. 의학계의 더러운 비밀 가운데 하나가 바로 그것이다. 임상의학이라는 것이 많은 사람들이 믿고 싶어 하는 것만큼 그렇게 항상 과학적이지는 않다는 것 말이다. 지난 32년 이상 우리가 만난 추간판 이상 환자 수천 명 가운데 수술을 거부하고 우리의 긴장 근육염 증후군 치료를 받은 후 "항구적인 신경 손상"을 당한 사람은 '단 한 사람도 없다.'

환자는 증상의 원인만이 아니라, 원인이 '아닌' 것이 무엇인가를 아는 것이 중요하다. 그래서 강의 시간에, 통증의 원인으로 잘못 알고 있는 가장 흔한 구조적 이상에 주목한다. 추간판 이상 외에도, 척추의 퇴행 변화, 척주관 협착증, 척추 전방 전위증, 척주 옆굽음증 따위도 포함된다.

신체에 대한 강의에서는 가장 흔한 긴장 근육염 증후군 등가물에 대해서도 언급된다. 언제 어디서나 존재하는 상하부 위장관 장애, 피부병과 알레르기, 흔한 두통, 어지럼, 귀울림 등이 그것인데, 이 모든 증상은 심각한 장애가 배제되고 나면 일반적으로 심신성이다. 수많은 심신장애 가운데 현재로서는 긴장 근육염 증후군이 가장 흔히 나타나지만, 긴장 근육염 증후군이 유일한 심신장애는 아니라는 사실을 환자들은 알 필요가 있다.

그 후 강의는 전형적인 긴장 근육염 증후군과 관련된 근육과 신경, 힘줄에 대한 이야기로 넘어간다. 강의에 포함된 그 모든 주제를 세 권의 책에서 다루었지만, 직접 말로 전달하면 글보다 전달 효과가 더 크다.

아주 중요한 긴장 근육염 증후군의 특징은, 환자가 파블로프 조건형성을 토대로 해서 초기에 일찌감치 증상 양상을 발전시킨다는 점이다. 환자들은 언제 어떤 상황에서 통증이 생기는지 아주 자세히 이야기한다. 그리고 통증이 시작하거나 악화되는 특별한 활동, 특별한 자세, 또는 밤이나 낮의 특별한 시간대가 있다면, 거기에 뭔가 문제가 있다고 가정한다. 그러한 양상이 파블로프 조건형성처럼 사전에 계획된다는 것은 명백한 사실이다. 치료를 하면 이내 양상이 사라지는데, 만일 구조적 이상 때문이라면 그럴 리가 없기 때문이다. 환자는 예컨대 앉아 있거나 걸을 때 반드시 통증이 생긴다 해도 그것이 몸에 해가 되는 것은 아니라는 지식을 갖게 됨으로써 마음이 편안해진다.

강의의 전반부는 증후군이 심해지거나 항구화되는 것에 대한 두려움이 어떤 역할을 하는가에 대한 논의를 하며 마무리된다. 환자는 구조적 이상을 묘사하는 데 쓰이는 '퇴행', '붕괴', '탈출증' 따위의 말에 겁을 먹는다. 그래서 신체 활동을 두려워하게 되는데, 어떤 자세는 취하지 말라는 경고까지 받는다("허리를 숙이지 말고 무릎을 구부린 자세로 물건을 들어라"). 통증이 오래 지속되었다면 그 때문에 몸을 못 쓰게 될까봐 두려워하거나 할 일을 못 할까봐 걱정한다. 그런 공포가 바람직하지 않다는 것은 두말할 나위가 없다. 그러나 환자들은 이제까지 잘못 알고 있었으며, 그들이 겪고 있는 장애는 본질적으로 스스로를 위한 우호적인 장애라는 사실을 알고 안심할 필요가 있다.

강의 후반부에서는 이 책 제3장과 이번 장의 내용을 다루는데, 무의식의 기본 유권자라고 할 수 있는 이드, 자아, 초자아를 묘사하며 시작된다. 그 후 우리는 아이 같은 자기애, 의존성, 열등감 등 부정적이고 위협적이며 말썽 많은 무의식의 주민들을 살펴본다. 마지막으로, 신체 증상의 직접 원인인 무의식적 격노, 마음 아픔, 슬픔 등에 초점을 맞춘다. 나는 격노 자체에만 초점을 맞춰서는 아무런 소용이 없다는 것을 강조한다. 극히 예외적인 상황이 아닌 한 격노가 의식으로 표출되는 일이 없기 때문이다. 환자는 격노 등 감정 반응의 다음 네 가지 원천을 주목해야 한다.

- 분노, 마음 아픔, 슬픔이 뿌리를 내리고 있는 어린 시절
- 분노가 유래한 완벽주의와 선행주의라는 스스로 부과한 압박

- 분노를 자아낸 삶의 압박
- 격노의 축적을 부추기는 죄책감, 수치심, 공포, 불안정, 기타 취약점

통증의 주된 목적은 격노가 의식되지 않게 하려는 것일 텐데, 그와 더불어 정신은 어린 시절의 흔한 유산인 마음 아픔과 슬픔을 느끼지 않게 하려고 한다는 사실 또한 우리는 강조한다.

격노의 원천에 대한 논의를 통해 환자들은 삶에 대한 의식적 반응과 무의식적 반응 사이에 현격한 차이가 있다는 것을 유념하게 된다. 이 책의 제목 『The Divided Mind』(원제)에 반영된 그 차이 말이다. 우리 인간은 해부학적으로나 행동상으로 저마다 끊임없이 갈등하는 서로 다른 두 사람이다.

앞에서 다룬 헬렌의 이야기는 고통스러웠던 어린 시절 경험의 영속성과 심신성 신체 증상의 목적을 극적으로 보여 준다. 그것 역시 강의의 중요 내용이다. 나는 그녀에게서 편지를 받기 1년 전에 그녀를 만나 등통증을 성공적으로 치료했다. 아버지에게 성폭행을 당한 어린 시절 경험을 수십 년 동안 까맣게 잊고 있다가, 마침내 기억을 하기 시작했다고 그녀는 편지에 썼다. 그녀는 자기 지역의 근친상간 피해자 모임에 참석하기로 결심했다. 그런 일은 물론 매우 감정적인 경험이어서, 그날 이후 그녀는 허리통증을 느끼기 시작했다. 그녀는 그것이 긴장 근육염 증후군이니까 걱정할 것 없다고 자위를 했지만, 이후 36시간이 지나면서 통증이 점점 심해졌다. 둘째 날 아침에는 심각한 통증 때문에 실제로 활동 불능 상태가 되었다. 그녀는 긴장 근육염 증후군에 대한 지식을 되새겼지만 왜 그토록 악화되었는지 이해할 수가 없었다. 그녀가 알지 못했던 것은, 그토록 오랫동안 잠복해 있던 막대한 격노, 수치심, 마음 아픔의 독소가 같은 일

을 겪은 사람들을 만남으로써 자극을 받아 의식에 점점 더 가까이 접근했다는 사실이다. 정신은 그러한 감정이 의식에서 폭발하는 것을 막기 위해 필사적으로 통증을 점점 더 악화시켰다. 그 후 결국 정신이 지고 말았다. 헬렌은 전에 없이 서럽게 울기 시작했고, 격노했고, 손목을 긋고 죽어버리고 싶었다. 독소가 그렇게 배출되자 사실상 모든 통증이 사라졌다.

그 후 나는 환자들에게 격노가 헬렌의 경우처럼 배출되지는 않을 것이라고 말한다. 헬렌의 경우는 아주 예외적인 자극을 받은 결과였기 때문이다. 헬렌의 사례는 통증을 비롯한 여러 증상이 심신장애에서 어떤 역할을 하는가를 극명하게 보여 준다. 그 역할은 감정이 폭발하는 것을 막는 것이다. 헬렌의 경험과 같은 예외가 있다는 것은 규칙이 있다는 증거다. 전에 나는 그런 규칙이 있다는 것을 알지 못했다. 규칙이란, 격노가 겉으로 드러나려고 하지 않는다는 것이다. 자극이 충분히 강하면 예외가 가능하다.

강의 말미에는 "치료"를 위해 반드시 알아야 할 것들을 제시한다.

- 통증이란 존재하지 않으며 사소하다(기능적으로 의미가 없다)
- 신체적 제약을 가해야 할 일이 없으며, 신체 활동에 대한 두려움도 불필요하다
- 모든 물리치료는 중단되어야 한다

신체 활동에 관해 말하자면, 우리의 환자들 일부는 신체 활동을 결코 중단하지 않는 반면, 대다수는 통증에 겁을 먹고 대부분의 신체 활동을 두려워한다. 그러한 두려움은 극복되어야 한다. 몇 년 동안 우리는 환자들에게 통증이

사라지면 무제한의 신체 활동에 적극 참여하라고 조언을 해왔고, 그 결과 신체에 문제가 생긴 일은 한 건도 없었다는 사실을 환자들에게 말해 준다. 강의 결과 즉각 통증이 사라졌다고 보고하는 환자들이 많지만, 과거 수준의 신체 활동으로 복귀할 용기를 내는 데는 몇 달이 걸렸다고 고백하는 환자들도 많다.

강의 말미에 나는 환자들에게 연구 과제를 주고, 이후 몇 주 동안 전화를 해서 진전 사항이나 문제점을 알려달라고 말한다. 과제가 끝난 후 우리는 좀 더 치료 프로그램이 필요한가의 여부를 결정하게 된다.

● **일일 연구 프로그램** (최근 사용 중인 프로그램을 그대로 인용)

당신은 저와 상담을 마쳤습니다. 기본 강의를 들었고, 그 후 아마 이렇게 생각했을 것입니다. "이제 뭘 어쩌지?"

회복의 원리는 긴장 근육염 증후군이 어떤 것인가를 이해하고, 그 부위가 어디가 되었든 간에 당신의 통증이나 무감각, 저림, 근육 쇠약 등의 원인이 바로 긴장 근육염 증후군이라는 사실을 인정하는 것입니다. 당신은 다른 진단들을 받은 적이 있는데도 이 프로그램에 참여하게 되었다면, 그것은 다른 진단이 옳지 않다는 뜻입니다. 당신은 X선이나 MRI 검사 결과 이상이 있을 수도 있지만, 당신의 증상은 그런 이상 때문이 아닙니다. 낫기 위해서는 과거의 의료 경험을 모두 잊어버리고, 이 프로그램에 집중해야 합니다. 과거에 들었던 모든 말 — 진단을 비롯해서, 무엇을 해서는 안 되고 어떻게 해야 하는가 등 — 을 다 잊어버릴 때 회복 과정은 가속화될 것입니다. 긴장 근육염 증후군을 이해하는 데 집중하십시오. 당신의 등이나 목, 다리나 팔은 지극히 정상입니다! 당신의 증상은 모두 가벼운 산소 결핍 때문인데, 그것은 몸에 해로운 것이 아니지만 매우 심한 통증을 일으킬 수 있습니다. 통증이 언제 어디서 생기는가는 중요하지 않습니다. 날마다 이런저런 것들을 생각함으로써 뇌의 프로그램을 변화시키면 통증은 멈추게 될 것입니다.

교육 프로그램 — 강의와 그 이후 저와의 면담 — 만으로 긴장 근육염 증후군을 지닌 사람 가운데 약 80%가 회복이 됩니다. 약 20%는 서희 심리학사 가운데 한 분과 좀 더 상담을 함으로써 회복 과정을 마치게 됩니다. 그것은 부끄러운 일이 아닙니다. 우리의 무의식적 정신 속에서 진행되고 있는 일들을 안다는 것은 우리에게 좋은 일이고, 좋은 정신요법이라는 게 바로 그런 것이기 때문입니다.

이제 다음과 같이 하시기 바랍니다.

1. 조금씩 활용해 온 책(『통증혁명Healing Back Pain』 또는 『TMS 통증치료혁명The Mindbody Prescription』)을 다 읽지 않았다면 끝까지 통독하십시오. 그 후 심리와 치료에 관한 대목을 날마다 읽으십시오. 특히 당신과 관련된 내용이 나올 때는 더욱 꼼꼼히 읽으십시오.
2. 가능하면 아침에 15분, 저녁에 30분, 날마다 짬을 내서 제가 제안하는 내용을 복습하십시오.
3. 무의식의 고통스럽고 위협적인 감정은 통증을 필요로 합니다. 그런 감정이 당신의 내면에 도사리고 있지만, 느끼지는 못합니다.
4. 그런 감정의 원인으로 여겨지는 모든 것들의 목록을 만드십시오.
5. 목록의 각 항목에 관한 글을 쓰십시오. 길면 길수록 좋습니다. 글을

쓰다 보면 당신의 인생에 중요한 감정적인 부분에 관심의 초점을 맞출 수 있게 될 것입니다. 그러한 감정의 원천은 다양할 수 있습니다.

ㄱ. 어린 시절에 생긴 분노, 상처, 마음 아픔, 슬픔은 평생 간직하게 될 것입니다. 무의식에는 시간이 존재하지 않기 때문입니다. 어린 시절을 비롯한 인생의 그 어느 때라도 무의식에서 경험된 감정은 영원히 지속됩니다. 신체적·성적·정서적 학대는 커다란 고통과 슬픔을 남깁니다. 그러나 적절한 감정적 지지와 충분한 배려, 사랑을 받지 못하는 것도 분노와 슬픔, 고통을 초래합니다. 어린 시절에 의식하지 못했다 해도 무의식에서는 늘 잠복해 있습니다. 지나치게 엄격한 기강, 터무니없는 기대 따위도 감정의 골을 남깁니다. 아이를 아이답지 못하게 하는 모든 것들 또한 그런 범주에 속하니, 모두 목록에 포함시키십시오.

ㄴ. 긴장 근육염 증후군을 지닌 대다수 사람의 경우, 어떤 성격 특성은 내면의 감정적 고통과 분노를 자아내는 무엇보다 큰 원인이 됩니다. 그것을 목록의 맨 앞에 기재하십시오. 당신은 자기 자신에게 많은 것을 기대하는가. 완벽하기 위해, 큰 성취를 이루기 위해, 성공하기 위해 자신을 몰아붙이는가. 자기 자신을 좋게 평가하는 데 인색한가. 너무나 양심적인가. 그렇다면 무의식에서 분노가 불타오르고 있을 가능성이 높습니다. 남들의 평가에 민감하고, 뿌리 깊은 열등감을 지닌 사람이 많은데, 그것 또한 내면의 분노를 야기하는 원인이 됩니다. 사실 열등감이야말로 우리가 완벽해지고 좋은 사람이 되고자 애를 쓰는 주된 이유일 수 있습니다.

남들을 즐겁게 해주려는 욕구가 강하고, 남들이 당신을 좋아하길 바라는가. 모든 사람에게 도움을 주고 싶어 하는가. 가족과 친구, 친척들을 늘 염려하는 보호자 유형의 성격인가. 그것 또한 내면의 분노를 부추길 것입니다. 우리의 정신은 그런 식으로 작용합니다. 우리 무의식 속의 아이는 그 누구도 아닌 자기 생각만 합니다. 그래서 완벽하거나 좋은 사람이 되어야 한다는 압박에 화를 내게 됩니다.

ㄷ. 내면의 마음은 완벽하고 좋은 사람이 되어야 한다는 압박에 반발하듯이 삶의 각종 압박에 대해서도 화를 냅니다. 따라서 당신의 삶에서 압박감이나 책임감을 부추기는 모든 사항을 목록에 포함시켜야 합니다. 예컨대 직장, 결혼을 했다면 배우자, 당신이 부모라면 자녀, 생존해 계시는 부모, 그리고 물론 당신의 삶에서 진행 중인 모든 큰 문제를 포함시키십시오.

ㄹ. 어떤 사람에게는 나이가 든다거나 언젠가는 죽어야 한다는 사실이 내면의 분노를 자아내는 미묘하면서도 중요한 원천이 됩니다. 그런 사람들은 뜻밖에 아주 많습니다. 의식적으로는 그런 사실을 합리화하면서도, 무의식적으로 우리는 화를 냅니다. 누군가 아무리 좋은 사람이라 해도 친밀한 인간적 관계가 흔히 무의식적 분노의 원천일 수도 있습니다. 부모나 배우자, 자녀에게 의식적으로 분노를 터트리기는 어렵기 때문입니다.

ㅁ. 당신이 분노나 짜증을 의식하면서도 겉으로 표현은 할 수 없는 상황들을 목록에 덧붙이십시오. 이유는 상관이 없습니다. '억압된' 그런 분노는 내면화되어, 긴장 근육염 증후군을 일으키는 격노의 저장소에 축적이 됩니다. 위에서 논의한 분노는 모두 무의식에 '억압된' 것으로,

당신은 그 분노를 느끼지 않으며, 분노가 존재한다는 사실도 모릅니다.

이제까지 무의식적 분노를 야기할 수 있는 많은 것들을 언급했습니다. 그것들은 함께 작용해서 무의식적 '격노'를 격화시킬 수도 있습니다. 그러나 두려워하지 마십시오. 사람들은 누구나 자기 자신이나 생활환경으로부터 압박을 받습니다. 또한 사람들은 누구나 무의식에 어느 정도의 격노가 있습니다. 이 프로그램은 뇌가 통증을 일으키는 것을 막기 위한 것입니다. 뇌는 당신의 주의를 딴 데로 돌리고자 합니다. 그러지 않으면 격노와 마음 아픔, 슬픔 등이 겉으로 드러나서 의식되는 것을 두려워하기 때문에 통증을 불러일으키는 것입니다. 당신은 차분히 앉아서 날마다 그런 것들에 대해 잘 생각해 봐야 합니다. 그러면 의식적인 마음에서 무의식적인 마음으로 생각이 전해지게 됩니다. 뇌가 통증을 일으키는 것을 멈추기 위해서는 그렇게 무의식에 이르러야 합니다.

고통이 완전히, 또는 거의 사라지면 두려워했던 신체 활동을 하기 시작합니다. 긴장 근육염 증후군을 지닌 사람은 선뜻 활동에 나서기가 참 어려워서, 다시 왕성한 신체 활동을 할 수 있기까지는 몇 주에서 몇 달씩 걸릴 수도 있습니다. 그러나 당신의 등, 목, 어깨를 비롯한 모든 통증 부위가 실은 정상이라는 것을 당신이 진심으로 확신하기 위해서는 의도적으로 신체 활동을 해야 합니다.

포기하지 마십시오. 시간과 공을 들여서 이 일을 해내야만 합니다.

통증에는 주의를 돌리지 않도록 노력하십시오. 문득 통증 생각을 하고 있다는 것을 알면, 일부러 앞서 만든 목록에 쓰인 심리적인 일들에 대해 생각하십시오.

강의가 끝난 후 환자들은 3~4주 동안 날마다 프로그램대로 노력한 후 내게 전화를 한다. 통증 개선의 양상은 다양하다. 어떤 이들은 좋아졌다가 나빠지기를 되풀이한다. 또 어떤 이들은 서서히 좋아져서 회복하는 데 몇 주나 몇 달이 걸리기도 한다. 몇 주 후에도 진전이 거의 또는 전혀 없다고 환자가 알려 주면, 내가 이끄는 주1회 모임들 가운데 하나에 참여하거나, 여건에 따라 집단으로나 개인적으로 정신요법을 받으라고 제안한다. 때로는 주1회 모임과 정신요법을 둘 다 권하기도 한다.

● 모임

모임의 형태는 해가 갈수록 진화해 왔다. 원래는 내 강의를 연장하기 위한 것이었다. 이제는 환자들이 자신들의 신체적·심리적 경험을 공유하는 자리로 바뀌어, 좀 더 전통적인 집단요법 양상을 따르고 있다. 이런 모임을 통해 나는 질문을 하고, 긴장 근육염 증후군에 대한 잘못된 개념을 바로잡고, 치료 전략을 강화할 수 있는 기회를 얻는다. 이 모임에서 환자들이 진척이 있다고 보고하는 경우가 많다. 힘들어 하고 있는 다른 사람들에게 그런 보고는 힘이 된다. 환자들은 분명 자신에 대해 이야기하기를 좋아하고 동료 참여자의 이야기를 듣는 것도 좋아한다. 일부는 이런 모임을 통해 회복이 되지만, 그러지 못한 이들은 정신요법을 처방받는다.

당장 통증이 사라지게 하기 위해 무엇을 어째야 하는지 묻는 환자들이 많다. 그래서 이 프로그램의 요지는 전체 긴장 근육염 증후군 과정에 대한 올바른 이해를 하기 위한 것임을 밝힌다. 당장 통증을 해소하기 위한 방법보다는 예방의학 차원의 연습을 하는 것이다. 그러나 일단 생각이 바뀌면, 초기에 통증 발작이 멈추는 일이 많다. 끈질긴 심리적 요인들을 마음속으로 되뇌거나 "뇌에게 말을 걸기"를 통해서 그런 일이 가능해진다. 나도 종종 그런 방법을 쓰는데, 동료인 마크 소퍼Marc Sopher 박사의 다음 편지에 그 원리가 잘 표현되어 있다.

제가 겪은 긴장 근육염 증후군에 관한 이야기 한 토막이 있는데 아마 재밌게 들으실 만할 것입니다. 올 겨울 보스턴 마라톤에 참가하기 위해 연습을 하고 있었는데, 종아리에 긴장 근육염 증후군 통증이 재발했습니다. 지난 봄, 선생님을 뵈었을 때와 똑같은 증상입니다. 달릴 수가 없는데, 그 밖의 다른 건 다 할 수 있었죠. 참 기가 막혔습니다. 이건 스트레스가 커지면서 동시에 발생한 건데, 제가 싸움에서 지고 있다는 생각이 들었습니다. 보스턴 마라톤 대회에 나가는 것은 제 목표였고, 스스로 부과한 압박이기도 했습니다. 앞서 한 달 동안 달리기 연습을 하지 않았는데도 저는 참가하기로 결심했습니다. 대신 하루 1시간 30분씩 실내자전거와 러닝머신으로 운동을 해오긴 했으니까요. 저는 긴장 근육염 증후군과 뇌를 이기고야 말겠다고 단단히 마음먹었습니다. 하지만 잘 달리다가 9.6km를 넘긴 순간 통증이 엄습해 왔습니다. 저는 속으로 대화를 하기 시작했죠. 다리가 피곤해서 쥐가 날 수도 있다고 뇌한테 말한 겁니다(어쨌든 마라톤을 하고 있었으니까요). 그러자 정말 우습게도 긴장 근육염 증후군 통증이 말끔히 사라졌습니다. 200m도 가지 않아 통증이 사라져서 다시는 아프지 않았습니다. 적당한 거리를 먼저 뛰어보지도 않고 마라톤을 하는 것은 정말 너무 힘들더군요. 하지만 저는 해냈습니다. 무척 힘들었지만 행복했습니다.

● 아는 것이 약인 이유

시식이 심신상애를 "치료"한다는 사실은 의심의 여지가 없다. 그러나 오랜 연구를 했는데도 어떻게 그럴 수 있는지는 아직 완전히 해명되지 않았다. 지식이 격노를 제거하는 것도 아니고, 격노의 원인인 억압된 감정을 변화시키는 것도 아니다. 여러 해 동안 분석 지향적인 정신요법을 거치면 그러한 변화를 일으킬 수 있는가의 여부도 확실치 않다. 그러나 수천 명이 단지 내 책을 읽는 것만으로 통증에서 해방되었다. 또한 수천 명이 내 프로그램을 거친 후 대다수가 정신요법을 받을 필요가 없이 성공적으로 치료가 되었다.

내 가설에 따르면, 긴장 근육염 증후군이든 그 등가물이든 통증을 일으키는 목적은 무의식적 격노가 의식되고 표면화되는 것을 막기 위한 것이다. 따라서 논리적으로, 통증을 멈추는 방법은 위협적인 무의식의 감정을 제거하거나, 의식으로 끌어올려 폭발시키는 것이라는 결론에 이르게 된다. 그러나 그런 일은 의식적으로 가능하지 않다. 다만 교육 과정이 통증을 멈추게 할 수 있을 뿐이다. 이것을 설명할 길은 하나밖에 없다. 우리가 경험으로 알게 된 바에 따르면, 이론적인 벽, 곧 무의식과 의식을 가르고 있는 장벽은 밑에서 위로 돌파할 수가 없다. 다시 말하면 격노는 의식 속으로 뚫고 올라가려고 하지 않는다. 그러나 지적으로 위에서 장벽을 하향 돌파하는 것은 가능하다. 예를 들어 이렇게 되뇌면 된다. "무의식이 내 마음의 토대를 이루고 있다는 것을 나는 상상할 수 있고, 생각할 수 있다. 내가 보고 들을 수 없더라도 그 아래 무엇이 있는지 안다. 무의식의 주민들, 그 위험한, 있는 그대로의 실상을 배워 알게 되었다."

그러면 무의식은 이런 반응을 보일 것이다. "알아서는 안 되는 것을 알고 말았어. 어린 시절에 생긴 격노와 그 밖의 마음 아픔, 슬픔 등 고통스럽거나 위험한 감정에 대한 깊은 비밀이 탄로 나고 말았어. 비밀 작동 중인 은폐막이 벗겨졌어. 그러니 계속 통증을 일으키는 것은 무의미해."

교육 과정이 "치료" 효과가 있다는 것은 명백하다. 가벼운 증상을 지닌 환자의 경우에는 그 증상이 심신성이라는 것을 아는 것만으로 저절로 치료가 된다. 심리에 대한 그 이상의 통찰도 필요치 않다. 수많은 책 "치료" 효과가 명백히 그것을 설명해 준다. 병태생리학 과정의 본질, 무의식의 작용, 내면 감정의 존재에 대한 추가 정보, 그리고 그런 감정을 불러일으킨 요소들과 자신의 남다른 성격 특성에 대한 숙고, 그 모든 것도 상당한 치유력을 지니고 있다.

하인츠 L. 안스바커Heinz L. Ansbacher와 로베나 R. 안스바커Rowena R. Ansbacher가 쓴 알프레드 아들러 전기를 보면, 아들러도 치료의 역할에 대해 우리와 비슷한 생각을 했다는 사실을 알 수 있다.

따라서 성공적인 치료는 소위 강화된 자아가 더 잘 억압을 한 결과가 아니라, 통찰력을 지닌 새로운 사고를 한 결과다. 그러한 사고는 무의식에서 진행되고 있는 일들을 재구성함으로써, 배우기 전과 동일한 수준의 격렬한 격노에도 더 이상 정신이 위협을 당하지 않을 정도가 된다. 재구성하기 전의 해묵은 격노는 위협적이었는데, 교육 과정이 그 위협을 감소시킨 것이다.

이것은 우리가 임상을 통해 목격하고 있는 것에 대한 또 다른 설명이라고 할 수 있다. 나는 사실에 대한 다른 어떤 해석도 수용한다.

한 환자의 아주 영특한 젊은 아내가 이런 제안을 한 적 있다. 긴장 근육염 증후군을 일으키는 것이 뇌의 "속임수"니까, 그걸 알면 더 이상 속임수가 통하지 않을 거라는 이야기였다. 아주 독창적인 생각이 아닐 수 없다.

시식과 인식, 통찰은 프로이트 이후 분석 시향적 정신요법의 초석이었다. 그러니 심신장애를 치료하는 열쇠가 바로 그것이라고 해서 놀랄 것은 없다.

단지 내 책을 읽는 것만으로 "치료"가 되는 사람이 있는 반면, 어떤 사람은 의사를 만나 정식으로 치료 과정을 거쳐야 하고, 또 어떤 사람은 추가로 정신요법을 받아야 한다는 사실을 어떻게 설명해야 할까? 아마도 최선의 설명은, 심신 증상을 필요로 하고 그 증상을 발생시키는 무의식 상태의 강도가 다양하다는 데 있을 것이다. 또 다른 요인으로는 억압의 깊이와 강도를 꼽을 수 있을 것이다. 가장 가벼운 증상의 경우에는 통증이 "신체적"이 아니라 심리적으로 유도된 것이라는 사실을 아는 것만으로도 상황을 역전시키기에 충분하다. 통증의 강도가 더 커질수록 더 강한 개입이 요구된다.

● **정신요법**

치료 프로그램을 거친 사람의 약 20%가 증상 개선을 위해 정신요법을 필요로 한다. 이상적인 사회에서라면 우리 프로그램에 정신요법을 반드시 포함시키고 의료보험으로 처리하게 될 것이다. 그런데 지금처럼 낙후한 문화 수준에서는 거의 보험 처리가 되지 않아서, 환자에게 막대한 경제적 부담이 되고 있는 실정이다. 정말이지 무의식적 마음에 대해 배우는 것은 우리 교육의 필수 부분이 되어야 한다. 그것은 읽기, 쓰기, 셈하기만큼이나 중요하기 때문이다.

증상이 개선되지 않는 것은 정신요법이 필요하다는 징표. 내적 감정의 원인이 워낙 강렬해서 그것을 단순히 인정하는 것만으로는 전혀 반응을 보이지 않으니 정신요법이 필요한 것이다. 환자들 가운데는 예컨대 부모에 대한 격노가 존재한다는 것을 부인하는 사람이 많다. 무의식의 슬픔, 분노, 실망, 자포자기 등을 느끼지 못하는 사람도 있다. 치료자는 그러한 문제를 인지하고 다룰 수 있는 역동적인(분석적인) 훈련을 반드시 받아야 하는데, 그 훈련 과정은 시간이 오래 걸린다.

자신의 통증이 원래 심신성이라는 것을 알지 못했다면 아마도 정신요법을 받지 않았을 환자들을 많이 만났다는 것을 제3장에서 지적한 바 있다. 그것은 긴장 근육염 증후군 장애를 인지하는 것이 얼마나 중요한가, 인지하지 못하면 얼마나 안 좋은 일이 벌어지는가를 여실히 증명해 준다.

알린 파인블랫 박사는 지난 30여 년 동안 내 동료이자 공동 연구자였다. 불가피한 상황 때문에 그녀는 심신장애의 정신요법을 개발한 개척자가 되었다. 심리학이나 정신의학 분야의 어떤 의사도 심신성의 근골격 통증을 제대로 겪어본 사람이 없었기 때문에 심신성에 대한 길잡이 문헌이 없었고 그러한 병이 공중보건 문제의 상당 비율을 차지하고 있다는 견지에서 환자들을 위한 적절한 정신요법을 개발하는 것은 반드시 필요한 일이었다. 파인블랫 박사는 그 일을 탁월하게 해냈다. 그녀는 또 여러 해 동안 수많은 중견 정신치료자들을 훈련시켰다.

심신장애 진단을 환자가 좀 더 쉽게 받아들이기 위해서는 반드시 의사가 진단을 내려야 한다고 앞서 말한 적이 있다. 치료를 하는 동안 의사와 정신치료자가 서로 의견 교환을 하는 것도 마찬가지로 중요하다. 양자의 책임은 명확히 선이 그어져 있다. 즉, 의사의 역할은 환자들에게 심신 과정의 본질에 관한 강의를 하는 것이다. 이는 정신요법을 처방하든 않든 성공적인 치료를 위해 꼭 필요한 일이다. 의사는 신체 문제를 다루고, 정신요법이 진행되는 동안 제기될 수 있는 질문에 답한다. 물론 심리학자는 증싱의 원인이 된 정신역동을 진단하고 치료하는 주된 책임을 맡는다. 또 심리학자는 치료 보조약으로 정신작용제가 필요한가의 여부를 결정하고, 필요할 경우 환자에게 정신약리학자를 소개한다.

아래에서 다룬 정신요법 프로그램은 파인블랫 박사가 마련한 것이다.

● 단기 역동 정신요법

심신장애는 무의식적 과정과 갈등의 결과이기 때문에, 우리의 심리 프로그램은 내면의 스트레스와 감정적 갈등을 다루는 최고의 수단인 단기 역동 정신요법short term dynamic psychotherapy에 초점을 맞추었다. 우리의 심리 프로그램에는 심리적 요인들이 신체에 어떤 영향을 미치며 상호작용하는가를 검사하고, 신체 반응과 환자의 감정을 연결 짓는 과정이 포함되어 있다. 치료 시 가장 강조하는 것은 방어와 억압 정동을 밝히는 것이다. 행동 금지, 억압, 그리고 폭로의 효과는 신체 작용과 상호관련이 있다는 사실이 밝혀져 왔기 때문에, 그런 치료의 방법은 긴장 근육염 증후군 환자의 치료 방법으로 특히 적절해 보인다.

● 상담과 평가

긴장 근육염 증후군 환자를 위한 정신요법은 각 환자의 심리 상담/평가로 시작된다. 각 환자는 의사가 소개해 준 심리학자와 초기 면담을 하는데, 45분에 걸친 면담을 한두 번 한다. 건강 상태, 가족 사항, 교육, 직업, 사회 경력을 이때 살펴본다. 이렇게 과거를 알아보는 일이 중요하기는 하지만 지금으로서는 출발점으로서의 의미만 지닌다. 즉, 환자의 자아 강도, 현실을 검증하고 인지하는 능력, 방어 기전, 비언어적 행동, 치료자와 라포르(치료적 소통관계)를 유지할 수 있는 능력을 살펴보기 위한 것이다.

상담/평가 면담의 과정은 주로 환자의 반응에 따라 결정된다. 면담을 진행하는 심리학자에게 받는 압박감이 어느 정도인가. 면담 스트레스를 환자가 얼마나 잘 견디는가. 이는 환자의 강점과 약점을 확인하는 데 도움이 된다. 그로써 어떤 유형의 치료 — 개인요법, 단기 집단요법, 요법 불필요 — 가 적절한지 결정한다.

상담은 기본적으로 미세 분석이라고 할 수 있다. 상담 결과에 따라 적절한 치료법이 결정된다. 이런 검사 방법을 활용하는 데는 뛰어난 기술과 경험이 필요하다.

환자 관찰은 상담 전부터 시작된다. 우리는 초기에 전화 접촉을 할 때부터 환자의 일반적인 태도에 주목한다. 대기실에서 기다리는 상황에서의 태도와 그 밖에 우리가 환자와 접촉하는 온갖 상황을 관찰한다. 간절한가, 불안해하는가, 의심하는가, 아니면 강박적인가를 살핀다.

면담을 하는 동안 우리는 비언어적 행동을 면밀히 주시한다. 환자가 면담하는 시간 내내 들썩거리며 가만히 앉아 있지를 못하는가, 그런 상태에서 어떻게 대처하는가를 살펴보면 인간관계 능력이나 일반 성격 유형에 대한 중요 정보를 얻을 수 있다. 심신장애를 지닌 환자는 억압적인 성격 유형을 나타내기 때문에, 흔히 면담자와 눈을 잘 마주치지 못하거나, 곤란하고 마음 아픈 이야기에 종종 웃음을 보인다. 면담자는 억압적인 행동을 부추겨서 환자가 자기 방어를 하는 수준을 측정한다. 그런 부추김에 대한 반응과 그것을 참아 내는 정도를 보면 자아의 강도를 알 수 있고, 나중에 시행할 요법에 대한 환자의 활용 능력을 가늠할 수 있다. 직접적인 도전에 견디지 못하는 환자의 경우에는 좀 더 격려를 해주고, 불안감을 자극하지 않고, 기간을 넉넉히 잡은 치료법을 쓸 필요가 있다.

초기 평가에 이어, 심리학자는 우리 프로그램 중에서 어떤 치료법이 적절한가를 결정한다. 적절한 치료법이 없다면, 정신과 치료나 지지 정신요법, 또는 두 가지 모두를 환자에게 권한다. 우리의 프로그램이 환자에게 적절하다면, 심리학자는 환자 평가를 기초로 해서 단기 집단요법이나 개인요법을 처방하게 된다.

● 단기 집단 정신요법

환자가 자신의 심리적 억압 정도에 대해 거의 모르는 것으로 보이거나, 어떤 심리적 요인들이 자신에게 영향을 미치는지 잘 모를 경우 단기 집단 정신요법을 권하게 된다. 정신요법을 받아본 적이 없는 환자나 정신요법 과정에 대해 모르는 환자에게 권할 수도 있다. 또한 몸과 마음 상태를 잘 연관 짓지 못하는 환자에게도 집단요법을 권한다. 각각의 단기 통증 집단요법은 매주 1회 90분씩 8

주 동안 진행되는데, 수석 치료자가 통상 한 명의 공동 치료자와 함께 5~10명의 환자를 만난다. 개인 정신요법을 권할 경우, 치료자를 결정할 때는 경력 햇수와 문화적 배경, 성격 유형 등 다양한 요인들을 참고한다.

첫 번째 모임은 환자들이 어떤 방어 전략을 쓰는지 알아내서 잘 살펴보는 한편 그 전략에 도전을 해본다. 대부분의 환자는 그러한 방어 전략에 대해 알지 못하고, 생각 따로 감정 따로라는 사실조차 모른다. 그뿐만 아니라 여러 감정들을 혼동하기 일쑤다. 그런 환자는 의학계에서 흔히 "감정 표현 불능증(감정부전증)"으로 분류하는데, 우리는 그런 개념에 강력히 반대한다.

모임의 중기에 이르면 치료는 감정의 억압이 신체 증상으로 이어지는 메커니즘에 초점을 맞춘다. 환자들은 다양한 감정 상태와 그에 따른 신체 반응을 연관 짓기 시작한다. 신체 반응에 대해 알지 못하는 환자들은 신체성 방어somatic defense, 불안, 정상적인 충동 등과 다양한 감정 상태를 혼동할 수 있다. 모임이 통상 더욱 응집력을 보이는 것도 바로 이 무렵이다. 환자들은 이때 서로의 경험을 통해 배우기 시작한다.

후기 모임의 주된 쟁점은 상실과 슬픔이다. 모임의 경험이 무르익으면서 저절로 쟁점도 이렇게 깊이를 갖게 된다.

단기 역동 집단요법의 효율성은 두 종의 집중 연구를 통해 증명되었는데, 둘 다 통증의 강도, 기간, 빈도가 현저히 감소한 것을 보여주었을 뿐만 아니라, 참여한 환자들의 수면장애도 줄어들었다.

● 개인요법

우리의 모든 정신요법은 동일한 틀 안에서 이루어진다. 환자가 집단요법을 받든 개인요법을 받든, 치료자가 하는 일은 동일하다. 환자가 더 잘 이해하도록 도와주는 것이 그것이다. 치료자는 의식을 하는 자기self가 무의식적 격노의 파괴적 측면을 알지 못하게 하는 방어 구조를 잘 이해하게 하고, 온갖 감정을 더욱 잘 인식하도록 돕는다. 그러기 위해 치료가 집중적으로 이루어진다. 단기 역동 요법에서 환자들로 하여금 부적절한 행동을 합리화해 보라고 끊임없이 도전한다. 예를 들어 환자가 어떤 자극에 대해 명백히 다른 반응을 보여야 하는데도 웃음을 보인다면, 치료자는 환자로 하여금 그런 사실을 직시하도록 하고, 왜 그런 불합리한 변칙 행동을 하는지 설명해 보라고 요구한다. 그러한 감정적 모순 상태는 환자가 자신의 이면 감정을 이해하는 데 중요한 단서가 된다. 치료의 이런 시점에서 치료자가 개입해서, 환자들이 이면 감정과 그 감정 표현 능력/무능력에 대해 더욱 잘 인식하도록 도와야 한다. 또한 우리는 사실을 부정하고 합리화하려는 환자의 모든 시도에 대처한다.

때로 환자들은 스스로 부적절한 행동을 하는 것이 감정을 인식하고 있다는 뜻이 아니냐고 말하기도 한다. 그러면 치료자는 환자로 하여금 그런 일은 있을 수 없다는 것을 이해하도록 도와야 한다. 사실 그런 부적절한 행동은 감정의 진실을 실제로 경험하기보다는 회피하려고 하는 사례인 것이다. 치료자에게 도전을 받아 환자가 반응 — 거의 언제나 회피적이거나 자멸적이고 불합리하게 나타나는 반응 — 을 보이게 하는 것은 감정 경험을 강화하는 방법으로 이용될 수 있다. 또 때로 환자는 상처받을 가능성을 줄이는 방법으로, 아니면 마음속에서 격노를 표현하는 방법으로 침묵을 이용한다. 치료자는 환자를 도와 그런 행동의 중요성을 탐색하도록 도울 수 있고, 때로는 계속 그런 행동을 할 경우 치료 기간이 길어지는 경향이 있다는 점을 지적함으로써 절박성 수준을 높이기도 한다.

치료는 신체 증상보다 심리에 초점을 맞춰야 한다. 환자들이 의학적 또는 신체적 현상을 논의할 때, 치료자는 증상 발현에 대한 질문에 앞서 환자들 삶의 심리적 측면에 대한 질문에 즉각 반응을 보여야 한다. 다른 심리적 쟁점도 마찬가지다. 예를 들어 환자가 오랜 자동차 여행을 통증의 시작과 연결 지으면, 치료자는 여행 상황과 여행 목적, 여행 하는 것에 대한 환자의 심리 상태뿐만 아니라, 여행의 감정적 결과에 대한 질문을 던져야 한다. 치료 기간에 방어 구조의 감정적 토대에 대한 인식과 이해가 이루어져야만 하고, 앞서 말했듯이 물리적이거나 억압적인 수단을 써서는 역효과를 낸다는 사실을 인지해야 한다.

우리의 치료 방법은 일부러 자극하고 도전하는 것이기 때문에, 이미 다른 정신건강 전문가들에게 정신요법을 받은 경험이 있는 환자들은 좀 더 혹독한 우리 프로그램에 적응을 할 필요가 있다. 치료 방법이 바뀌는 것에 대해 거의 모든 환자들이 불안해하면서도 기대가 된다는 모습을 보였다. 환자들이 우리에게 한 말에 따르면, 그들은 불안감을 더 느끼긴 해도 하루빨리 증상이 개선되기를 바랐다. 사실 증상이 줄어들기 전이나 줄어드는 도중에 불안감이 증가하는 것을 흔히 의식하게 된다. 따라서 치료 도중 환자와 치료자는 증상(예컨대 등통증)을 살펴봄으로써 불안감의 추이나 유무를 판단할 수 있다.

환자들은 의사와 공동으로 치료에 나선다는 관점을 지녀야 한다. 환자는 의사 결정의 전권을 지닌 성인으로 간주된다. 정신요법이 성공적으로 이루어질 때 흔히 증상이 요동치는 모습을 보인다. 예컨대 통증이 감소했다가 곧바로 통증이 증가한다. 증상이 갑자기 사라지거나 점차 줄어드는 것보다 요동을 치는 것이 오히려 일반적인 양상이다. 그러한 요동은 감정의 정화와 저항의 주기를 반영하는 것일 수도 있고, 장애 원인의 진짜 본질에 대한 환자의 이해도가 오락가락하는 것일 수도 있다. 예전의 부정확하고 자멸적인 원인 대신 좀 더 적절한 원인을 둘러대며 자기 방어를 하면서 말이다. 억압된 격노가 죄책감을 불러일으키고, 그에 따라 자존감이 떨어지는 그런 복잡한 상호작용을 완전히 이해하는 데는 시간이 걸릴 수 있다.

어떤 환자들은 자신의 증상(대개 통증)이 부위를 옮기기 시작했다고 보고하기도 한다. 그것은 치료가 긍정적인 효과를 내고 있다는 신호로 받아들일 수 있다. 그래서 이 신호를 이용해서 이런 양상을 보이는 증상은 질병을 유도하는 증상이 아니라 심리적인 증상이라는 사실을 납득시킬 수 있다.

치료자가 심신성 환자를 치료하면서 맞닥뜨리는 가장 큰 걸림돌 가운데 하나는 환자가 자신의 이면 문제와 장애의 원인을 알고 있다고 잘못 생각하는 것이다.

환자는 흔히 치료를 하면서 자신의 의존성에 대한 자책을 하고, 겉으로 드러나지 않는 자기 증상을 남들이 이해하지 못하는 것에 대해 화를 내며, 전통적인 치료로 진전이 없었던 것에 좌절한다. 그러한 감정은 좀 더 쉽게 접근 가능하기 때문에, 이를 이용하면 더 큰 감정 인식에 이르고, 이윽고는 무의식에 더욱 가까이 다가가게 된다.

어떤 환자의 경우에는 요법을 변화시켜서, 치료자의 가차 없는 자극으로 인해 생긴 불안감을 줄여 주어야 한다. 아주 심하거나 자포자기 수준의 우울증 환자나 뇌 손상 환자, 좋아지기보다는 점점 악화되어 간다고 스스로 생각하는 환자가 그런 경우다. 그런 환자는 치료를 받으러 오지 않을 정도로 불안감에 압도되는 일이 없도록 좀 더 격려를 해줘야 한다.

　치료자의 가장 효과적인 치료 도구는 예의주시하는 것이다. 언어적 단서만이 아니라 모든 비언어적 단서를 활용해야 한다. 자세 근육, 얼굴 근육, 호흡 상태의 변화를 주시한다. 환자의 이면 감정이 치료자에게 인지될 경우, 환자는 흔히 안도감을 표현하면서 신체적 긴장이 감소한 것을 자각하게 된다. 치료 도중 그처럼 긴장 감소를 보인다는 것은 사뭇 의미가 있다. 환자는 이제 신체적 방어와 심리적 방어의 차이를 구별할 수 있게 된다. 그로써 치료자는 가차 없는 자극이 실제로 환자에게 얼마나 도움이 되는가를 환자에게 여실히 실증한 셈이다.

　일반적으로 우리의 프로그램에 동참한 심신성 환자들은 커다란 불안과 공포에 시달린 적이 있다. 그들은 희생당해 온 느낌을 지닌 경우가 많고, 실제로 성적으로나 신체적으로 학대를 받은 사람도 많다. 그러한 경험의 결과, 흔히 많은 환자들이 타인의 욕구에 아주 민감하다. 자존감이 낮고, 성공해야 한다는 압박감과 남들을 도와야 한다는 압박감에 쫓긴다. 그들은 궁극적으로 전혀 제어할 수 없다고 느끼는 상황을 제어할 수 있다고 느낄 필요가 있다. 상황을 제어할 수 없다는 느낌은 흔히 몸이 마음을 배신했다는 것을 느낌으로써 발생한다. 그런 환자들은 다른 심신장애 병력이 있는 경우가 많다. 더러는 일찍 부모를 여의거나, 요구가 지나친 부모에게 시달린 경험이 있다. 심신장애를 지닌 환자는 흔히 자기 징벌 행동을 보이는데, 대개 자기 자신에게 부당한 요구를 하는 형태를 띤다. 그런 사례로 지나치게 운동에 몰두하는 환자가 있었다. 트랙이나 러닝머신에서 달리기를 하거나 근력 운동을 하며 최소한 여섯 시간을 보냈는데, 그러는 목적은 오로지 지쳐 쓰러지는 것이었다.

심신장애를 지닌 사람들은 흔히 다른 보건 의료 전문가들과 마찰을 빚은 이력이 있다. 자신들의 문제가 가시적이지 않은 경우가 많다는 사실 때문에 오해를 사기 쉬운 것이다. 그들은 치료를 하려다 실패한 의사들만이 아니라 자기 자신에게도 크게 실망을 한 사람들이다. 종종 그들은 낙오를 경험했고, 정상적인 사회적 접촉을 피한 경험이 있다. 또는 타인들에게(주로 가족에게) 더욱 의존적이 되었다. 그 결과 자책을 하고, 사존감이 떨어지고, 그 때문에 심신 증상이 더 생긴다. 마침내 그런 증상을 떨쳐 버릴 수 있게 된 환자는 한층 성숙한 자기 이해에 도달하고, 타인과 더욱 잘 어울린다. 정신치료자가 하는 일 가운데 가장 만족스러운 측면 가운데 하나는 심신성 환자를 성공적으로 치료하면 환자가 신체적으로 더욱 건강해질 뿐만 아니라 감정적으로도 더욱 건전해진다는 것이다.

에릭 셔먼Eric Sherman 박사는 파인블랫 박사의 초기 교육생 가운데 한 명인데, 다음 사례는 그가 기록한 것이다.

● 애브너의 사례

심한 허리통증과 다리 통증으로 찾아온 35세의 애브너는 앞서 여러 정형외과의사들을 만난 적이 있었다. 의사들은 MRI 촬영 결과 나타난 탈출 추간판 때문에 외과 수술을 권했다. 그는 수술을 받는 것이 겁이 나기도 했고, 친구나 친척들이 비슷한 수술을 받은 결과가 신통치 않았기 때문에 수술이 내키지 않았다. 애브너의 얼굴은 수심이 가득했고, 신체 활동은 크게 제한되었다. 애브너가 다니는 교회의 신도 한 명은 정력적이고 지칠 줄 몰랐던 애브너가 초췌해진 것을 보고 놀라워했다. 등통증을 앓고 있어서 수술 권유를 받았다는 사실을 알게 된 그는 사람을 무능하게 만들어 버린 등통증 때문에 자신도 비슷한 시련을 겪었다는 사실을 애브너에게 고백했다. 그리고 그는 사노 박사와 상담을 하고 치료 프로그램에 참여한 후 증상이 개선되기 시작했다는 것을 이야기해 주었다. 이 당시 절망적이었던 애브너는 병만 낫는다면 무엇이든 하겠다는 심정이었기 때문에, 그가 권한 대로 사노 박사를 만났다. 매우 지적이고 복잡하고 새로운 정보를 다루는 데 능했던 애브너는 사노 박사의 핵심 전제를 재빨리 파악했다. 무의식적 분노가 등통증을 일으키는 데 결정적인 역할을 한다는 것이 그것이다.

애브너에게 유일하게 문제가 된 것은 자기가 감정적으로 무슨 억압을 했을 리가 없다고 보았다는 것이다. 사실 애브너와 가까운 지인들 모두 애브너가 걸핏하면 화를 냈다는 데 동의했다. 지인들은 그가 성격이 급하고 논쟁을 즐기는 사람이라는 것을 잘 알고 있었다. 일부러 즐겨 맞장을 뜰 뿐만 아니라, 그 결과에 아랑곳하지 않는 호탕한 사람으로 보였다. 그래서 애브너가 보기에 사노 박사의 진단이 자신의 경우에는 맞지 않는 것 같았다. 의식적 분노와 무의식적 분노의 차이를 알지 못했던 것이다. 그는 수술을 받는 쪽으로 마음이 기울었다. 그러나 수술에 대한 공포 덕분에 사노 박사의 진단에 대한 의심을 극복할 수 있었다. 그는 자신의 통증이 심신장애라는 사실을 받아들였고, 사노 박사가 권한 대로 마지못해 개인 정신요법을 받았다.

아주 열렬하고 무척이나 표현력이 뛰어난 애브너는 치료를 시작하자 곧 자신이 최근 분노를 터트렸던 일들을 자랑스럽게 시시콜콜 늘어놓았다. 그는 자신과 같은 사람이 어떻게 분노 감정을 억누를 수 있다는 것인지 정말 말도 안 된다고 생각했다. 그래서 그는 정신요법이 도움이 될 수 있다는 것에 회의했다. 정신요법이 진행되면서, 일상생활 도중 우리 모두가 참고 넘어가는 보통의 분노에 과잉 반응을 하는 것이 분명해 보였다. 치료가 도움이 될 것이라는 사실을 여전히 확신하지 않으면서도 애브너는 일반적으로 사소한 일이라고 스스로 동의한 일에도 자기가 지나칠 정도로 과잉 반응을 보인다는 사실을 통찰하게 되었다. 그는 왜 "집파리를 곡사포로 잡으려는" 충동을 느끼는지 궁금해졌다. 그 많은 시간과 공을 들여 그런 전투를 벌인들 얻을 것이 거의 없을 때도 왜 그러는 것일까?

애브너는 무시당하는 느낌이 들 때마다, 자기가 중요하지 않고 배려할 가치도 없는 존재라는 듯 다른 사람이 자기를 "깔보는" 느낌을 받는 것을 주목하기 시작했다. 그는 가슴 아프게도 그러한 감정이 자기한테 익숙하다는 것을 스스로 재빨리 깨달았다. 그의 어머니는 외할머니의 병간호에 여념이 없어서 애브너의 감정적 욕구에는 소홀하기 일쑤였고, 애브너를 자주 다른 사람에게 맡겨서 돌보게 했다. 어머니에게 관심을 받고 싶었던 애브너는 당연히 떼를 썼다. 그러면 그는 이기적이라고 꾸중을 들었다. 병든 외할머니는 나 몰라라 하고 자기 생각만 한다고 야단을 맞은 것이다.

사태를 더욱 악화시킨 것은 사업가인 아버지였다. 허세뿐인 아버지는 항상 뼈 빠지게 사업을 하고 있다는 사실을 가족에게 늘어놓음으로써 자신의 위태로운 자기감을 북돋고자 했다. 그럴 때 애브너가 아버지의 말에 관심을 보이지 않으면, 말을 안 듣는다고 야단을 맞곤 했다. 애브너가 부모의 자기애를 떠받들지 않으면 이기적이거나 자기중심적이라는 이유로 벌을 받곤 했다. 이처럼 왜곡된 가족 역학 관계는 애브너를 화나게 했다. 그는 부모를 보호하기 위해 아이가 희생당하는 부당함에 분노한 것이다. 그러나 자기희생이 생존에 꼭 필요했다는 것을 애브너가 깨닫자 그러한 딜레마에 대한 이해가 깊어졌다. 그가 그런 규칙을 따르지 않았다면 연명할 만큼 주어졌던 부모의 알량한 관심마저 받지 못했을 것이다.

그러한 깨달음과 더불어 애브너는 자기감을 상당 부분 바로잡았다. 그는 타인들에게 종종 화를 냈지만, 부모에게 분노 감정을 느낄 때는 얼마나 분노를 억눌렀는지, 이제는 제대로 알게 된 것이다. 그는 사사롭고 내적인 감정에 입각해서 격노를 느낄 때마다 격노에 따른 행동을 하게 될까 봐 두려워했다. 그렇다면 그의 감정은 "먹이를 주는 손을 물어뜯는" 식으로 그를 궁지로 몰고 가서 생존을 위협할 수도 있었다.

그가 부모에게 그런 분노를 느낀다면 어떻게 부모를 사랑할 수 있겠는가? 부모를 사랑하지 않는 것은 결코 있을 수 없는 일이라는 것이 애브너의 내심이었다. 그로서는 누군가를 사랑하면서 동시에 미워한다는 것 역시 있을 수 없는 일이었다. 그래서 애브너는 부모에 대한 무의식적인 분노를 재활성화하게 될 상황을 기피했다. 어렸을 때처럼 그는 부모의 관심을 받고 싶은 욕구를 교묘히 회피했다. 그런 식으로 그는 무의식적 격노 — 부모와의 감정적 유대를 박탈당함으로써 처음에 시작되었던 그 격노 — 가 분출하는 것을 예방할 수 있었다. 그러나 갈등 회피는 기껏해야 임시 미봉책에 지나지 않았다. 전폭적인 격노를 해결하기 시작할 수는 없었기 때문이다. 그래서 그는 고문을 당하는 듯한 통증을 만들어 냄으로써 분노의 표출을 막으려는 노력을 강화한 것이다. 심한 통증은 파괴적인 울분이라는 참을 수 없이 처참한 감정에 주목하지 못하게 하는 강력한 수단이다. 통증은 신체 활동, 예컨대 성적 기능을 제한하지 않고도 자신이 사랑스러운 아들이라는 자기감을 지켜 냈다. 그런 신체적 고통이 지속 가능한 유일한 해법인 것이 분명했다. 그럼으로써 생존을 위협할 만큼 파괴적인 분노를 표출하지 않을 수만 있다면 말이다.

심신성 통증 증후군을 치료하기 위해 환자는 특정 감정을 거부할 필요가 없다. 애브너가 치료 도중 알게 되었던 것처럼, 감정은 억지로 어떻게 할 수 있는 것이 아니다. 우리가 느끼는 것을 통제할 수는 없다. 그러나 우리가 그 느낌에 어떻게 반응하는가를 통제할 수는 있고, 그런 통제 연습을 해야만 한다. 그래서 치료의 목표는 환자가 자신의 감정적 갈등에 좀 더 적절히 반응하는 능력을 기르는 것이다. 통증을 일으키는 것과는 다른 수단을 통해서 말이다.

치료 초기에 애브너는 부모에 대한 분노 감정을 인정할 수 없었다. 개인적이고 내면적인 그런 감정에는 마음이 편치 않았기 때문이다. 사랑하는 사람에 대한 분노 감정이 사랑의 결여를 뜻하는 것은 아니라는 사실을 애브너가 이해하자, 그는 부모에 대한 감정과 반응에 더 너그러워질 수 있게 되었다. 일단 그가 분노 상태에서도 자존감을 유지할 수 있게 되자, 그의 통증은 크게 감소했다. 결국 애브너는 5년 동안 통증과 관련한 심신성 증후군에서 완전히 벗어날 수 있었다.

그 후, 집안에 위기가 닥치자 애브너의 통증이 재발했다. 그는 그리스 비극이나 텔레비전 드라마에나 오는 배신과 역배신, 고뇌로 점철된 상황에 빠졌다. 그는 통증이 너무 심해서 지나칠 만큼 많은 양의 진통제를 복용해야 할 정도였다. 그런데도 진통 효과는 미약했고, 그나마도 약효가 오래가지 않았다. 애브너의 가족은 6년 전쯤 수술을 권한 정형외과의사를 찾아가라고 고집했다. 등 통증이 없어진 지 오래 되었으니 다른 신체장애가 발생한 게 틀림없다고 생각한 것이다. 애브너는 가족의 압박에 굴복했다. 애브너 역시 이번에는 다르다고 내심 생각한 것이다. 그러나 결국 애브너는 의사와 가족의 말에도 불구하고 새로운 심신성 등통증이 생긴 것일 수도 있다는 결론을 내리게 되었다. 성행위 도중에는 전혀 통증을 느끼지 않는다는 사실을 인지함으로써 그런 깨달음에 이를 수 있었다. 그로서는 성행위가 곡예에 가까운 경우가 많았지만 말이다. MRI 촬영을 몇 번씩 해봤지만 과연 추간판은 6년 전과 달라진 것이 없었다.

이런 최근의 사건을 통해 애브너는 가슴 아프게도 그의 어머니와 아버지의 무책임한 행동에 얼마나 화가 났는지를 제대로 지각할 수 있었다. 부모의 행동은 모든 가족을 위기에 빠뜨렸던 것이다. 그런데도 그는 주된 재앙의 원인인 아버지에게 그런 감정을 털어놓을 수 없었다. 자신의 감정을 드러내면 아버지가 쓰러질까 봐 걱정한 것이다. 그는 아버지를 잃는다는 것이 슬픈 것 못지않게 두려웠다. 애브너의 의존 공포가 마침내 떠올랐다.

애브너의 통증은 그를 아는 모든 사람이 걱정할 정도로 심각했다. 그는 신체적·감정적·정신적으로 파멸한 사람처럼 보였다. 애브너는 격노가 너무 커서 스스로 얼마나 겁을 냈는가를 곧 깨닫게 되었다. 고문과도 같은 통증으로 자신을 무력하게 함으로써 감정의 폭발을 막은 것이다. 그는 치명적인 격노를 터트려 아버지를 위협함으로써 자신의 생존을 위험에 빠뜨릴 수는 없었다. 그러는 대신 그는 육체적 고통을 겪음으로써 아버지를 비난할 수 있었고, 그와 동시에 아버지의 비난을 무력하게 할 수 있었다. 아들의 우회적인 비난에 대응해서 아버지가 아무리 화를 내더라도, 아버지라는 존재는 아들이 그런 곤경에 빠져 있을 때 인연을 끊겠다는 위협으로 응수할 수는 없었기 때문이다.

신체적 고통이라는 몸짓언어는 감정을 기반으로 한 것이므로, 애브너는 파괴적인 격노와 감정의 황폐화에 대해 자기가 잘못 생각하고 있다는 것을 반성할 수 있었다. 과거와 마찬가지로 또다시 애브너는 아버지에 대한 의존을 계속 유지하기 위해 아버지의 허세를 받들어 모셨다는 사실을 인정해야 했다. 애브너는 천재적인 사업 수완을 지녔지만 스스로를 애송이에 지나지 않는 것으로 낮잡아 보았다. 애브너는 "아버지의 허세에 재를 뿌리지 않음으로써" 자신의 생존을 보장받았다. 애브너는 능력을 펼치고자 하는 낭연한 소망을 지녔는데, 아버지의 마음에 상처를 입힐지 모른다는 두려움과 소망 사이에서 안타깝게도 갈피를 잡지 못했던 것이다.

애브너가 자신의 분노와 의존 감정에 마음을 열자 통증은 잦아들었다. 처음 치료를 받을 때만큼 극적이지는 않았지만 말이다. 결국 애브너는 경미한 심신 증상이 꾸준히 보이자, 앞으로 갈 길이 멀다는 것을 알고 치료는 그쯤에서 중단하기로 결심했다.

● 히로쿠의 사례

히로쿠는 25세의 일본계 미국인으로 보험회사 관리직인데, 설명할 길 없는 여러 의학적 상태를 오랫동안 간헐적으로 보여 왔다. 예를 들면 어깨 통증, 팔꿈치 통증, 두통, 온갖 위장관 장애 증상을 앓은 것이다. 가장 최근에는 아무런 신체적 외상이 없이 오른발에 통증이 생겼다. 그녀는 어머니와 아버지가 모두 의사여서 해당 분야의 가장 유명한 의사들에게 치료를 받았다. 환자의 어머니는 항상 딸의 문제가 심신장애라고 생각했다. 심신성이 아니라고 증명이 되지 않는 한 그랬다. 사실 의사들이 히로쿠의 증상을 심신성으로 진단한 적은 한 번도 없었다. 의사들은 무조건 심신성이 아니라고 하면서도 정작 원인이 무엇인지는 알 수 없다고 보고했다.

히로쿠의 어머니는 종양학 분야의 심신 문제에 관한 의학자 회의에 참석했다. 참석자 가운데 한 명이 심신의학 분야에 대한 사노 박사의 기여 사실을 언급했다. 히로쿠의 어머니는 사노 박사에게 진단을 받아 보라고 딸에게 강력히 권했고, 딸은 그렇게 했다.

사노 박사와 만난 히로쿠는 너무나 예리하고 지각 있는 모습을 보여 주었다. 그녀는 활달하고 애교 있게, 무엇보다도 세련된 태도로 자신의 감정적 갈등들의 목록을 나열했다. 그녀는 사노 박사의 전제에 동의했고, 박사의 저서에서 자신의 모습을 자주 발견했지만, 그런 치료가 자신에게 효과가 있을 것인가에 대해서는 회의적이었다. 자신의 이면 감정들을 이미 잘 알고 있었기 때문이다. 예를 들어 그녀는 애교 있는 태도를 유지한 채 남자 친구를 마구 신랄하게 비판했다. 그녀의 침착한 모습이 아주 인상적이었지만, 탄복스럽기보다는 섬뜩했다. 그녀는 치료에 회의적이면서도 정신요법을 시작하라는 사노 박사의 권유를 선선히 받아들였다.

몇 번 참석하자마자 히로쿠의 발 통증은 거의 완전히 사라졌다. 그 이유는 알 수 없었다. 그 후 느닷없이 밀월이 끝났다. 히로쿠의 발 통증이 악화되었을 뿐만 아니라, 무릎과 손목에 새로운 증상이 나타났고 이마에 발진이 생겼다. 히로쿠는 해명을 요구했고, 치료 효과에 대한 당초의 회의가 되살아났다.

최근의 경험에 대한 질문을 받은 히로쿠는 시골에서 찾아온 사람들에게 대해 화가 났다는 것을 자유롭게 이야기했다. 그렇지 않아도 바쁜데 접대를 해야 한다는 것이 피곤하다는 것이었다. 사실 화난 감정에 대한 그런 접근은 치료하기가 어렵다는 것을 나타낸다. 그 후 히로쿠는 많은 사람들이 자기가 경험하는 감정에 대해 충분히 알고 있지만 금기시된 감정과 맞서 싸우려는 사람도 있다는 설명을 들었다. 예를 들어 신생아의 요구에 화가 난다는 것을 자각하는 어머니가 많은데, 그러면서 흔히 죄책감을 느낀다. 그들은 그런 감정을 느낀다는 것을 수치스러워 한다. 자녀에 대한 그들의 행동은 나무랄 데가 없는데도 말이다. 그 후 히로쿠는 손님들이 머무는 기간 내내 손님들에게 겉으로는 아주 상냥하면서도 속으로는 화를 낸 것에 대해 스스로 수치스러워 했다는 사실을 시인했다. 히로쿠의 말에 따르면, 실제 행동이 어떻든 간에 속으로라도 분개한다면 그건 이기적인 짓이다.

히로쿠는 참을 수 없는 특정 감정 경험에 대한 이해가 계속 깊어졌다. 은밀하고 내면적인 차원에 대한 이해도 깊어졌다. 그녀는 신체의 의학적 수수께끼를 푸는 단서가 아니라 자기성찰의 길잡이로 발 통증을 이용하기 시작했다. 발 통증을 느낄 때마다 먼저 이렇게 자문했다. "내가 무슨 감정을 느끼고 있는 거지?" 그러나 곧 걸림돌에 부닥쳤다. 자문한 것에 대한 답을 수용하기 어려울 때가 많았던 것이다. 예를 들어 자신을 부당하게 비난하는 상사에 대한 분노를 확인했을 때, 무엇보다도 먼저 그런 비난에 쉽게 상처를 받는 자신의 섬약함에 스스로 환멸을 느꼈다.

대체로 히로쿠의 통증 증상은 크게 개선되었다. 아직은 치료의 초기 단계여서, 좀 더 치료가 진전되면 분노의 감정과 욕구 사이의 상호작용에 대한 이해가 더욱 깊어질 것이 분명하다.

● 리암의 사례

리암은 34세 무렵 심한 심신성 등통증을 치료하기 위해 찾아왔다. 네 명의 아들 가운데 장남이었던 그는 유럽 대가족의 장손이기도 해서 조부모의 사랑을 듬뿍 받았다. 군인 자녀라고 자신을 밝힌 그는 세계 각국에서 살았고, 3개 국어에 능통했다. 그에게서는 "산전수전 다 겪어본" 사람으로서의 편안한 자신감이 배어 나온다. 높은 성취를 이루었고 모든 사람에게 사랑을 받는 리암은 남에게 불친절한 말을 해본 적이 없다. 적어도 겉으로는 말이다.

리암이 사람을 무기력하게 만드는 등통증을 최초로 느낀 것은 휴가를 마치고 돌아오는 비행기 안에서였다. 그는 뜻밖에도 옛 약혼녀의 절친한 여자 친구를 우연히 만났다. 옛 약혼녀가 다른 남자와 약혼을 했는데, 그해 말에 결혼할 예정이라는 소식을 듣게 되었다. 별 말을 하지도 않았는데 리암에게 여자 친구가 없다는 사실을 알아차린 그녀가 리암의 한심한 처지를 리암의 옛 약혼녀에게서 소문내고 싶어 "안달을 한다"는 것을 리암은 "눈치챘다." 리암은 그 여자의 가방을 머리 위 수하물 칸에 얹는 것을 도와주다가 심한 등통증을 느끼고 기내 통로에 쓰러졌다. 당시 리암은 어디가 "삐끗했다"고 생각했다. 그는 독한 술을 여러 잔 마시고 세 시간 반의 비행을 버티며, 등통증이 일시적인 현상이기만 바랐다. 아무튼 그는 30세의 나이에 매우 건강하고 튼튼했기 때문이다. 어떻게 조그마한 가방 하나를 수하물 칸에 올리다가 다칠 수가 있겠는가.

리암은 집에서 며칠 앓은 후 의원에 갔더니 정형외과로 가보라고 했다. 정형외과에서는 MRI 촬영을 요구했고, 촬영 결과 탈출 추간판이 나타났다. 그러자 정형외과의사는 보존치료를 권했다. 침상 안정과 항염증제, 그리고 리암의 반응에 따른 물리치료를 권한 것이다. 리암의 상태가 그저 미미하게 개선되는 데 그치자, 좀 더 적극적인 치료를 위한 물리치료를 받았다. 그는 점차 개선되었고, 결국 물리치료를 스스로 중단했다. 그 후 거의 4년 동안 등통증을 전혀 느끼지 않았다.

4년 후 등통증이 재발하자, 그가 찾아간 정형외과의사들이 이번에는 하나같이 수술을 권했다. 가장 최근의 MRI 결과가 과거의 결과와 다를 게 없다는 것을 알게 된 리암은 수술의 필요성에 의문을 제기했다. 척추에 변화가 없다면, 그리고 수술을 받지 않고도 지난 4년 동안 아무런 통증이 없었다면, 또다시 전처럼 통증이 사라지지 말란 법이 어디 있는가? 의사들은 그런 그의 말을 묵살하고 과거에 등통증을 앓았으니 더더욱 수술을 받아야 한다는 것이었다.

리암은 세상에 알려진 거의 모든 대안 요법을 체계적으로 받아 보았는데, 개선의 정도는 다양했다. 좀 더 정보를 얻기 위해 책방에 들른 그는 우연히 사노 박사의 책 여러 권을 보게 되었다. 책을 읽은 그는 매 쪽의 글이 고스란히 자기 이야기라는 것을 알게 되었다. 또한 나중에 생각해 보니 그가 느낀 최초의 등통증은 파혼과 관련해서 맺힌 감정의 봇물이 터지면서 발생한 것이 거의 분명하다는 사실을 깨달았다.

리암은 정신요법을 받기 시작했다. 통증이 충분히 개선된 것은 거의 1년이 지나서였다. 그제야 그는 특정한 감정적 갈등을 인식할 수 없었던 불가피했던 이유를 이해할 수 있었다. 리암은 아버지에 대한 강렬한 분노 감정을 의식하고는 있었지만, 그런 감정을 품고 있다는 사실을 몹시 수치스러워 했다. 가족 가운데 그런 감정을 품은 사람은 자기밖에 없다고 생각하자 수치심은 더욱 도졌다. 어쩌다 한번 아버지에게 반대하거나 항의라도 하면, 아버지는 노발대발하면서 리암이 불경한 감정을 품은 것을 호되게 꾸짖었다. 그때 어머니는 복종적이었고 동생들은 얼어붙었는데, 리암은 그들이 모두 아버지의 말에 동의해서 그러는 것이라고 잘못 해석했다.

심신성 통증 증후군에 시달리는 많은 환자들과 마찬가지로 리암은 성취 지향적이고 많은 칭찬을 받으며 컸다. 가족들은 모두가 그를 좋게 보았다. 그는 유능한 보호자이기도 했다. 그는 아주 어려서부터 그런 역할을 충실히 해 왔다. 부모를 위해 번역을 해주었고, 미국 문화를 부모에게 설명해 주기도 했다. 문화 차이로 인해 동생들에게 문제가 생기면 앞장서서 도와주었다. 그는 여느 어머니가 바라는 최고의 아들이 됨으로써 아버지에게 실망한 어머니를 위로해 주었다. 리암의 자존감은 무엇보다도 자기를 희생해서 남을 잘 보살피는 데 전적으로 토대를 두고 있었다.

치료가 진전되면서 더욱 명백해진 것은, 만일 다른 가족도 아버지에 대해 자기와 같은 감정을 지녔다고 그가 생각했더라면, 아버지의 횡포에 분노를 표현하는 것이 은혜를 모르는 불효자식의 소행이 아니라 온당한 반응이었다는 것을 알 수 있었을 것이라는 점이었다. 그러나 아버지의 학대를 인지할 때 리암은 그런 학대에 대해 어머니와 동생들을 보호하지 못한 것 때문에 오히려 자기혐오를 느꼈다. 오랫동안 리암에게는 두려움이나 좌절감에 대한 수치심보다는 분노 감정에 대한 수치심을 느끼는 것이 차라리 더 편했다.

리암은 이후 3년 이상 비극적인 여러 사건을 겪으면서도 긴장 근육염 증후군으로부터 전적으로 자유로웠다. 리암은 이렇게 말했다. "이제 나는 개똥 같은 기분을 느끼면서도 스스로 개똥이라고 느끼진 않습니다." 리암은 단지 그런 기분을 느낄 수 있게 됨으로써 등통증으로부터 해방되었다.

다음 내용은 다른 정신치료자 로버트 폴 에번스 박사의 경험을 인용한 것이다.

과학계의 온갖 놀라운 새 발견과 더불어 우리는 새로운 패러다임으로의 변화의 한 복판에 놓여 있다. 우리 자신과 우주를 지각하고 경험하는 방식의 확대가 바로 그것이다. 그러나 몸과 마음이 연결되어 있다는 개념은 아직도 생소하고, 많은 의사를 비롯한 대다수 사람들에게 때로는 두려움을 안겨 준다. 사실 심-신mind-body이 연결되어 있다고 말하는 것은 잘못이다. 심신이 통합된 하나가 아니라 "연결된" 별개의 두 단위임을 암시하기 때문이다. 사노 박사가 그랬듯이 나 역시 심신mindbody(붙임표가 없음)을 하나의 온전한 존재로 보고자 한다.

『웹스터 사전』에서는 치유-healing를 "완전하게 하는 것to make whole"이라고 정의하고 있다. 치유 과정에서 특히 긴장 근육염 증후군을 지닌 많은 환자들에게 무엇보다 먼저 걸림돌이 되는 것은 불신을 하는 것이다. 환자들은 심신에 관한 통합적이고 전체적인 관점에 대해 불신하거나 미심쩍어 한다. 따라서 치료 초기에 그런 주제에 대한 경험담을 이야기해 주는 것이 중요하다. 긴장 근육염 증후군을 지닌 사람들은 스스로 감정을 억압하는 행동을 경험해 볼 수 있어야 한다. 그런 경험을 통해 심신이 기능하는 것을 직접 목격할 수 있고, 그래서 까다로운 감정들을 수용하기 시작함으로써 치유를 용이하게 할 수 있다. 다음 내용은 긴장 근육염 증후군을 연구한 초기의 내 치료법을 간단히 기술한 것이다. 치유를 돕기 위해 나는 무엇을 어떻게 하는가, 전통 정신요법과는 어떻게 다른가.

빅토르 위고의 다음 말이 먼저 떠오른다. "마음을 비우면 정신이 든다." 내가 보기에 이런 생각은 긴장 근육염 증후군을 지닌 사람들을 위한 심리 치료의 핵심을 짚고 있다. 빅토르 위고는 부분적으로 옳았다. 우리는 마음을 비우려고 하기보다는 몸과 마음을 제대로 — 통합된 하나로 — 경험하는 방법을 배우고 싶어 한다. 정신이 든다는 것은 긴장 근육염 증후군이나 위 역류와 같은 신체 증상을 초래하는 무의식적 심신의 강력한 지배에서 벗어난다는 뜻이다. 그러한 증상의 목적은 우리를 다치게 하려는 데 있는 것이 아니라, 주의를 딴 데로 돌림으로써 우리를 보호하려는 데 있다. 무의식적으로 더욱 고통스럽거나 불유쾌한 것으로 여겨지는 감정, 또는 용납할 수 없는 감정이라고 믿고 있는 것을 경험하지 못하게 하는 것이다. 불안, 공포, 분노, 격노, 수치심, 죄책감, 마음 아픔, 슬픔, 서러움, 바람직하지 못한 것으로 여겨지는 기쁨 따위가 압도적인 상태일 때, 그것들은 심리적 방어 기전(메커니즘)을 우회하거나 관통한다. 우리가 그런 감정 대신 신체 증상을 경험하는 이유는, 무의식적 심신이 그 감정보다 차라리 신체 증상이 덜 고통스럽거나 덜 위험하거나 덜 해롭다고 여기기 때문이다. 이런 사실을 믿기가 쉽지는 않을 것이다. 통증이 심할 때는 더욱 그렇다. 그러나 통증이 심하다는 것은 곧 억압된 감정의 강도와 위력이 그만큼 크고, 그 감정이 무의식 속에서 자아내는 공포도 그만큼 크다는 뜻이다. 환자가 특정 순간에 특정 감정을 억압하는 자신의 행동을 목격하면서 동시에 감정 자체를 경험하기 시작하면, 그러한 심신 현상을 경험하는 것에 좀 더 자신감을 갖게 되고, 그에 따라 치유가 용이해진다. 그러나 문제가 하나 있다. 인식하지 못하는 것은 경험할 수 없다는 것이다. 따라서 그 과정을 가능케 하기 위해 다음과 같은 기법을 고안했다. 관찰자로서의 개인은 내가 즐겨 표현하는 말처럼 참여자로서의 개인이 감정적으로 겪는 일의 "불편한 것에 좀 더 편해지는" 방법을 배울 수 있다. 점진적으로 조금씩 수용한 감정은 지적 차원에서만이 아니라, 통합적이고 전체적인 차원에서 경험이 가능해진다. 치료의 초기 단계에 괴로운 감정이 표면화되고 의식되려는 위험이 닥쳐오기 시작하면, 무의식적 심신은 통증을 악화시키나 또 다른 증상을 일으켜 주의를 딴 데로 돌리게 된다. 치료자의 과제는 환자로 하여금 "정신이 들게" 하는 기법을 개발하고 이용하도록 돕는 것이다. 즉, 심신을 통합된 하나로서 경험하게 하는 것이다. 그것이 이루어지면 긴장 근육염 증후군 증상은 더 이상 필요치 않게 된다. 전통적인 유형의 정신역동 문제를 다루기 전에 우리는 먼저 심신의 "분열"을 해결할 수 있어야 한다. 일단 긴장 근육염 증후군 환자가 그러한 전체적인 통합의 경험에 좀 더 편안해지고, 참을 수 없는 감정을 차츰 수용할 수 있게 되면, 우리는 필요할지 모르는 전통적인 정신요법을 시작할 수 있다. 즉, 분노 관리나 외상 후 관리 같은 것, 또는 낮은 자존감처럼 좀 더 미묘한 것을 다룰 수 있다. 그 모든 것은 선천적으로 개인의 몸과 마음을 분열시키는 데 일정한 역할을 하며, 후천적으로 우리가 살아가는 문화에 의해 강화된다.

  목표가 명백해도 치료자는 치료 초기에 각별히 유념해서 신체 증상을 살피면서 잘 조율을 해 나가야 한다. 즉, 불편하고 고통스러운 감정을 느끼지 못하게 하는 방어 기전에 부드럽게 대처하는 한편, 환자가 안전하다는 것을 느끼고 그런 감정을 경험하기 시작할 수 있는 상황을 조성하고 유지할 수 있어야 한다. 안전한 환경은 모든 정신요법에 꼭 필요한데, 직접적인 임상 치료라는 상황에 비추어 볼 때, 긴장 근육염 증후군을 지닌 사람을 대할 때 특히 중요하다. 환자는 고통을 느끼고 있으며, 그것도 장기간 그래 왔고, 빠른 치유를 바란다는 것을 치료자는 유념해야 한다. 그들의 방어 기전은 굳건해진 상태이기 때문에 우회하지 말고 즉시 해결할 필요가 있다. 환자들이 치료자를 믿고, 안전함을 느낌으로써 치료자의 가벼운 개입을 수용할 수 있도록 하면 그러한 방어 기전 속으로 침투하기 시작할 수 있을 것이다.

전형적인 방어 기전과 치료를 위한 접근법을 보여주는 몇 가지 사례를 들어 보겠다. 이름과 나이 등 곁가지 사항은 내용을 바꾸었다.

수전은 46세의 유부녀로 얼굴 표정과 언어가 무의식적으로 어떻게 방어 기전으로 이용되는가를 잘 보여 준다. 첫 치료 기간에 그녀는 아버지가 자기에게 어떻게 호통을 치고, 어떻게 겁을 주었는지, 그녀에게 분노 반응을 일으키지 않고 어떻게 그녀의 사죄를 받아 내곤 했는가에 대해 이야기하기 시작했다. 아버지에게 화가 난 감정을 언급한 바로 그 순간 그녀는 아주 살짝 웃어 보였다. 내가 중간에 살짝 끼어들어서, 방금 웃었다는 사실을 아느냐고 묻자, 그녀는 자기가 웃었는지 몰랐다고 답했다. 수전이 살짝 웃음을 보인 이유는, 바로 그 순간 심신 차원의 분노 감정을 느끼기 시작했기 때문이다. 의식적으로 분노를 인정함으로써 그 감정이 무의식으로부터 치솟아 오른 것이다. 분노 감정이 표면화되기 시작하자, 그녀는 불안하고 불편해졌다. 가벼운 웃음은 더 이상의 불편을 경험하지 않으려는 방어책이었다. 그 순간 부지불식간에 웃음으로써 수전은 그 이상의 불편함을 느끼지 않고 바람직하지 않은 감정을 자동으로 억압한 것이다. 가벼운 웃음은 무의식에서 진행되는 일에 대한 단서였다. 치료 차원에서 중간에 끼어들어 그녀가 그 웃음에 주목하도록 한 것은 꼭 필요한 일이었다. 그럼으로써 그녀가 평생 억압해 왔던 감정을 관찰하며 동시에 느끼도록 유도할 수 있었다. 과거에 억압한 감정을 수용하도록 하는 것은 그 감정을 경험하게 하기 위한 것만이 아니다. "성인 관찰자"가 새롭고 더 건전한 방식으로 그 감정을 차츰 너그럽게 수용하고 나아가서 통합할 수 있는 방법을 일깨우기 위한 것이기도 하다. 수전의 경우 분노 감정은 차츰 두렵지 않고 참을 만해졌다. 또한 정상적이고 자연스러운 감정으로 인정할 수 있게 되었다. 그녀는 몸과 마음을 다시 연결하고 통합하는 방법을 배워 갔다. 그런 과정이 계속되자 긴장 근육염 증후군 통증이 줄어들었다.

이것이 전통 치료법과 다른 점 한 가지는 그녀가 이야기를 하는 동안 치료자가 중간에 끼어든다는 것이다. 그것은 그녀가 지적인 경험만이 아니라, 포괄적인 감정적·지적(심신 차원의) 경험을 할 수 있도록 하기 위한 것이다. 수전이 아버지에 대한 분노의 이유만 계속 파고들었다면, 우리는 부가 정보를 얻긴 했겠지만, 감정을 수용한다는 더 중요한 목적은 이루지 못했을 것이다. 내가 그녀에게 그녀의 모순된 행동, 곧 웃음에 주목하도록 한 것은 자신이 분노를 느낄 때의 억압 과정을 관찰하도록 하기 위해서였다. 이런 경험에 대해 환자는 안도감을 느낀다고 말하는데, 시간을 두고 연습을 계속함으로써 수전의 긴장 근육염 증후군 통증은 완전히 사라졌다.

또 다른 종류의 방어책으로, 내가 완충어buffer라고 부르는 것이 있다. '아마도', '어쩌면', '말하자면' 따위의 낱말이 그것이다. 때로 환자가 자기도 모르게 1인칭을 3인칭으로 바꿔 말하는 것도 완충어 기능을 한다. 불편하거나 고통스러운 무의식적 감정을 경험하지 못하도록 하는 낱말이나 어구가 완충어다. 가벼운 웃음과 마찬가지로 그런 방어책이 이용되면 즉각 환자에게 인식시키고, 가볍게 주목하도록 해야 한다. 그럼으로써 환자는 심신의 단절을 관찰하는 능력을 높일 수 있고, 억압된 감정을 수용할 수 있게 된다.

완충어를 사용한 좋은 사례로 앨리스를 치료한 경험을 꼽을 수 있다. 그녀는 자녀가 있는 유부녀로, 밝고 현명하며 자신의 문제 일부를 지적으로 잘 이해하고 있었다. 치료 도중 그녀는 아버지와 자녀, 형제자매에 대해 이야기하기 시작했다. 어느 순간 그녀는 이렇게 말했다. "어쩌면 남편한테 화가 났는지도 모르겠어요." '어쩌면probably'은 완충어다. 나는 그녀에게 말을 계속하게 하기보다는, 부드럽게 말을 중단시키고 "어쩌면?"이라고 되물었다. 수세에 몰린 그녀는 바로 말을 바꾸었다. "남편에게 무척 화가 났던 것 같아요." '무척'이라는 말을 쓴 것은 그녀가 분노의 강도를 인정하기 시작했다는 증표일 수 있지만, '같아요'라는 완충어는 여전히 감정을 얼버무리고자 하는 표현이다. 생각건대, 앨리스의 무의식적 심신은 무척 화가 났다는 사실을 인정하는지 않는지를 내가 되묻지 않기를 바랐을 것이다.

흔히 분노는 긴장 근육염 증후군을 지닌 사람들이 수용하기를 두려워하는 감정이다. 자제력을 잃을지 모른다는 두려움(완벽주의) 아니면 분노의 대상이 자기를 싫어하거나 거부할지 모른다는 과도한 근심 걱정(선행주의) 때문이다. 평소에 분노를 수용한다는 것은 위험할 수도 있다. 흔히 분노의 밑바탕에 깊은 마음의 상처나 슬픔이 도사리고 있을지도 모르기 때문이다. 그런 경우 분노는 긴장 근육염 증후군 증상과 같은 기능을 한다. 즉 분노보다 더 고통스러운 감정으로부터 보호하기 위해 분노가 촉발된 것이다.

분노의 수용을 가로막는 앨리스의 방어책을 가볍게 뚫고 들어가는 과정을 계속하는 것이 중요했기 때문에, 나는 '무척'이라는 말은 무시하고 '같아요'라는 말을 문제 삼았다. 그러자 다소 화가 난 앨리스가 고쳐 말했다. "남편에게 화가 났어요." 이제 완충어를 쓰지 않았다. 그녀는 심신의 단절에 기여하는 완충어를 썼다는 것을 자각하면서 중요한 첫 단계를 넘어섰다. 그러한 자각은 심신의 분노를 수용하는 쪽으로 이어진다. 그녀는 방금 해낸 것에 대한 두려움을 나타냈지만, 한편으로는 안도감을 느꼈고, 긴장과 통증이 완화되는 것을 경험했다. 이것은 시작이었다. 그녀 역시 더 거쳐야 할 과정이 있다는 것을 알고 있었다. 그러나 긴장이 풀리고 일시적으로 통증이 감소했다는 것은 우리가 바른 길을 밟고 있다는 것을 말해 준다.

프로이트의 『꿈의 해석』이 1900년에 처음 발행된 이래, 꿈의 중요성과 의미는 널리 알려져 왔다. 프로이트는 꿈을 "무의식에 이르는 왕도"라고 일컬었다. 꿈이 진단을 할 때도 도움이 되지만, 나는 치료를 할 때도 도움이 된다는 사실을 발견했다. 꿈은 무의식의 감정들을 더욱 완벽하게 수용하는 데 도움이 된다. 좋은 사례로 내가 1년 동안 치료해 온 남자가 있는데, 그를 제임스라고 부르기로 하자.

제임스는 아주 영리한 40세의 전문직 남성으로, 자녀가 있는 유부남이었다. 성격상 방어 기전이 특히 잘 갖춰지고, 고통스러운 특정 기억을 차단하고 있어서, 그의 긴장 근육염 증후군 증상은 이따금 조금씩만 통증이 경감될 뿐이었다. 그는 꿈을 이용해서 치료한다는 생각에 동의했다. 자주 꾸는 꿈의 공통된 주제는 부모의 집을 떠나 자기 집을 찾아가는 것이었다. 이 꿈은 이렇게 해몽해 볼 수 있다. 그가 감정적으로 독립하고자 하지만 그러는 것에 대해 무의식적으로 갈등을 느끼고 있다고 말이다. 그가 독립해서 개업을 한 직후에 통증이 시작되었다는 사실이 이런 해몽을 뒷받침한다.

어느 날 제임스는 사뭇 느낌이 다른 꿈 이야기를 했다. 그는 방 안을 날아다니는 게를 쫓아다니며 나이프로 찔러 죽이려고 했다. 결국 죽이는 데 성공했다. 방 안에 고양이와 쥐도 있었다는 것을 떠올렸지만, 그것들은 이미 꿈속에서 사라진 뒤였다. 긴장 근육염 증후군 관점에서 보면, 게는 딱딱한 외부의 껍데기를 가진 것으로, 상처 받기 쉬운 내면 감정으로부터 그를 감싸서 보호하고자 하는 통증이나 신체 증상 또는 불안을 상징한다고 볼 수 있다. 고양이와 쥐는 그의 아버지와 어머니를 상징하는 것 같다고 그는 생각했다.

　대체로 사노 박사와의 첫 번째 모임 때, 환자들과 대화를 나누면서 어린 시절이 어땠냐고 물으면 대다수 환자들은 좋았다고 답한다. 그러나 좀 더 자세히 캐물으면, 결코 좋지 않았다는 것이 드러난다. 제임스의 경우에도 그랬다. 우리가 그의 꿈을 살펴보기 시작한 이후, 무의식에서 뭔가 고삐가 풀렸는지 제임스는 그다지 유쾌하지 않은 것을 떠올리기 시작했다. 차츰 그는 아버지와 어머니 사이의 (고양이와 쥐의 경우와 같은) 긴장과 다툼을 기억해 내기 시작했다. 날아다니는 게 이야기를 듣고 그가 일곱 살이었을 때 일어난 일을 회상했다. 부모가 부부싸움을 했고, 아버지가 접시 세장을 벽에 날려서 깨뜨리자 제임스는 겁에 질렸던 기억이었다. 게 꿈에 부모에 대한 분노나 격노가 도사리고 있지는 않았다. 긴장되고 겁에 질린 상황 때문에 분명 분노나 격노가 생겨났을 것이다. 그러나 제임스는 무의식적으로 격노를 수용하고자 하지 않았다(그래서 고양이와 쥐가 사라졌다). 그 대신 그는 게를 죽임으로써 분노를 자기 자신에게 돌렸다. 또한 보호막을 친 상징적인 그의 긴장 근육염 증후군 껍데기 속으로 내가 계속 파고든다면, 그는 이루 말할 수 없이 고통스러운 감정들을 경험하기 시작할까 봐 두려웠던 것이 분명하다. 그 감정에 "죽임"을 당할까 봐서 말이다.

　이러한 해몽에 제임스도 공감할 수 있었지만, 지난 몇 주 동안 그의 통증은 오히려 살짝 증가했다. 그것은 치료 도중 흔히 일어나는 일인데, 감정을 수용하는 쪽으로 기울었다는 긍정적인 조짐인 경우가 많다. 통증이 증가했다는 것은 신체적인 통증보다 더 위험한 것으로 여겨지는 더 큰 감정적 고통이 예상됨에 따라, 그 감정으로부터 주의를 딴 데로 돌리기 위한 것이다. 이것은 환자가 이해하기 힘든 역설이다. 신체 통증이 해를 끼치기 위한 것이 아니라 오히려 보호하기 위한 것이라는 것 말이다.

이 대목에서 나는 제임스에게 그 꿈으로 실험을 해보자고 제안했다. 나는 그에게 눈을 감고, 계속 심호흡을 하며 마음 편히 긴장을 풀라고 말했다. 그리고 마음의 눈으로 게를 떠올리고, 게가 그에게 무슨 말을 하려고 하는지 질문을 던져 보게 했다. 나는 그가 계속 심호흡을 하며 긴장을 풀도록 했고, 대답을 강요하는 시도는 하지 말도록 했다. 대답이 준비되어 있다면 그것을 느낄 수 있을 테고, 의식적으로 대답을 만들어 낼 필요가 없을 것이라고 나는 제임스에게 말했다. 제임스는 이내 놀라며 즐거워했다. 과연 그러냐는 질문에 게가 그렇다고 바로 대답한 것이다. 그 후 나는 그의 게를 무의식적 심신의 아주 현명한 부분으로 여겨야 한다고 제안했다. 그러면 그가 물어볼 질문에 대해 유익한 답을 해줄 수 있을 것이라고 말한 것이다. 우스꽝스럽게 들릴지 모르지만, 나는 또 제임스로 하여금 게를 죽인 것에 대해 사과하게 했다. 그건 "관계 개선"을 위해서였다. 그것은 자기연민self-compassion의 씨앗을 뿌리기 위한 것인데, 긴장 근육염 증후군을 지닌 여느 사람과 마찬가지로 제임스도 자기 자신에게 너무 가혹하고 엄격한 경향이 있었기 때문이다.

고통의 정도는 누그러졌지만 제임스의 느낌에 고통이 사라질 것 같지는 않았다. 이제는 게가 기꺼이 대화에 응했기 때문에, 나는 그에게 이렇게 물어보라고 제안했다. "좀 더 감정을 수용하고 긴장 근육염 증후군 통증을 줄이는 데 걸림돌이 되는 것은 무엇이라고 생각하니?" 그러자 게는 감정이 폭주할까 봐 "수문을 열기"가 꺼려진다고 답했다. 나는 그에게 게를 안심시키라고 말했다. 어떤 감정이 표면화되든 이제는 다룰 수 있다고 말이다. 감정에 압도당하지 않으려고 고통스러운 감정을 억압해야 했던 어린 시절에는 할 수 없었던 일을 이제는 할 수 있다고 말이다. 외동아들로서 제임스가 갈등을 느낀 이유 가운데 하나는, 감정적·심리적으로 독립하고 싶으면서도 의존적인 부모를 등지려고 한다는 죄책감을 동시에 느꼈다는 데 있다. 그가 독자적으로 개업을 했을 때 증상이 시작된 것도 그 때문이다. 이것은 갈등이 잠복해 있을 경우 인생의 "좋은" 일도 신체 증상을 일으킬 수 있다는 것을 보여주는 사례. 게와 대화를 함으로써 제임스는 어렸을 때 부모가 집안에서 그처럼 끔찍한 환경을 조성한 것에 대한 분노와 죄책감, 공포 따위의 감정을 차츰 수용할 수 있게 되었다.

치료 과정이 계속되면서 제임스는 더욱 깊이 도사린 감정을 지각하고 놀라워했다. 분노의 아래에는 슬픔과 설움, 마음 아픔이 가라앉아 있었던 것이다. 그러한 지각을 통해 자기연민이 시작되고, 나아가 심신의 재통합을 통한 치유가 시작되었다. 때로는 슬픔과 설움의 감정으로부터 자기를 보호하기 위해 분노가 생기기도 한다. 그러한 감정이 분노보다 더 고통스럽다고 여긴 탓이다. 그러한 슬픔과 설움을 경험하면서 제임스는 긴장과 통증이 얼마간 감소했다고 보고했다. 하지만 그 정도로는 만족스럽지 않아서, 내 제안에 따라 그는 이제 또 어떻게 해야 하느냐고 게에게 물었다. 곧바로 답이 들려왔다. "미적거리지 말고 두려워하지도 마." 이것은 제임스가 경험하는 고통스러운 감정에 대한 두려움 때문에 치료 과정을 편안히 진행하지 못하고 있음을 언급한 것이다. 다음 만남 때 그는 얼마간 진전이 있었다고 보고했다. 게와 대화를 하는 동안 부모에 대한 분노를 경험할 수 있었던 것이다. 어렸을 때는 불가능했던 그런 일이 가능해지자, 그는 까다롭고 고통스러운 경험인 슬픔과 설움을 더욱 깊이 수용하게 되었다. 그러자 신체 증상은 극적으로 줄어들었다.

1918년 《정신의학 저널》에서 정신의학의 개척자인 헨리 모즐리Henry Maudsley는 이렇게 말했다. "눈물의 배출구가 없는 설움은 다른 장기를 울게 한다."

슬픔, 마음 아픔, 설움을 수용하는 능력을 갖는다는 것은 자기 인격에 대한 자기비판을 그만두고 자기연민을 발전시킨다는 것을 뜻한다. 자기연민은 심신 증상이 성공적으로 줄어들기 위해 꼭 필요한 요소다.

정신요법의 기술과 과학은 특정 기법 이상의 요소를 포함하고 있다. 그런데 심신장애를 지닌 사람들을 위한 정신요법의 경우에는, 앞서 논의한 개념을 비롯한 다양한 기법을 이용함으로써 치료자는 환자가 자신의 억압 행동을 관찰하도록 돕는다. 그래서 공포와 불안, 죄책감, 분노, 격노, 수치, 마음 아픔, 슬픔, 설움, 인지된 부당한 기쁨 등의 감정에 좀 더 익숙해지도록 한다. 처음에는 그런 감정이 불쾌하고 불편하게, 두말할 나위 없이 유난히 고통스럽게 느껴진다. 그런 감정을 수용하는 행위의 불편함에 좀 더 편해짐으로써 환자는 "정신이 든다." 즉, 무의식적 심신이 신체 증상의 형태로 자신을 확고히 지배하고 있다는 것을 알고, 거기서 풀려남으로써 심신을 재통합하는 것이다. 그러한 무의식의 지배에서 풀려날 때 심신은 더 이상 다른 신체 기관을 울게 할 필요성이 없게 된다.

● 결과 연구

제3장에서 우리는 긴장 근육염 증후군의 경우 가장 중요한 정신역동을 알아

보기 위해 환자 104명의 코호트를 언급한 적 있다. 이 환자들은 1999년 여름에 두 달 반 이상 연속 면담을 했다. 이듬해 봄에 우리는 이들 가운데 85명에게 연락해서 치료 프로그램의 결과를 확인할 수 있었다. 처음 상담을 한 지 6~7개월 만에 전화로 이야기를 나눈 것이다.

85명 가운데 33명, 곧 39%는 남성이고, 52명 곧 61%는 여성이었다. 그들은 모두 다음 네 가지 범주의 치료 프로그램 가운데 하나에 참여했다.

1. 상담과 강의만: 59명(69%)
2. 상담, 강의, 집단요법: 5명(6%)
3. 상담, 강의, 집단요법, 정신요법: 12명(14%)
4. 상담, 강의, 정신요법: 9명(11%)

우리는 통증과 기능 용량 차원에서 어떤 결과가 나왔는지에 관심이 있었다. 통증 차원의 범주는 결과가 다음과 같았다.

1. 37명, 곧 44%는 이제 거의 또는 전혀 통증이 없다고 보고했다.
2. 22명, 곧 26%는 이제 80~100% 나았다고 보고했다.
3. 13명, 곧 15%는 이제 40~80% 나았다고 보고했다.
4. 13명, 곧 15%는 좋아진 정도가 40% 미만이라고 보고했다.

기능 용량의 범주는 결과가 다음과 같았다.

1. 46명, 곧 54%는 이제 신체적으로 제약이 없다고 보고했다.

2. 18명, 곧 21%는 80~100% 정상이라고 보고했다.

3. 12명, 곧 14%는 40~80% 정상이라고 보고했다.

4. 9명, 곧 11%는 나은 정도가 정상에 비해 40% 미만이라고 보고했다.

이 신체장애 치료가 분석 지향적 정신요법이 추가된 '교육'에 의한 치료라는 점을 감안하면 이 수치는 매우 획기적인 수준이다. 이 집단 가운데 70%는 "통증이 충분히 해소"되었고, 75%는 "신체 기능이 정상 또는 거의 정상으로 회복"되었다.

어떤 치료에서든 환자가 처방에 따르지 않는 문제가 있다는 것을 염두에 두어야 한다. 약을 복용하지 않거나 지시에 따르지 않는 환자가 있다. 긴장 근육염 증후군 치료의 경우 일부 환자는 일일 연구 프로그램 지시를 가끔 또는 전혀 따르지 않는다. 또 일부 환자는 진전이 없다는 것을 보고하지 않음으로써 치료를 위한 추가 조치를 취할 수가 없다. 복잡한 감정 요인들이 작용하는 긴장 근육염 증후군 장애의 경우에 특히 지시를 따르지 않는 데는 분명 다면적인 이유가 있다. 지시에 따르지 않을 것 같은 환자를 사전에 걸러냄으로써 치료의 성공률을 높일 수 있다는 것이 증명되었지만, 치료가 시작된 후 의심을 품거나 중간에 포기를 해버리는 환자라면 제대로 치료할 수가 없다. 치료 프로그램을 계속 믿는 환자라 해도, 통증이 구조 이상 때문이라는 생각을 떨쳐버리지 못하는 경우가 있다. 예컨대 탈출 추간판이 통증의 원인이라고 보는 것이다.

심신 증상학의 현상을 통해 우리는 강력한 정신 진단 도구를 얻을 수 있다. 우리는 열과 기침, 호흡수, X선, 혈구 계산 등을 관찰함으로써 폐렴에 걸린 사람의 경과를 지켜볼 수 있다. 통증이 감정에서 비롯한 것이라는 점을 믿기 어렵다고 환자가 말할 경우, 그러한 부정을 부추기는 강력한 힘이 내면 정신세계에 도사리고 있다는 것을 나는 알고 있다. 증상의 목적은 계속 신체에 관심을 갖게 하는 데 있다. 환자가 신체 증상을 무시하고 심리적인 문제에 초점을 맞출 수 있도록 환자를 설득할 수만 있다면, 정신의 전략은 실패로 돌아갈 것이다. 그러면 정신은 불신을 부추기고 기존 상태를 유지하기 위해 더욱 애를 쓰게 될 것이다. 증상이 남아 있다는 것은 열이 남아 있다는 것과 같다. 그것을 통해 치료가 성공적인가 아닌가를 판가름할 수 있다.

환자들은 치료에 성공하기 위해 성격을 바꾸려고 노력할 필요가 없다는 조언을 꾸준히 듣는다. 문제가 있는 열등감이나 자기애, 의존성 등의 특성을 지녔거나 완벽주의와 선행주의 성격을 지녔다고 해도 그렇다. 사람은 타고난 특성을 바꿀 수 없다. 물론 의식적으로 다소 개선을 할 수는 있다. 예를 들어 한사코 자기희생을 하거나 타인을 위해 좋은 일을 하고자 하는 충동을 느끼는 사람은 그러한 성향을 잘 헤아려서 그것을 의식적으로 억누를 수는 있다.

치료를 위한 강의 때 강조하는 또 다른 중요 사실은 무의식이 변화에 저항한다는 점이다. 그래서 환자는 계속 참을성 있게 치료 프로그램의 지시를 따라야 한다. 그 점에 대해서는 에드나 세인트 빈센트 밀레이의 다음 시에 아름답게 표현되어 있다.

기민한 정신이 매순간 보고 또 보는 것을
내 마음은 얼른 알아보지 못하니 가여워라

환자들이 전적으로 새로운 긴장 근육염 증후군 증상을 발전시키는 경우가 드물지 않다. 그럴 때면 내게 꼭 전화해 달라고 강의 말미에 말하지만, 환자들은 그 말을 까맣게 잊어버린다. 그 증상은 예전에 경험한 증상과 다르기 때문에(그것은 증상 필요증이 작동한 것인데) 환자들은 그것이 긴장 근육염 증후군이라고 생각지 않는다. 그 결과 때로는 불필요한 수술을 하기까지 한다.

예를 들면 이렇다. 등통증을 앓다가 성공적으로 치료를 마친 여성이 있었다. 그녀가 전화를 해서 말했다. 오른쪽 어깨 통증이 회전근개 파열로 진단을 받아서 수술을 했더니 통증이 사라졌다(속임약 효과가 뛰어났다). 그런데 몇 주 후 왼쪽 어깨 통증이 시작되자 비로소 긴장 근육염 증후군일 수 있다는 생각을 하게 되었다고 한다. 어깨의 긴장 근육염 증후군 힘줄 통증은 흔히 회전근개 파열 탓으로 오진된다고 나는 그녀에게 말했다(MRI로 파열된 것을 확인할 수 있을 때). 만나기로 약속한 그녀가 며칠 후 찾아와서 말했다. 전화 상담 후 바로 통증이 사라졌다고 말이다. 촉진해 본 결과 힘줄 누름통증을 보였다. 왼쪽 어깨에 긴장 근육염 증후군 힘줄 통증이 생긴 것이다. 그 원인은 오른쪽 어깨 통증의 원인과 같은 것으로 보였다.

나는 의사 자격으로 긴장 근육염 증후군 진단을 내린다. 그리고 교사 자격으로 치료를 한다. 환자는 교육을 받고 격려를 받아야 한다. 나는 환자에게 말한다. "당신에게는 비밀 무기가 있습니다. 뇌가 바로 그것입니다. 뇌가 신체 증상을 일으킬 수 있는데, 뇌를 통해 그 증상을 없앨 수도 있습니다."

05 고혈압과 심신의 관계: 새로운 패러다임

— 새뮤얼 J. 맨 박사

새뮤얼 J. 맨 Samuel J. Mann **박사**는 내과의사 겸 연구원으로, 웨일 코넬 의료 센터와 뉴욕 프레스비테리언 병원의 유명한 고혈압 센터 임상의학 부교수다. 고혈압의 의학적 측면과 심리학적 측면 모두를 아우르는 그의 연구는 《뉴욕 타임스》 등의 언론에 기사화되기도 했다. 그는 여러 곳에서 강의를 하고 전문지에 많은 기고문을 발표하고 있다. 고혈압의 심신 상관성에 관한 저서인 『고혈압 치료: 혁명적인 새 접근법』(1999)을 펴냈다.

맨 박사가 쓴 이번 글이 이 책에 포함된 것은, 억압된 무의식적 감정 때문에 고혈압이 생긴 사람이 많다는 사실을 확립한 유일한 고혈압 전문가이기 때문이다. 이하 맨 박사의 글이다.

● 고혈압과 심신의 관계: 새로운 패러다임

심리적 요인이 고혈압의 주된 원인 가운데 하나일까? 그렇다고 생각하는 사람도 많고, 아니라고 생각하는 사람도 많다. 대부분의 고혈압은 아니라 해도 일부 고혈압의 경우 명백히 심신과 상관성이 있다고 나는 믿는다. 또 심신 상관성이라는 것은 대다수 사람들이 생각하는 것과 사뭇 다르다고 나는 믿는다.

고혈압의 원인은 하나밖에 없는 것이 아니라 복잡다단하다. 여러 연구에 의하면 고혈압은 약 40%가 유전 때문이고, 30~40%는 식습관과 체중 과다, 소금 과다 섭취, 운동 부족, 알코올 남용 같은 생활 습관 때문이다. 내가 보기에 나머지 20~25%는 심리적 요인 때문이다.

『고혈압 치료: 혁명적인 새 접근법』(1999)을 요약하게 될 이번 장에서, 나는 통상의 심신 이론과는 사뭇 다른 내용을 전달하고자 한다. 또한 각자의 고혈압이 심리적 요인과 관계가 있는지 없는지를 확인하는 것의 중요성을 강조하고자 한다. 그래야만 어떻게 치료할지 결정할 수 있기 때문이다.

나는 고혈압의 심신 상관성에 대한 옛 패러다임과 새로운 패러다임을 언급하게 될 것이다. 옛 패러다임은 우리가 느끼는 감정적 고통 때문에 고혈압이 생긴다는 것으로, 널리 믿어온 오래된 관점이다. 안타깝게도 이 관점이 심신 연구를 지배했고, 우리의 이해나 고혈압 치료법은 나아지지 않았다. 내가 제시하고자 하는 새로운 패러다임은 우리가 억압하고 있으면서도 그 사실을 알지 못하는 감정에 초점을 맞출 것이다. 새 패러다임은 대단히 일리가 있으며, 옛 패러다임과 달리 고혈압 치료에 큰 효과를 거둘 수 있다. 또한 고혈압만이 아니라 옛 패러다임으로는 설명하기 힘든 다른 많은 증상 치료에도 효과가 있다.

● 옛 패러다임과 새 패러다임

과거에 인기를 끈 패러다임은, 자주 긴장을 하거나 화를 내는 경향이 있는 사람들, 또는 날마다 많은 스트레스를 받는 사람들은 고혈압에 걸릴 위험이 높아진다는 것이다. 40년에 걸친 여러 심신 연구는 그러한 관점을 증명하려고 했다. 그리고 스트레스를 줄이는 기법으로 고혈압을 완화하거나 예방할 수 있다는 것을 증명하려고 했다. 이런 연구는 모두 실패했다. 나는 이렇게 진부한 옛 관점의 족쇄를 벗어던져야만 고혈압을 더 잘 이해해서 치료할 수 있다고 믿는다. 확실치는 않아도 심신이 연계된 것으로 여겨지는 다른 장애도 마찬가지다.

나는 옛 패러다임이 틀렸다는 아주 확실한 증거를 제시하고자 한다. 그리고 우리가 억압하는 감정과 고혈압을 연계시킴으로써 고혈압을 좀 더 잘 이해할 수 있는 새 패러다임을 제시하고자 한다. 이 패러다임을 받아들이려면 무의식의 역할을 이해해야 한다. 또 우리가 느끼지 못하고, 마음속에 품고 있는 줄도 모르는 감정이 신체에 큰 영향을 미친다는 사실도 이해해야 한다. 그러한 이해를 통해 고혈압을 비롯한 많은 장애의 심신 상관성이라는 수수께끼를 풀 수 있고, 그럼으로써 더 나은 치료법을 찾을 수 있다.

● 옛 패러다임

'자주 긴장을 하거나 화를 내는 경향이 있는 사람, 또는 날마다 심한 스트레스를 받는 사람은 혈압이 반복적으로 상승함으로써 결국 고혈압으로 발전한다. 스트레스를 줄이는 기법으로 고혈압을 개선할 수 있다.'

이러한 관점은 불안해하거나 화를 내는 사람이 그렇지 않은 사람보다 고혈압이 될 가능성이 높다고 본다.

마리는 걱정이 많다. 그녀가 나를 찾아온 것은 고혈압이 걱정되었기 때문이다. 그녀는 매사에 걱정이 많아서 고혈압을 자초하고 있다고 생각했다. 과연, 내 클리닉에서 재본 그녀의 혈압은 꽤 높았다.

마리는 옛 패러다임에 집착하는 심리학자들이 전형적인 고혈압 성격이라고 생각할 만한 환자다. 그들이라면 고혈압 치료법으로 그녀에게 이완 기법을 가르치려고 할 것이다. 이완 기법을 익히고 걱정을 줄일 수만 있다면, 그녀의 고혈압이 완화되어 약물 치료를 하지 않아도 될 거라고 말할 것이다.

나는 마리 같은 환자를 많이 만난다. 나는 그녀를 전혀 다른 관점에서 바라본다. 내가 그녀에게 처음 건네는 말은, 걱정을 하는 것이 고혈압의 원인은 아니라는 것이다. 두 번째로 건네는 말은, 그녀가 실은 고혈압이 아닐 가능성도 있으며, 고혈압이라고 해도 그것은 걱정 때문이 아니라 유전적인 체질 때문일 수 있다는 것이다.

고혈압의 심신 상관성을 믿는 사람들 대다수는 그와 관련해서 의식적으로 경험한 감정적 고통에 초점을 맞춘다. 나는 그렇게 단순한 개념이 옳다고 생각지 않는다. 내 생각은 여러 연구와 임상 경험이 내게 일깨워 준 것을 토대로 한 것이다.

옛 패러다임은 아주 단순해서, 마리의 고혈압을 다음과 같이 풀이할 것이다. '스트레스와 감정적 고통은 혈압을 높인다. 스트레스 상황에 거듭 직면하면 혈압이 거듭 상승해서, 궁극적으로 동맥이 손상되고, 두꺼워지고, 경직됨으로써, 지속적인 혈압 상승, 곧 고혈압으로 이어진다. 감정적 고통은 외적 사건과 관계된 것일 수도 있고, 중요 스트레스인자가 없이 마음속에서 형성될 수도 있다.'

이러한 견해에 따르면, 우리가 스트레스를 잘 다루는 방법을 터득할 경우 고혈압에 안 걸릴 가능성이 높아진다. 오래 지속된 긴장이나 불안, 분노 따위가 거듭 혈압 상승을 일으킨다면, 이완 기법과 분노 관리는 스트레스에 따른 혈압 반응을 낮추어 고혈압을 예방할 수 있다. 그런 식으로 원인과 예방(또는 치료)의 선순환 고리를 완성할 수 있다는 이야기다.

이런 이야기는 솔깃하게 들리지만 한 가지 문제가 있다. 사실과 다르다는 것이다. 직관적으로는 매력적으로 들리지만 사실과 다르다는 것을 수십 년에 걸친 연구가 증명해 준다.

여러 연구 논문에 제시된 이 옛 패러다임의 요점은, 우리가 화를 내거나 불안해할 때 혈압이 높아지며, 때로는 그 정도가 심하다는 것이다. 그러나 그런 반응은 일시적이다. 지속적이지 않다. 우리가 배우자에게 화를 낼 경우, 잘못이 누구에게 있든, 그리고 우리가 고혈압이든 아니든, 혈압은 상승했다가 떨어질 것이다. 그런 일은 거듭해서 일어날 텐데, 고혈압이 생기는 것과 그런 일과는 아무런 상관이 없다. 그건 정상적인 생리적 반응일 뿐이다. 우리의 배우자는 고혈압의 원인이 아니다.

안타를 치고 일루로 달리거나, 자전거를 타거나, 무거운 짐을 나를 경우에도 혈압이 잠시 상승하리라는 것 또한 명백하다. 하지만 그렇다고 해서 고혈압이 생길 위험이 증가하지는 않는다.

혈압은 오르락내리락하는 것이 정상이며, 그런다고 해서 무슨 손상이나 병이 생기지는 않는다는 것을 모르는 사람이 많다. 장담컨대, 왕성한 활동을 하고 사람들과 상호작용을 할 때보다 종일 우두커니 의자에 앉아 있을 때 혈압이 더 낮을 것이다. 또한 장담컨대, 혈압이 낮은 상태로 줄곧 의자에 앉아서 지낸다고 해서 고혈압이 예방되지는 않을 것이다.

어떤 개념에 진실이 담겼을 경우, 연구는 궁극적으로 그 진실을 토대로 해서 전개된다. 도중에 갈팡질팡하더라도 말이다. 그러나 옛 패러다임이 옳다는 것을 입증하려는 심리 연구는 수렁에 빠져 헤어나지 못하고 있다. 수십 년에 걸쳐 수십억 달러를 들인 연구는 결국 곤혹스러운 수렁에 빠졌다. 연구 결과는 모순되어, 패러다임의 진위를 확인하는 데 실패했다. 즉, 고혈압을 이해하고 치료하는 데 아무런 도움이 되지 못한 것이다. 그런데도 연구자들은 아직도 그런 연구를 더 추진하며 계속 헛되이 연구비를 쓰고 있다.

우리가 명백히 느끼는 감정은 신체에 영향을 미친다. 예컨대 심장 박동수나 혈압이 일시적으로 증가하고, 긴장 두통이나 설사 등을 일으킬 수도 있다. 스트레스에 반응해서 혈압이 치솟는 것 역시 감정을 의식한 데 따른 일시적인 신체 효과에 지나지 않는다. 그것은 지속적인 고혈압으로 이어지지 않는다.

나는 임상적으로 날마다 그런 현상을 경험한다. 날마다 환자들은 업무 스트레스나 교통 체증 때문에 혈압이 상승한다고 내게 말한다. 그러나 교통 체증 때문에 환자의 혈압이 내 클리닉에서까지 상승한 상태로 있지는 않다는 것을 나는 경험으로 알고 있다. 그렇다. 환자가 운전석에 앉아 화를 낼 때 혈압이 상승할 수 있지만, 내 클리닉에서 검사를 할 무렵에는 이미 그 효과가 사라진 상태가 된다. 날마다의 스트레스가 일시적으로 혈압을 높이는 것은 사실이고, 그 때문에 우리가 비참해질 수도 있지만, 그렇다고 해서 고혈압이 되지는 않는다.

● 여러 연구가 보여주는 것

스트레스와 고혈압 사이의 관계를 고찰한 여러 연구의 결과를 간단히 요약해서 보여 드리겠다. 가장 적절한 다음 몇 가지 질문에 초점을 맞춰 보자.

1. 자주 화를 내거나 불안해하는 사람이 고혈압에 걸리기 쉬운가?
2. 대다수 사람들이 하루 중 대부분을 일터에서 보내는데, 업무 스트레스 때문에 고혈압이 되는가?
3. 스트레스 관리 기법으로 고혈압을 완화하거나 예방할 수 있는가?

솔직히 말하면, 이런 질문에 대해 나는 어떤 대답을 해도 옳다는 증거를 제시할 수 있다. 심신성 고혈압 연구의 문제점 일부가 바로 거기에 있다. 소견에 일관성이 없다는 점이 그것이다. 따라서 나는 개인적인 여러 연구보다는 논평에 주로 초점을 맞추어 살펴보겠다.

핵심이 되는 다음 질문은 옛 패러다임을 포함하고 있다.

- 자주 불안해하고 분노하고 긴장하는 것이 고혈압의 원인이 되는가?
- 업무 스트레스가 고혈압을 일으키는가?
- 스트레스 관리 기법으로 고혈압을 완화하거나 예방할 수 있는가?

경계 고혈압, 곧 가벼운 고혈압을 지닌 사람에게 초점을 맞춘 수백 가지 연구가 바로 이러한 질문을 검토했다. 분노와 불안과 같은 감정과 고혈압 사이에 무슨 관계가 있다면, 지금쯤은 뚜렷한 증거가 드러났을 것이다. 그런데 연구에 따라 그 결과가 천차만별이다. 반대되는 어떤 관점이라도 그것을 뒷받침하는 증거를 제시할 수 있는 것이다. 그래서 불안이나 분노와 고혈압 사이에 상관관계가 있다 해도 그 관계는 매우 약하다는 메타분석들이 나왔다(1995년 셜스, 웬, 코스타 공저 논문, 1996년 외르겐젠 등의 논문). 가장 심한 고혈압을 지닌 사람들의 경우에도, 분노와 불안 지수는 정상 혈압을 지닌 사람의 경우보다 더 높지 않았다(1998, 맨과 제임스).

분노와 고혈압에 대한 연구는 주로 두 가지 형태의 분노, 곧 "외적 분노 anger-out"와 "내적 분노 anger-in"에 초점을 맞추어왔다. 외적 분노는 우리가 느끼고 표출한 분노인데, 외적 분노 지수가 높은 사람은 걸핏하면 화를 내는 유형의 사람이다. 그런 사람이 화가 나면 누구나 그 사실을 알아차릴 수 있다. 그런 유형의 사람은 고혈압으로 발전하는 경향이 없다는 것을 여러 연구에서 밝히고 있다(1996, 외르겐젠 등).

다른 유형의 분노인 내적 분노는 이야기가 다를 수 있다. 여러 연구 결과는 일관성이 없지만, 분노를 속으로 삭히는 사람이 표출하는 사람보다 고혈압으로 발전할 경향이 살짝 더 높다는 점만은 공통으로 지적한다(1996, 외르겐젠). 하지만 그 경우 역시 상관관계는 그리 강하지 않다.

"내적 분노"라는 말에는 다소 모호한 데가 있다. 내적 분노는 분노를 느끼기는 하지만 마음에 담고서 표출하지 않는 것이라고 생각하는 사람이 많다. 그러나 분노를 표출하지 않는 것에도 여러 가지 양상이 있다. 예를 들어 어떤 사람은 분노하면서도 화를 낼 가치가 없다고 판단하고 물러나서 그냥 잊어버린다. 이것은 분노를 다루는 아주 건전한 방법으로 보인다. 어떤 사람은 속이 부글부글 끓어도 아무런 말을 하지 않는다. 이것이 연구 심리학자들의 관심을 끄는 내적 분노의 개념에 가장 가까울 것이다. 그런데 어떤 사람은 그냥 분노를 느끼지 않는다. 느끼는 분노를 마음에 담아두는 것이 아니라 아예 분노를 느끼지 않는 것이다. '느끼는 분노를 마음에 담아두는 것'과 '아예 분노를 느끼지 않는 것'은 분노를 다루는 매우 다른 방법이란 것은 명백하다. 대개 연구 논문들은 안타깝게도 이런 분노들 중에서 어떤 분노를 평가한 것인지가 분명치 않다.

감정적인 문제가 고혈압을 일으키는 것이 아니라면, 긴장이 고혈압을 일으킨다는 사회적 통념은 또 어떻게 발생한 것일까? 한 가지 이유는, 불안과 분노와 같은 감정이 잠깐이라도 혈압을 높이는 것이 분명하다는 사실이다. 진료실에서 느끼는 불안 때문에 혈압이 보통 때는 정상인데도 혈압 측정 시 혈압이 올라간다는 사실도 그런 사회적 통념을 부채질한다.

내 임상 경험은 여러 연구에서 제시한 것과 일치한다. 나는 자주 화를 내거나 긴장하는 경향이 있는 많은 사람을 만나지만, 알고 보면 그런 사람이 다른 사람들보다 고혈압 경향이 높지는 않다. 그들은 어쩌면 백의 고혈압의 경향이 높을지도 모른다. 곧 편안할 때는 정상이다가도 흰 가운을 입은 의사만 보면 긴장해서 혈압이 올라가는 경향이 높을 수 있는 것이다.

내가 만나는 환자들 가운데, 혈압 걱정 때문에 내가 혈압을 재기만 하면 혈압이 높아지는 사람이 많다. 그들은 걱정 때문에 고혈압에 걸린 것처럼 보이는데, 실은 고혈압이 아닌 경우가 대부분이다. 이와 비슷하게, 집에서 특히 화가 났을 때 혈압을 측정해 보는 환자들이 많은데, 그럴 경우 역시나 혈압이 높게 나온다. 그들은 분노나 걱정 때문에 고혈압이 도질 것이라고 결론을 내린다. 그것이 평소의 혈압이 아니라는 것은 생각지 않고 말이다.

내 환자 가운데, 감정 문제가 장기적으로 혈압에 영향을 미치는 것이 아니라는 사실을 극명하게 보여주는 사례가 있다. 이것은 딱딱한 연구 논문에서는 결코 찾아볼 수 없는 실세계의 강력한 관찰 결과다.

나는 2년 동안 경계 고혈압을 보인 56세의 수전을 관찰해 왔다. 규칙적으로 계속 관리 방문을 해온 그녀는 내게 이런 사실을 알려준 적이 있다. 32세의 아들이 악성 흑색종 진단을 받았는데, 곧 죽을 것 같다는 것이었다. 그 후 한 해 동안, 그런 엄청난 스트레스 아래서 그녀의 혈압이 어떻게 변하는가를 관찰할 기회를 갖게 되었다. 그건 스트레스성 고혈압 연구에 적용된 가벼운 스트레스에 비할 바 없이 심한 스트레스였다.

그녀의 아들은 1년 후 사망했다. 한 해 동안 수전은 걱정이 이만저만이 아니었다. 또한 분노했고 무서워했고 마냥 괴로워했다. 그녀는 내 진료실에서 슬피 우는 날이 많았다. 하지만 그녀의 혈압은 그 해 내내 조금도 올라가지 않았다.

스트레스와 고혈압의 관계를 연구할 때 흔히 가벼운 스트레스인자(암산, 밑그림을 놓고 베껴 그리기, 많은 사람 앞에서 말하기)에 따른 혈압의 순간적인 반응을 관찰한다. 나는 암산 스트레스를 낮잡아볼 생각이 없지만, 수전의 스트레스 강도와 지속 기간에 비하면 그런 것은 스트레스라고 하기가 무색하다. 수전의 스트레스는 실험 상황에서 부과할 수가 없는 수준의 스트레스다. 수전의 사례는 가벼운 실험실 스트레스에 반응한 일시적인 혈압 상승(실생활에서 날마다 받는 스트레스에 반응해서 거듭해서 일어나는 혈압 상승)이 고혈압과는 아무런 관계가 없다는 것을 보여 준다.

수전과 같은 환자들은 아무리 심한 감정적 문제라도 지속적인 혈압 상승으로 이어지지 않는다는 것을 내게 가르쳐 주었다. 이 말은 대다수 사람들의 믿음을 정면으로 부인하는 발언이지만, 고혈압의 심신 상관성을 밝히기 위해 전과 다른 패러다임을 찾을 필요가 있다는 기초 발언이기도 하다.

● 업무 스트레스가 고혈압을 일으키는가?

인간은 그 무엇보다도 일을 하며 가장 많은 시간을 보낸다. 스트레스가 고혈압을 일으킨다면, 스트레스 일순위로 꼽을 수 있는 것은 업무 스트레스일 것이다. 업무 스트레스가 우회적으로 혈압을 높일 수 있다는 것은 분명한 사실이다. 그러니까 업무 때문에 혈압 상승의 원인으로 알려진 과음을 하거나, 과식해서 비만해지거나, 잠을 못 이룬다면 말이다. 그런데 업무 스트레스가 직접적으로도 고혈압을 일으킬까?

내 경험과 여러 연구 결과는 이것 역시 그렇지 않다는 것을 보여 준다. 나는 상당한 업무 스트레스, 예컨대 장시간 노동, 요구가 지나친 사장 등의 문제에 시달리는 많은 환자를 접해 왔다. 그런데 내 경험으로 볼 때, 그 때문에 장기적으로 혈압에 영향을 받은 환자는 찾아보기 어렵다. 게다가 업무 스트레스가 지속적인 혈압 상승과 고혈압을 유발한다고 확신하는 연구자들이 수행한 다수의 연구, 그리고 그런 견해를 뒷받침하는 증거를 찾아야만 연구비를 탈 수 있는 연구조차도 그런 믿음이 사실이라는 것을 입증하는 데 실패했다.

나는 문헌을 검색해서 이 질문을 다룬 48편의 연구 논문을 찾아냈다. 고혈압에 관한 다른 심리학 연구 논문과 마찬가지로, 결과는 전혀 일관성이 없었다. 전체적으로 이들 논문은 업무 스트레스 자체가 고혈압으로 이어진다는 주장을 뒷받침하지 못했다.

이 주제를 탐구하기 위해 수행된 최고의 연구는 2003년 포벨Fauvel 등이 보고한 것이다. 그는 24시간 혈압계를 이용하여 연구 대상자 209명의 혈압을 평가하고, 5년 뒤 다시 평가했다. 연구 결과, 업무 스트레스와 혈압 사이에는 어떤 관계도 없다는 것이 밝혀졌다.

업무 스트레스와 고혈압의 상관관계를 발견하기 위해 애를 쓴 연구자들, 그리고 그 관계를 발견해야만 미래의 연구비를 확보할 수 있는 연구자들은 긍정적인 보고서를 낼 수 있는 뭔가를 거의 항상 발견하고야 만다. 그런데 그 연구의 실상을 돌아보면, 증거가 허약하고 일관성이 없다. 포벨의 연구 결과 발견한 사실은 결정적인 것으로 보인다. 그러니 더 이상의 무익한 연구는 이제 그만두기만을 나는 바란다.

● 스트레스 관리 기법으로 고혈압을 완화·예방할 수 있는가?

이완 기법이 혈압을 낮춘다는 것을 입증하고자 한 연구가 많다. 이것 역시 그 결과가 중구난방이다. 따라서 이완 기법은 고혈압을 치료하는 데 미미한 도움만 될 뿐이라는 것이 일반적인 논평이다(1993, 아이젠베르크 등). 아이젠베르크 Eisenberg의 논평에 따르면, 도움이 된다는 것을 보여 준 논문들은 비교 대상이 될 만한 대조군을 제시하지 못했다.

벤슨Benson이 대중화시켰듯이, 이완 반응이 일어나는 순간에 혈압이 떨어진다는 것은 의심의 여지가 없다. 그러나 이 기법이 지속적인 효과를 발휘하는 것으로는 보이지 않는다. 효과가 가능한 한 가지 예외는 있었는데, 잘 통제된 실험 상황에서 초월 명상이 혈압을 10mmHg 낮추었다(1996, 앨릭잰더 등). 그러나 같은 연구자들이 행한 좀 더 최근의 연구에서서는 혈압에 대한 그 효과가 훨씬 더 미미한 것으로 관찰되었다(2005, 슈나이더 등).

● 걱정과 혈압 상승: 옛 패러다임의 탈피

새 패러다임으로 옮겨가기 전에, 먼저 옛 패러다임이 추구한 잘못된 개념을 되짚어보고 싶다. 혈압 걱정을 한다고 해서 고혈압이 되는 것은 아니라는 사실은 거듭 강조할 가치가 있다. 많은 경우, 평소에는 정상이더라도 혈압을 측정하는 동안 걱정을 하면 혈압이 올라가게 된다. 그 결과 높은 혈압 수치 때문에 치료를 하게 되는데, 많은 경우 그런 치료는 필요치 않다.

내 경험에 따르면, 걱정이 많은 사람들은 "백의 고혈압"을 지닌 경우가 많다. 본태 고혈압이 아니다. 사용하기 쉬운 가정용 디지털 혈압계나 24시간 혈압계로 병원 밖에서 혈압을 측정해 보는 것이 필요한 것도 그 때문이다.

환자들에게 뇌졸중의 공포를 주입하는 의사들이 많다. 환자가 공포를 느끼게 되면 혈압 측정 시 평소와 달리 혈압이 오르게 된다. 이럴 때 안심을 시켜주는 사소한 한 마디 말이라도 큰 도움이 된다. 나는 고혈압을 걱정하는 환자에게, 실은 고혈압이 아닐 수 있다고 말해 준다. 환자는 놀라고 안도함으로써 혈압 수치가 떨어지는 경우가 많다. 때로는 즉각적으로 때로는 몇 주일 후에 그러기도 한다. 내가 고혈압 치료에 나서지 않은 이유는 무엇보다도 환자가 사실상 고혈압이 아니기 때문이다. 등통증 환자에게 등에 아무런 이상이 없다고 말하는 것 역시 그와 같다. 이상이 없다는 사실을 알면 즉각적으로 큰 효과를 얻을 수 있다.

아이러니하게도, 아주 가벼운 고혈압을 지닌 사람이 심각한 고혈압을 지닌 사람보다 더 걱정을 많이 하는 것 같다는 사실을 곧잘 발견한다. 고혈압을 걱정하는 것이 적절하고 도움이 될 경우도 있지만, 가벼운 고혈압을 너무 심하게 걱정하는 것은 좋지 않다. 뇌졸중 위험이 낮고, 실제로 뇌졸중을 일으킨다고 해도 그것은 수 년 또는 수십 년 후의 일일 뿐이며, 치료를 하면 위험성을 최소화할 수 있기 때문이다. 때로 가벼운 고혈압에 대한 지나친 걱정은 세상만사를 걱정하는 경향을 반영하는 것일 수도 있다. 아니면 등통증의 경우에 흔히 그렇듯, 다른 쟁점에 대한 관심을 딴 데로 돌리기 위해 고혈압을 걱정하는 것일 수도 있다.

혈압 상승을 걱정하는 사람은 정신요법을 고려해야 할까? 고혈압을 치료하는 것이 목표라면 그럴 필요 없다. 걱정이 삶의 질을 떨어뜨리거나 다른 쟁점에 대한 관심을 딴 데로 돌리고 있는 것이라면, 정신요법이나 이완 기법, 또는 스트레스 감소나 분노 관리 기법이 도움이 될 수 있다. 그러한 기법은 고혈압이 아니라 긴장을 다스리는 데 도움이 된다.

● 새로운 패러다임

'우리가 느끼는 부정적 감정이 아니라, 우리가 억압하고 있으면서 그런 줄도 모르고 있는 감정이 고혈압으로 이어진다. 괴롭고 위협적인 감정을 자기도 모르게 느끼지 않으려고 하는 과정은 교감신경계를 계속 자극하게 되고, 그럼으로써 혈압이 계속 상승하게 된다. 인식의 변화가 있거나, 교감신경계가 혈압에 미치는 영향을 차단하는 고혈압약을 복용하거나, 아니면 발작성 고혈압의 경우 억제를 유지하는데 도움이 되는 약을 복용하면 이런 유형의 고혈압을 치료하는데 최선의 결과를 낳을 수 있다.'

새로운 패러다임은 사실상 옛 패러다임과 정반대다. 새 패러다임은 괴로운 감정에 초점을 맞추지 않는다. 그런 감정을 느낀다는 사실보다 억압한다는 사실에 초점을 맞춘다. 우리가 느끼는 그런 감정들은 우리를 비참하게 하고 순간적으로 혈압을 높이지만, 장기적으로는 혈압에 영향을 미치지 않는다. 정작 고혈압으로 발전할 거라는 지표가 되는 것은 괴로운 감정을 인식하지 못한다는 사실이다.

이러한 패러다임의 핵심 원리는 고혈압을 일으키는 것이 날마다의 스트레스가 아니라는 것이다. 실은 억압되어 온 감정이 그 원인인 것이다. 의식에 감지되지 않고, 표출되지도 않은 채, 평생 우리 내면에 도사리고 있는 감정, 교감신경계를 일시적이 아니라 장기적으로 자극함으로써 궁극적으로 지속적인 혈압 상승으로 이어지는 억압된 감정이 바로 그 원인이다. 우리가 괴로운 감정을 느낀다는 사실을 고혈압의 전조로 보는 옛 패러다임으로는 고혈압의 심신 상관성에 대한 답을 제시하지 못했다. 그 대신 고요한 표면 아래 감춰진 것을 바라봄으로써 우리는 훨씬 더 많은 것을 알아낼 수 있다.

억압된 감정은 의식적으로 경험하는 감정보다 훨씬 더 강력하고 고통스러운 경우가 많다. 억압된 감정이 고혈압과 관련된 것으로 보는 것이 훨씬 더 일리가 있는 이유는, 그처럼 더 강력하기 때문만이 아니다. 의식된 감정과 달리, 억압된 감정은 우리가 결코 떨쳐버릴 수가 없다. 그러나 사람들은 환자부터 의사, 연구 심리학자에 이르기까지 다들 고통스럽게 느낀 감정에만 초점을 맞추고 그것을 고혈압의 원인이라고 보고한다. 우리 내면에 억압된 감정이 훨씬 더 강력하고 고통스러운데, 그처럼 억압된 감정의 역할은 알지도 못한 채 말이다.

반대되는 증거가 너무나 많은 옛 패러다임은 일찌감치 폐기되었어야 했다. 그러나 연구 심리학자들을 비롯한 대다수 사람들이 그러지 않는 이유는, 감정적인 문제가 고혈압을 일으킨다는 믿음이 너무나 널리 뿌리를 내리고 있는 데다, 무의식의 역할에 대해 너무나 모르고 있기 때문이다.

내가 2~3년 전에 만난 한 환자의 사례는 새 패러다임의 원리를 단적으로 보여 준다.

44세의 짐은 키가 크고 호리호리한 체격에 아주 성공적인 삶을 살아온 아프리카계 미국인으로, 최근 결혼을 했다. 만사형통이었던 짐은 전이암이라는 비극적인 진단을 받았다. 그가 나를 찾게 된 것은 최근에 몸무게가 14kg이나 빠져서 혈압이 낮아졌음 직한데 오히려 꽤 심한 고혈압에 걸렸기 때문이다. 다른 명백한 이유가 없기 때문에, 암에 걸린 데다 예후도 좋지 않은 것과 관련한 심한 마음의 고통 때문에 혈압이 높아졌다고 보는 것이 논리적일 것이다. 그런데 기분이 언짢으냐는 내 질문에 대해 그가 한 대답을 나는 결코 잊지 못할 것이다. 그는 진지하고 전혀 냉소적이지 않은 어투로 대답했다. "아뇨, 언짢지 않습니다. 언짢을 까닭이 없잖아요?" 그가 언짢지 않다는 것은 진담이었다.

이것은 너무나 고통스러워서 의식을 해서는 참을 수가 없을 정도인 감정을 부정하는 고전적인 사례다. 짐이 몹시 걱정을 하기라도 했다면, 옛 패러다임에 집착하는 사람은 누구나 그런 걱정 때문에 고혈압에 걸렸다고 선뜻 말할 것이다. 그러나 짐의 경우에는 옛 패러다임과 어긋난다. 감정 인식의 결여와 억압에 초점을 맞춘 새 패러다임이라면 딱 들어맞는다. 사실 의학적이거나 심리학적인 다른 어떤 설명도 짐의 사례에 들어맞지 않는다.

짐의 사례는 앞서 논의한 수전의 사례와 극적으로 반대된다. 수전은 아들의 치명적인 암에 매우 마음 아파했지만 혈압은 전혀 올라가지 않았다. 짐은 태연했지만 혈압이 올라갔고, 높은 상태를 유지했다. 내가 거듭 경험하는 일이지만, 두 사례 모두 만성 스트레스에 대한 감정 반응과 자율 반응 사이의 중요한 상호 관계를 여실히 보여 준다.

스트레스가 심한 생활환경에서 몹시 괴로운 감정을 경험하는 경향이 있는 사람은 감정을 억압한 채 괴로워하지 않는 사람보다 고혈압에 걸릴 가능성이 훨씬 낮다.

과거나 현재의 엄청난 스트레스나 외상trauma과 관련한 감정을 억압하고 있는 사람은 흔히 현실에 잘 대처하는데, 그 이유는 그들이 감정적 문제에 사로잡혀 있지 않기 때문이다. 심각한 외상 후에도 억압을 하면 정상적인 생활을 계속할 수 있다. 그러나 조만간 그 감정을 의식적으로 직면하지 않을 경우, 결국에는 고혈압이나 제대로 이해되고 있지 않은 심신증후군과 같은 신체적이거나 심리적인 문제를 초래할 가능성이 높다.

괴로운 감정을 느끼는 것이 고혈압과 아무런 관계가 없으며, 실은 억압된 감정과 관계가 있다는 새 패러다임을 뒷받침하는 아주 강력한 사례는 악성 본태 고혈압으로 알려진 질환이다. 심한 형태의 본태 고혈압은 방치할 경우 40대의 환자라도 뇌졸중이나 신장 기능 상실, 또는 1년 내 사망을 초래할 수 있다. 그런데 수많은 연구가 그 원인을 밝히는 데 실패했다.

감정 문제가 고혈압을 일으킨다면, 가벼운 경계 고혈압에 걸린 사람보다 심한 고혈압에 걸린 사람에게 그런 사실이 더 명백히 나타날 법한데, 실은 오히려 그와 반대인 것으로 보인다. 악성 본태 고혈압을 지닌 사람은 그들이 어떤 환경에서 살고 있든 우리가 만나고 싶어 할 만한 가장 바람직한 사람으로 보이고, 실제로도 그렇다. 그들은 도무지 화를 내지 않고, 근심 걱정도 없고, 우울하지도 않은 경향이 있다. 연구 심리학자들이 그런 현상을 고찰하는 연구를 정식으로 수행한 적이 없는데, 그 까닭은 그들이 가벼운 고혈압을 지닌 사람만을 주목하고 있기 때문이다.

악성 본태 고혈압은 주로 아프리카계 미국인이 지닌 질병이다. 그들은 대개 빈민가의 스트레스와 외상에 노출된 환경에서 양육된 사람이다. 대다수가 화를 내거나 우울해 할 만한 명백한 이유를 지니고 있다. 그런데 마치 세상의 정상을 정복한 사람인 양 행동한다. 그들이 괴로운 감정을 느끼지 않는다는 사실을 관찰한 의사나 심리학자들은 악성 본태 고혈압에 심신 상관성이 없다고 결론짓는다. 그런데 역으로, 분노나 우울증을 나타내지 않는다는 동일한 사실로 말미암아 나는 심신 상관성이 있다고 굳게 믿는다.

빈민가에서 아동 학대나 외상을 당한 경험이 있다는 사실을 그들이 내게 인정할 때, 그러면서도 만족스러운 표정을 짓는 것을 볼 때, 나는 그들이 감정을 억압하고 있다는 것을 알게 된다. 그들은 감정을 억압함으로써 심리적으로 살아남을 수 있었다. 그러지 않았다면 평생 괴로움에 시달려 왔을 것이다. 감정 억압 상태는 그들에게 진정한 축복이었지만, 바로 그 때문에 고혈압이 된 것이다.

● 억압

다행히도, 우리는 의식적인 방어 기전과 무의식적인 방어 기전 모두를 사용해서 매우 고통스러운 감정을 다룰 수 있다. 억압을 언급하면서 우리는 무의식에 대한 이야기를 한 셈인데, 대다수 사람들은 무의식이 우리 혈압에 영향을 미친다고는 생각지 않는다.

'우리는 억압한다는 것도 모른 채 감정을 억압한다.'

이것은 단순하면서도 중요한 진술인데, 많은 사람들이 이 말을 이해하지 못하거나 믿으려 하지 않는다. 억압은 감정적 고통을 배제하려는 의식적인 노력을 수반하지 않는다. 그냥 고통을 느끼지 않는 것인데, 이는 본질적으로 우리로 하여금 아예 감정을 인식하지 못하게 하는 무의식적 방어 기전의 선물이라고 할 수 있다. 우리를 괴롭히는 감정으로부터 주의를 딴 데로 돌리는 의식적인 방어, 예컨대 정신없이 바쁘게 사는 것과는 사뭇 다르다.

의식적/무의식적 방어 기전을 보여주는 사례로, 초상을 치르는 과정을 들 수 있다. 상을 당해서 하루 종일 고통스러운 감정에 사로잡혀 있으면 아무런 일도 할 수 없다. 이때 우리는 의식적/무의식적 방어 기전을 모두 사용해서 고통으로부터 우리를 지킨다. 때로 우리는 고통을 억압해서 아예 고통을 느끼지 않기도 한다. 심한 상처를 입었다는 것을 알면서도 마치 아무런 일도 일어나지 않은 것처럼 괜찮다고 느낌으로써 스스로 놀랄 수도 있다. 때로는 고통을 느끼면서 고통을 잊으려고 의식적인 노력을 할 수도 있다. 그래서 바쁘게 활동을 하면서 일에 온 신경을 씀으로써 상실에 대한 생각을 떨칠 수도 있다. 물론 고통에 시달릴 때도 있다. 그 고통이 완화되기 시작해서 참을 만하게 될 때까지 계속 고통을 느낌으로써 사실상 치유가 이루어지는 때도 있다. 의식적/무의식적 방어 기전을 모두 사용해서 견딜 수 없는 감정을 다독임으로써, 우리가 다룰 수 있는 수준의 감정만 느끼면서 그것을 처리하고 궁극적으로 치유할 때 우리는 심리적으로 가장 건강하다고 할 수 있다.

심한 외상과 관련된 감정을 다룰 경우, 억압은 우리에게 아주 값진 방어 기전이다. 나는 심각한 학대와 외상으로부터 살아남은 많은 환자를 만났다. 평생 심리적인 고통에 시달려 온 사람이 많았다. 더러는 감정을 억압함으로써 고통으로부터 도피할 수 있었다. 그런 사람들은 감정을 억압하지 않은 사람, 또는 억압이 깨진 사람보다 심리적으로 훨씬 더 나았던 것 같다. 억압은 결국 고혈압과 같은 병증으로 이어질 수 있지만, 그나마 고혈압은 치료할 수 있으니, 평생 괴로운 감정에 시달리는 것보다 차라리 고혈압에 걸리는 것이 나을 수도 있다.

외상과 관련한 감정을 다룰 경우, 의식적 방어 기전과 무의식적 방어 기전은 따로 별개로 작용하지 않는다. 외상과 관련한 모든 감정을 억압한 사람이라 해도 며칠이든 몇 주든 일시적으로 심한 고통을 겪은 적이 있다. 많은 사람의 경우, 심하게 고통스러운 감정을 의식적으로 처리한 후 고통이 잦아드는데, 고통스럽지만 참을 만한 감정의 찌꺼기가 남아 이따금 고개를 쳐든다. 그와 달리 외상 관련 감정이 완전히 억압되어, 그 사건을 기억하고 있으면서도 고통을 전혀 의식하지 않는 경우도 있다.

● 고혈압으로 이어지는 억압

우리는 누구나 감정을 억압한다. 외상은 아니라 해도, 감정을 자극하는 너무 많은 일들을 당하기 때문에, 얼마간이라도 감정을 억압하지 않고는 삶을 이어갈 수가 없을 것이다.

그렇다면 우리가 모두 고혈압에 걸리지는 않는 까닭은 무엇일까? 우리 모두 감정을 억압하지만, 고혈압과 관련된 억압은 뭔가 다른 것일까? 내 경험으로 볼 때 그렇다. 내가 볼 때 고혈압과 관련된 억압에는 두 가지 유형이 있다. 한 가지는, 유난히 심한 학대나 외상 이력과 관련된 억압이다. 다른 한 가지는, 학대나 외상은 없는데도 날마다의 스트레스를 처리하기 위한 주된 대처 기전(메커니즘)으로 억압을 남용하는 경우다.

심한 학대나 외상과 관련한 억압

나는 어렸을 때부터의 심한 학대나 외상과 관련한 감정을 억압한 환자를 많이 만났다. 그토록 오래 전에 외상이 발생했다는 사실 때문에 환자와 의사는 그것이 아직도 영향을 미치고 있을 것이라고는 생각지 않기 마련이다. 그와 관련된 고통스러운 감정이 오래 전에 사라졌을 경우 더욱 그렇다.

억압 없이 외상을 견뎌 온 사람은 장기적으로 심리적 문제에 봉착할 위험이 높을 것이다. 결국에는 회복이 되어 정상적인 삶을 살아가는 사람이 많지만, 그 고통이 진정 종식된 것은 아니다. 제대로 회복이 되지 않은 사람은 평생 큰 고통에 시달릴 수 있다.

이와 달리, 외상을 겪은 후 고통스러운 감정을 완전히 억압한 사람은 그 외상이 아무리 심했다 하더라도 심리적인 고통을 겪지 않는다고 보고한다. 그들은 고통을 떨쳐 버렸다고 주장하는데, 실제 사실이 그렇다. 그런 사람들은 외상과 관련한 의식적인 모든 감정을 제거하지 못한 사람, 그리고 그 끝없는 고통을 선뜻 인정하는 사람과 전혀 다르다.

오래된 외상이 고혈압과 관계가 있음을 생생하게 보여 준 애나라는 환자가 있다.

49세의 애나는 다섯 종의 약으로도 제어할 수 없는 심한 고혈압 상태였다. 그녀가 나를 만난 지 5년이 되었을 때, 그녀는 공격당하는 악몽을 지속적으로 꾸기 시작했다. 악몽이 시작된 후 6주 동안 그녀는 혈압이 크게 치솟아서 250/140에 이르렀다. 내가 건넨 여러 가지 질문에 대해 그녀는 선선히 대답했다. 14세 때 가까운 친척에게 강간을 당했는데, 그 사건을 까맣게 잊고 있다가 강간범의 다 큰 아들과 최근에 마주쳤다. 아버지와 너무나 닮은 그의 외모는 악몽을 촉발했다. 그녀는 감정을 털어놓은 후 악몽이 사라졌고, 혈압은 하룻밤에 110/80으로 뚝 떨어졌다. 그 후 두 가지 약만으로 그 혈압이 유지되었다. 나는 이 놀랄 만한 사례를 《심신의학Psychosomatic Medicine》 저널(1995, 맨과 델론)에 발표했다.

과거의 외상과 고혈압 사이의 관계를 처음 주목하면서 나는 정말 심한 외상 경험을 기억하는 사람이 거의 없다는 인상을 받았다. 그러나 이제는 그게 드물지 않다는 것을 알고 있다. 이는 특히 어린 시절에 심학 학대나 외상을 겪은 사람이 적어도 20%에 이른다는 연구들과도 일맥상통한다(1997, 맥밀런 등). 슬프게도 연구 심리학자들은 어린 시절의 경험과 성인이 된 후의 고혈압 사이에 중요한 관련이 있을 수 있다는 것을 대부분 무시하고, 일상의 분노나 불안에 초점을 맞추고 있다.

외상의 심리적 영향과 치료법을 다룬 책이 많이 있다. 이 책들은 현재 앓고 있는 사람에게 초점을 맞춘다. 우울증, 불안장애, 외상 후 스트레스 장애, 알코올 중독, 약물 남용 등과 같은 심리적인 문제를 겉으로 드러내지 않는 외상 환자는 거의 고려하지 않는다. 성공적으로 외상을 견뎌 온 그런 사람들은 사실 심리학자를 만날 필요가 없다. 심리학자들이 그들을 다루지 않는 것도 그 때문이다. 혹시 그런 사람이 제어할 수 없이 심한 고혈압으로 의사를 찾게 되면, 의사는 심신 상관성을 의심하지 않을 것이다. 환자가 표면적으로 감정적 고통을 보이지 않으니 말이다. 해답은 환자들이 보고하는 감정이 아니라, 이야기 속에 들어 있다. 그런데 의사들은 환자의 이야기에 귀를 기울이지 않는다.

일상의 스트레스 대처를 위한 억압

나는 과거에 학대나 외상 경험이 없으면서도 감정을 억압하는 환자 또한 많이 만난다. 아주 태연하거나 항상 명랑한 사람, 대부분의 사람이 크게 화를 낼 일에도 화를 내는 법이 없는 그런 사람들을 우리는 알고 있다. 그들은 일상의 괴로운 감정을 으레 억압한다.

내 경험으로 볼 때 그런 성격은 고혈압에 걸리기 쉽다. 우리 직관에 어긋나 보일지 모르지만, 나는 줄곧 일관되게 그런 사실을 목격한다. 무슨 일이 생겨도 우울하지 않다는 사람은 이따금 우울한 사람보다 더 잘 고혈압에 걸리는 경향이 있다.

우울하거나 의기소침한 적이 있느냐고 물을 때, 감정을 억압하는 사람은 어떤 일을 당하더라도 "그런 적 없다"고 대답한다. 그런 사람은 우울이나 불안, 분노 따위의 느낌을 간직하려고 하지 않는다. 실은 그걸 느끼지도 않는다.

그러한 사실은 많은 연구 결과가 뒷받침하고 있다. 심리학 연구 논문들에 대한 메타 분석에서, 외르겐젠은 감정 방어, 곧 감정을 인식하지 않으려는 경향이 고혈압과 가장 강력하게 연관된 심리적 수단이라는 사실을 발견했다(1996, 외르겐젠 등). 내가 1998년에 발표한 한 논문에서, 나 또한 그것이 사실이라는 것을 밝힌 바 있다. 중증의 고혈압과 관련되었을 때 특히 그렇다(1998, 맨과 제임스).

그런 식으로 스트레스를 다루는 성격의 배경은 무엇일까? 잘은 알 수 없지만, 그것이 이미 어린 시절에 형성된 양상이라는 것만큼은 분명하다. 감정을 억압하는 사람은 우울증을 느끼지 않아서 정신분석가를 찾는 일이 없기 때문에, 정신분석가들이 연구하지도 않는다.

일부 사례의 경우에는 억압 유형이 타고난 것으로 보이기도 한다. 앞서 논의한 짐의 경우가 그랬는데, 많은 형제자매들 가운데 유독 짐만은 아무리 안 좋은 일이 있어도 웃음을 잃지 않았다. 그는 늘 가족에게 "청량제" 같은 존재였다. 그것은 아마도 누군가 그러길 바라는 가족의 부추김과 그의 성격이 어우러진 결과였을 것이다.

타고난 것이 아닌 경우의 억압 유형은 감정이나 마음의 고통을 공유하거나 서로 털어놓지 않는 가족 속에서 성장한 결과일 수 있다. 괴로울 때 가족 누구한테도 위로를 받을 수 없는 상황이 그것이다. 기댈 사람이 없는 그런 상황에서는 필요에 따라 스스로의 감정을 마비시켜서 아무것도 느끼지 않는 방법을 터득하게 된다. 사나이가 마음 아픈 것쯤에 굴해서는 안 된다는 남성 우월적 사고방식을 지닌 집안 출신인 경우도 마음 아픈 것을 점점 인식하지 못할 수 있다. 대가족에 둘러싸여 살아도 그 중 한 사람만 그러는 경우도 있다.

그것은 곧 매사에 태연한 사람이 고혈압에 걸릴 위험이 높다는 뜻일까? 아니다. 태연한 사람은 태연하게 일상의 스트레스를 처리할 수 있다. 그들은 "사소한 일에 아랑곳하지 않는다." 그런 식으로 스트레스에 대처하면 억압 방식을 쓸 필요가 없고, 그것이야말로 "사소한 일"을 다루는 훌륭한 방법이다. 그러나 우리가 큰일에도 아랑곳하지 않으면, 그래서 큰일과 관련된 감정이 자기도 모르게 무의식에 깔리면 교감신경계가 활성화된다. 엄청난 스트레스를 받을 때 그런 식으로 대처하는 것도 나쁜 방법은 아니지만, 결국에는 대가를 치르게 된다.

● 감정을 억압하면 누구나 고혈압이 되는가?

그렇지 않다. 감정을 억압하면서도 혈압이 정상인 사람이 많다. 그렇다면 어떤 경우에 고혈압이 되는 것일까? 두 가지 중요한 요인으로, 유전적 소인과 과체중을 꼽을 수 있다. 그 요인 중 하나나 둘 다를 가진 사람은 그렇지 않은 사람보다 고혈압이 될 가능성이 높다. 이 세 가지 위험 요인 — 유전, 과체중, 감정 억압 — 은 고혈압을 유발하는 부가적 요인인 것으로 보이는데, 이는 내가 《심신 연구 저널》(1998, 맨과 제임스)에 발표한 바 있다.

그 이유는, 우리 신체가 혈압을 정상 범위 내에서 유지하기 위해 설계된 많은 견제와 균형 체계를 갖추고 있기 때문이다. 예컨대 교감신경계가 불안정해지면 다른 계가 작용해서 정상 혈압을 회복한다. 그러나 심리적 요인으로 교감신경계의 긴장도가 높은 데다, 비정상적인 염저류salt retention 같은 유전적 요인으로 혈압이 올라가고 있다면, 이 양자의 결합으로 인해 비정상적으로 높은 혈압을 초래할 가능성이 높아진다.

습관적으로 감정을 억압하는 사람이라도 고혈압에 걸리지 않는 이유를 설명하는 또 다른 요인으로 삶의 경험을 꼽을 수 있다. 억압 유형의 사람이 유난히 심한 스트레스를 겪을 경우 그렇지 않은 사람보다 고혈압이 될 가능성이 높아 보인다. 다시 말하면, 우리가 억압 유형이라 해도, 운 좋게도 유난히 심한 스트레스를 받는 일 없이 순탄한 삶을 산다면, 험난한 삶을 살 경우보다 고혈압이 될 가능성이 줄어든다.

● 감정 억압 때문에 고혈압에 걸린 사람을 구별할 수 있을까?

감정 억압이 고혈압과 상관이 있다는 것을 안다 해도, 그런 정보를 이용해서 치료를 하는 것은 또 다른 일이다. 고혈압을 지닌 사람 가운데 감정 요인이 원인으로 작용한 경우는 소수라고 나는 믿는다. 곧 설명하겠지만, 심리와 관련된 고혈압을 지닌 사람을 가려내는 일이 중요한 이유는, 그들에게 다른 대체 치료법을 사용할 수 있기 때문이다.

그렇다면 고혈압이 심리적인 요인과 관련 있는 사람과 없는 사람을 과연 어떻게 구별할 수 있을까? 내 임상 경험에 따르면 이용 가능한 단서가 있다. 고혈압에 걸릴 다른 이유가 많을 경우, 나는 그 고혈압이 굳이 심리와 관련되었을 가능성을 따지지 않는다. 예컨대 과체중인 데다 유전적 소인을 암시하는 강력한 가족력이 있고, 앤지오텐신 전환 효소 억제제ACEI나 이뇨제에 잘 반응하는 가벼운 고혈압을 지녔다면, 이는 아주 평범한 고혈압으로, 유전이나 생활 습관과 관련된 고혈압일 가능성이 매우 높다. 그런데 환자의 개인력이 감정 억압을 암시하거나, 고혈압 양상이 보통의 경우와 다른 경우라면, 이는 심리적인 관련이 있을 가능성이 높다(일람표 1).

● 일람표 1: 심리와 관련된 고혈압의 단서

1. 개인력
    가. 특히 어린 시절에 심한 학대나 외상을 당한 경험
    나. 과거의 심한 외상이 후유증을 남기지 않았다는 확신
    다. 매사에 태연한 성격으로, 결코 의기소침하지 않는 사람
2. 고혈압 유형
    가. 심한 고혈압
    나. 저항성 고혈압
    다. 갑자기 알 수 없는 이유로 시작된 고혈압
    라. 발작성 고혈압

● 개인력

특히 어린 시절에 심한 학대나 외상을 당한 경험

심한 외상을 당한 경험이 있을 경우에는 고혈압이 억압된 감정과 관련되어 있을 수 있다. 그런 외상을 추적하기 위해 나는 언제나 어린 시절에 대한 질문을 한다. 부모에게 학대를 당한 적이 있는지, 어려서 부모를 여의지는 않았는지를 비롯한 여러 정신적 외상 여부를 물어본다. 또한 전쟁을 경험하거나 배우자나 자녀를 갑자기 잃은 적이 있는지 등 성인이 되어 겪은 일도 물어본다.

외상의 유형은 많고 많다. 심한 외상이 있었다 하더라도 항상 찾아낼 수 있는 것은 아니다. 몇 가지 간단한 질문만으로 밑바닥까지 다 밝혀내지 못할 수도 있는 것이다. 특히 심하거나 제어할 수 없는 고혈압을 지닌 사람의 경우, 그런 과거 경험이 잘 밝혀지지 않는 경우가 많다. 그럼으로써 과거의 심리적 상처가 고혈압으로 이어진다.

과거의 심한 외상이 후유증을 남기지 않았다는 확신

과거의 외상이 어떤 후유증도 남기지 않았다고 보고하는 환자가 있을 경우, 나는 촉각을 곤두세운다. 그 사건과 관련된 감정이 은폐되어 고혈압을 일으켰다는 의심을 해보는 것이다. 유난히 심한 외상을 겪고도 심리적 결과를 명백히 드러내지 않았다면, 그것만으로도 고혈압의 가장 큰 동맹자인 억압을 강력히 암시한다.

매사에 태연한 성격으로, 결코 의기소침하지 않는 사람

이런저런 일이나 분노에 대한 걱정을 한다고 말하는 사람, 또는 이따금 의기소침하거나 우울한 기분을 느낀다고 말하는 사람은 억압을 하는 사람이 아닐 것이다. 매사에 아주 태연하다거나, 언제나 기분이 좋다거나, 무슨 일이 있어도 우울한 적이 없다는 사람은 감정을 억압하는 사람일 가능성이 있다.

● 고혈압 유형

대다수 사람의 경우, 고혈압은 꽤 전형적인 과정을 거친다. 먼저 고혈압 가족력이 있기 쉽다. 그리고 고혈압은 서서히 시작되어, 경계 고혈압 수치를 보이거나 정상 사이를 오락가락하다가 이윽고 확실한 고혈압 수치를 보인다. 이때 혈압은 대개 160/110 이하다. 물론 크게 스트레스를 받은 순간에는 혈압이 그보다 더 높을 수 있다. 이 경우 대개 한 가지 약이나 한 가지 이뇨제, 또는 이뇨제와 앤지오텐신 전환 효소 억제제 두 가지만 써도 효과가 좋다.

환자의 고혈압이 그런 보통의 유형과 다를 경우, 의사들은 고혈압의 특별한 원인, 예컨대 신장병이나 신장 동맥 협착, 또는 부신에서 알도스테론이나 아드레날린 아니면 코티솔 따위의 호르몬 생산 과잉을 의심하게 된다. 그러나 보통의 유형이 아닌 고혈압을 지닌 경우, 한 가지 원인을 찾을 수 있는 경우가 10% 이하이고, 나머지 90% 이상은 의사의 직무 태만으로 불만족스러운 진단을 내리게 된다. 증상이 아주 심하거나 치료가 되지 않는데도 그것을 본태 고혈압으로 진단하는 것이다.

그런 환자들의 경우 나는 심리적 요인과의 관련을 의심한다. 학대나 외상을 보고하는 비율이 높은 것이 바로 그런 환자 집단이다. 겉으로 매사에 태연한 사람이 많은 것도 이 집단이다. 아래에 묘사한 것과 같이 교감신경계 약으로 치료할 것을 고려하는 것도 이 집단이다.

비전형적인 고혈압의 여러 유형은 좋은 단서가 된다.

심한 고혈압

환자의 고혈압이 심해서, 수치가 180/110을 초과할 때, 안이하게 본태 고혈압이라고 진단을 내리는 것에는 문제가 있다. 나는 심리와 관련이 있는지 알아보는데, 실제로 그렇다는 것을 흔히 발견하는 것이 바로 이 경우다.

저항성 고혈압

대다수 사람의 경우 한두 가지 약물만 쓰면 혈압은 정상이 된다. 이 경우 보통 이뇨제를 쓰거나, 레닌-앤지오텐신계통을 억제하는 약물, 곧 앤지오텐신 전환 효소 억제제나 앤지오텐신 수용체 차단제ARB를 쓰거나, 두 가지를 모두 쓴다.

이러한 약물로도 정상 혈압을 회복하는 데 실패하는 가장 흔한 이유는 특히 이뇨제 복용량이 너무 적다는 데 있다. 적절한 복용량으로도 효과가 없으면, 나는 다른 이유를 찾기 시작한다. 많은 경우 바로 이때 심신 상관성이 드러난다.

제어할 수 없는 고혈압을 억압으로 다 설명할 수는 없다. 그러나 내 경험에 따르면, 제어할 수 없는 고혈압을 지닌 많은 환자가 감정을 억압했다는 단서를 보여 준다.

갑자기 알 수 없는 이유로 시작된 고혈압

지속적으로 정상 혈압이다가 명백한 이유 없이 갑자기 혈압이 크게 올라가는 것은 흔한 유형이 아니다. 유전적 성향은 사람에게 갑작스레 영향을 미치지 않는다. 갑자기 고혈압이 나타났다면, 나는 심신 상관성 쪽의 단서를 찾는다.

발작성 고혈압

내 경험에 따르면, 발작성 고혈압은 '거의 언제나' 감정 억압과 관련이 있다. 이런 유형의 고혈압을 지닌 환자들은 청천벽력처럼 느닷없이 고혈압 발작이 일어난 이야기를 들려준다. 200/100을 넘는 갑작스러운 혈압 상승과 더불어 두통이나 숨참, 쇠약, 가벼운 어지럼, 발한 따위의 신체 증상이 나타났다는 것이다. 이런 일은 몇 분에서 몇 시간까지 지속될 수 있고, 그 후 한동안 탈진 상태가 된다. 그런 일은 날마다, 아니면 며칠, 몇 주, 몇 달에 한 번 일어나기도 한다. 그 사이의 혈압은 정상이거나 정상에 가깝다.

발작은 끔찍하다. 그들은 마치 당장 죽는 줄 알았다고 내게 말한다. 그런 많은 환자들은 다음 발작을 두려워하며 지낸다. 정상적인 활동이나 이동을 두려워하기도 한다. 그런 장애를 지닌 사람들 가운데 일을 그만둘 수밖에 없는 사람도 많다.

이런 형태의 고혈압은 보통의 "불안정" 고혈압과 크게 다르다. 불안정 고혈압의 경우는 긴장을 하거나 화가 났을 때 혈압이 불안정해지며, 혈압 변화가 그러한 문제와 상관이 있다는 것을 환자 본인이 안다. 내가 말하고자 하는 발작성 고혈압은 언제 그렇게 될지 모르고, 감정 문제와 관련을 보이지 않는다는 점에서 불안정 고혈압과 다르다.

발작성 고혈압의 경우 의사는 항상 크롬친화세포종이라는 부신 종양을 의심한다. 이 종양에 의해 아드레날린이나 노르아드레날린 분비가 증가되면 고혈압 발작을 일으킬 수 있다. 발작성 고혈압이 교과서적인 크롬친화세포종 증상과 딱 맞아떨어지기는 하지만, 실제로 이 종양이라고 밝혀지는 경우는 2% 미만이다. 희귀한 이 종양에 대한 논문은 수백 편이 있는데, 종양과 무관한 98%의 경우에 대한 논문은 20편도 되지 않는다. 98%에 대해 설명하거나 치료법을 제시하려는 연구는 모두 실패해서, 환자들은 헛되이 이 의사 저 의사를 찾아다닐 뿐이다.

발작성 고혈압을 지닌 거의 모든 사람이 유난히 심한 외상을 경험했으면서 후유증이 없다고 주장한다는 것, 곧 감정 억압 유형이라는 것을 발견하고 이를 발표한 적이 있다(1999, 맨). 그러한 심리적 토대를 이해한다는 것은 그저 학구적인 관심을 충족시키기 위한 것만이 아니다. 그런 이해를 통해 궁극적으로 성공적인 치료를 향한 문을 열 수가 있기 때문이다. 어떤 경우에는 인식의 변화만으로도 저절로 발작이 재발하지 않을 수 있다. 그러나 대부분의 경우 성공적인 치료는 약물 처방을 필요로 한다. 장애를 일으킨 감정 억압의 뿌리에 대한 이해를 토대로 해서 우리는 이제 대다수 장애를 통제할 수 있는 약리학적 방법을 알고 있는데, 그것은 아래에서 설명하게 될 것이다.

● 새 패러다임과 치료와의 밀접한 관계

앞서 논의했듯이, 심리적 요인들이 고혈압의 원인이 된 사람도 있고 그렇지 않은 사람도 있다. 전자의 경우, 고혈압을 유발하는 메커니즘은 보통의 본태 고혈압을 유발하는 메커니즘과 다르다. 따라서 고혈압의 원인과 관련한 치료법을 선택하기 위해서는 고혈압이 심리적 요인과 관련이 있는가를 알아보는 것이 매우 중요하다.

음식 조절, 운동, 체중 조절, 그리고 많은 사람에 해당하는 소금 섭취량 제한 등은 분명 중요한 치료 수단이다. 이를 통해 사람에 따라 약물 치료를 할 필요가 없을 수도 있고, 필요한 약물의 양을 줄일 수도 있다. 한편, 옛 패러다임에서 제안하는 이완 기법과 스트레스 관리 기법은 최근의 연구에 의하면 불안과 분노를 관리하는 데 도움이 될 수는 있지만, 고혈압을 치료하는 데는 거의 도움이 되지 않는다(1993, 아이젠버그 등).

● 새 패러다임에 따른 치료의 원리

옛 패러다임과 달리, 새 패러다임은 치료법과 밀접한 관계가 있다. 새 패러다임에 따르면 환자에 따라 어떤 약물 또는 어떤 비약물 요법이 가장 적합한가를 알 수 있다.

너무나 중요한데도 거의 제기되지 않는 질문이 하나 있다. 심리적인 요인과 관련이 있는 고혈압은 관련이 없는 고혈압과 다르게 치료해야 하는가? 이 질문은 사실상 연구 주제가 된 적이 없으며, 연구자들의 관심을 끈 적도 없다. 그것은 아마도 의학 연구자들이 심리에 관심이 없고, 연구 심리학자들은 고혈압약에 관심이 없기 때문일 것이다. 내 임상 경험과 연구 결과를 통해 나는 새 패러다임이 치료법을 찾는 데 매우 큰 도움이 될 수 있다고 확신하게 되었는데, 이는 뒤에서 논의하게 될 것이다.

신경성 고혈압의 비약물 치료: 정신요법으로 치료할 수 있는가?

심리적 요인들과 고혈압에 관한 논의는 널리 제기된 다음과 같은 질문으로 이어질 수밖에 없다. 정신요법이 고혈압을 완화하는 데 도움이 되는가? 고혈압에 대한 내 생각이 옳다면, 그 답은 놀랍게도, 항상은 아니지만 대개는 '도움이 안 된다'는 것이다. 이유는 다음과 같다.

심한 학대나 외상을 당한 후 그와 관련된 감정을 억압해 온 고혈압 환자를 만나면, 오래 전의 사건에 고혈압의 원인이 있을 수 있다고 말한다. 어떤 사람들은 그 옛날의 사건을 대개 수십 년 만에 처음으로 털어놓음으로써, 문득 과거의 영향을 인식하고 생각을 달리하게 되어 치유 효과를 보인다. 그처럼 생각이 바뀔 때, 정신요법을 받지 않고도 더러는 고혈압이 순식간에 사라지는 것을 목격하기도 한다. 그렇게 인식함으로써 떠오른 감정을 처리하는 데는 정신요법이 도움이 될 수 있다. 그러나 환자가 원치 않으면 나는 굳이 정신요법을 받으라고 강권하지 않는다.

감정 억압과 관련된 고혈압을 지닌 환자는 대개 감정의 문제를 하소연하지 않으며, 정신요법의 필요성을 느끼지 않고 관심도 두지 않는다. 그들이 나를 찾아오는 것은 옛날의 외상을 탐구하고 싶기 때문이 아니라, 고혈압을 다스리고 싶기 때문이다. 또한 누군가 어린 시절의 학대나 외상과 관련한 너무나 고통스러운 감정을 성공적으로 억압해서 이제까지 잘 살아왔다면, 정신역동요법을 받으며 그 감정을 탐구하는 것은 결코 원치 않을 것이다. 그들로서는 그런 탐구가 바람직하지 않을 수도 있다. 억압의 장벽에 둘러싸인 그런 강력한 감정을 탐구하는 것은 어쨌거나 시간과 돈의 낭비가 될 가능성이 높다. 정신요법이 억압을 깨뜨릴 가능성도 낮고, 성공한다 해도 오히려 해롭기만 할 가능성도 있다. 나는 고혈압의 심신 상관성을 알아야 한다고 부르짖지만, 감정 억압 덕분에 잘 살아온 사람에게 정신요법을 받게 해서 억압을 해소하라고 강권하는 것에는 반대한다.

외상을 당한 사람을 위한 정신요법에 관한 책들은, 일반적으로 외상을 과거에 묻어 두고 그 영향을 느끼지 않고 아무런 문제없이 살아가는 사람들에 대한 것이 아니다. 과거의 외상으로 인해 고통을 당하는 사람의 치료 원리를 일반화해서 그렇지 않은 사람을 치료하는 데까지 적용하는 것은 옳지 않을 것이다. 과거의 학대나 외상이 고혈압의 빌미가 되었다 해도 과거는 과거로 묻어 두는 것이 나을 수 있다. 환자가 과거를 탐구하고자 하지 않는다면 그 뜻을 존중해 주는 것이 현명한 일이다.

다른 한편으로, 감정 억압이 실패했을 경우, 우리가 보기에 뚜렷한 이유 없이 내부에서 경보가 울렸을 경우, 주의를 끄는 심리적 징후, 때로는 신체적 징후가 겉으로 드러날 수 있다. 그런 유형의 환자는 끝없는 고통에 시달리고 있는 것으로 보인다. 이 경우에는 정신요법이 매우 중요할 수 있다. 물론 이 경우에도 그 효과를 장담할 수는 없지만 말이다.

그 대안으로 최면요법을 써 볼 가치가 있을까? 아마 가치가 있겠지만, 특히 심리적으로 고통 받고 있지 않는 환자의 경우, 억압된 것을 최면요법을 통해 의식적으로 인식하게 하는 것이 안전한가에 대한 것 역시 우리는 아직 알지 못한다. 따라서 나는 무비판적으로 그것을 권할 수는 없다. 다만 훗날 언젠가는 최면요법에 대해 충분히 알게 되어 그것이 현실적으로 안전한 대안인지 알아낼 수 있기만 바랄 뿐이다.

요약해서, 내 경험으로 볼 때 고혈압에 정신요법을 쓰는 것에는 다음과 같은 문제가 있다. 환자가 감정 문제를 잘 인식하면 할수록 기꺼이 정신요법을 받게 되므로, 심리적인 문제가 고혈압의 원인이 될 가능성은 떨어진다. 반대로 외상을 당한 사람이 과거의 후유증을 부인하면 할수록 그것이 고혈압과 관련되었을 가능성이 높은데, 오히려 그런 사람은 정신요법을 받을 가능성이 떨어진다.

심리와 관련된 고혈압의 약물 치료

정신요법을 택하지 않는다 해도 약물 요법을 쓸 때 심리와 관련된 고혈압과 다른 본태 고혈압을 구별하는 것이 매우 중요하다. 이번 단원에서 권하는 특정 치료법은 심리와 관련된 고혈압을 지닌 사람의 경우, 그 고혈압의 메커니즘과 치료법은 심리적 요인과 아무런 관련이 없는 고혈압을 지닌 사람의 경우와 다르다는 원리에 토대를 두고 있다. 내 연구와 임상 경험을 토대로 해서 먼저 고혈압의 메커니즘을 간단히 논의한 후, 원리에 입각한 치료법을 제시해 보겠다.

본태 고혈압의 메커니즘과 약물 요법 선택과의 관계

고혈압의 많은 메커니즘이 이미 탐구되어 왔으니, 이번 장에서 그에 대한 철저한 논평은 건너뛰고자 한다. 대신 널리 조사되고 문서화된 세 가지 메커니즘을 묘사할 텐데, 이것들은 널리 이용되고 있는 약물로 치료한다. 지나친 혈액량, 레닌-앤지오텐신계통RAS의 지나친 활동, 교감신경계의 지나친 활동, 이 세 가지가 바로 그 메커니즘이다.

혈액량

과다한 혈액량에 의한 고혈압은 소금에 민감한 고혈압으로 알려져 있다. 유전적인 소인이 있는 사람의 경우에는 섭취한 소금이 신장에 의해 효과적으로 배출되지 않음으로써, 동맥의 나트륨과 체액의 잔류(체액 배출의 실패)를 불러일으키고, 그 결과 동맥벽의 민무늬근육 세포들에 칼슘 이온 농도가 증가해서 혈압이 상승하게 된다. 특히 소금에 민감한 사람에게는 소량의 소금도 그런 작용을 한다. 소금에 민감한 고혈압은 특히 아프리카계 미국인과 노인에게 잘 나타난다. 소금 섭취를 제한하면 혈액량 관련 고혈압을 지닌 일부 사람의 혈압을 정상화시킬 수 있지만, 그 밖의 많은 사람에게는 약물 요법이 필요하다.

혈액이나 체액 용량에 좌우되는 고혈압의 경우, 이뇨제(신장에 의한 나트륨 배출 증가)와 칼슘 통로 차단제(민무늬근육 세포로의 칼슘 유입 차단)이 가장 효과적이다. 이런 형태의 본태 고혈압의 경우에는 앤지오텐신 전환 효소 억제제, 앤지오텐신 수용체 차단제, 베타 차단제와 같은 약물은 효과가 떨어진다.

레닌-앤지오텐신계통

레닌-앤지오텐신계통은 복잡한 계통인데, 이 계통의 호르몬 최종 생성물인 앤지오텐신 II는 동맥을 수축하고 나트륨을 함유한 호르몬인 알도스테론의 분비를 자극함으로써 혈압을 상승시킨다. 신장은 레닌이라는 호르몬을 생산하는데, 이 호르몬은 이 계통의 중요한 활성제다. 레닌은 혈액량이 적을 때 분비가 촉진되며, 혈액량이 많을 때는 분비가 억제된다. 혈액량 등으로 인한 고혈압을 지닌 대다수 사람의 혈중 레닌 농도가 대체로 낮은 것도 그 때문이다. 혈액량 등이 고혈압 인자가 아닌 경우에는 레닌 농도가 높다. 에날라프릴(바소텍), 리시노프릴(프리니빌, 제스트릴 등)과 같은 앤지오텐신 전환 효소 억제제는 앤지오텐신 II의 생산을 차단하고, 발사르탄(디오반), 이베사탄(아바프로), 칸데사르탄(아타칸) 등과 같은 앤지오텐신 수용체 차단제는 앤지오텐신 II가 결합되는 수용체를 차단하는데, 이들 약물은 레닌-앤지오텐신계통에 의해 중개된 고혈압을 지닌 사람들에게 가장 효과적이다.

대부분의 일반 본태 고혈압은 과다한 혈액량 또는 레닌-앤지오텐신계통 영향과 관련이 있다. 이뇨제 또는 앤지오텐신 전환 효소 억제제나 앤지오텐신 수용체 차단제가 매우 효과적이며 가장 중요한 치료 약물인 것도 그 때문이다. 단독으로나 같이 복용할 때 대부분의 일반 본태 고혈압의 혈압을 제어할 수 있다.

교감신경계

교감신경계는 뇌를 우리의 심장, 그리고 동맥계와 연결시킨다. 교감신경계는 두 경로가 있는데, 부신 경로와 교감신경 경로가 그것이다.

부신 경로는 뇌에서 시작해서 척수를 지나 부신까지 이어져 있는 것으로, 아드레날린 분비를 자극한다. 그래서 분비된 아드레날린은 심장과 동맥의 수용체를 자극하는데, 가장 효과가 뛰어난 것은 심장에서 베타 수용체를 자극하는 것이다. 그래서 심장 박동은 더 빨라지고 거칠어지면서 펌프질 되는 혈액량, 곧 심장박출량이 증가한다. 불안하거나 심장이 뛰는 것을 느낄 때, 그것은 아드레날린이 흐르고 있다는 뜻이다. 아드레날린 또한 동맥을 팽창시키는데, 동맥벽의 베타 수용체를 자극함으로써 그렇게 한다.

신경 경로는 척수에 뻗어 있는 신경으로 이루어져 있으며 심장과 동맥벽에 퍼져 있다. 이 경로는 심장과 동맥벽의 알파 수용체를 자극해서, 심장 신축성을 증가시키고 동맥을 좁힘으로써 혈압을 높인다.

교감신경계를 자극한다는 것은 대개 부신 경로와 신경 경로 둘 다를 어느 정도 활성화한다는 뜻이다. 스트레스와 감정이 혈압에 일시적으로 영향을 미치도록 중개하는 것이 바로 교감신경계다. 두려움이나 불안 같은 스트레스인자들은 주로 부신 경로를 자극한다. 그것은 심장 박동이 빨라지고 심장박출량이 증가하면서 수축기압이 높아지는 것을 통해 알 수 있다(혈압이 예를 들어 120/80으로 나타날 때, 120이 수축기압으로, 이는 심장 박동의 힘에 의해 생긴 압력을 반영한 것이다. 그리고 80은 확장기압으로, 심장의 박동과 박동 사이에 동맥이 확장되었을 때의 혈압을 나타낸다). 역도 운동과 같은 스트레스인자는 주로 교감신경 경로를 자극해서, 수축기압과 확장기압 둘 다를 증가시키는데, 심장 박동수에는 거의 영향을 미치지 않는다. 감정 자극(분노 등의 자극)은 부신 경로와 신경 경로 둘

다 자극하는 경향이 있다.

교감신경계를 자극하는 것 역시 나트륨 잔류를 증가시키고 레닌-앤지오텐신 계통을 자극한다. 그렇지만 교감신경계 자극은 무엇보다도 심장과 동맥에 영향을 미친다.

혈액량이나 레닌-앤지오텐신계통보다 교감신경계 때문에 야기된 고혈압은 신경성 고혈압이라고 불린다. 한 기고문에서 나는 신경성 고혈압에 대해 요약하고 그 원인을 논평한 적이 있는데, 감정과 무관한 다른 요인들뿐만 아니라 감정 요인도 그 원인에 포함된다(2003, 맨).

● 생리 메커니즘: 억압이 어떻게 고혈압을 일으키는가?

그렇다면 감정 억압이 앞서의 메커니즘과 어떻게 어우러져서 고혈압을 유도하게 되는 것일까? 이 질문에 답한 자료는 상대적으로 희소하다. 그 이유는 고혈압의 의학적 또는 심신적 측면에 초점을 맞추어 연구를 한다거나 심지어는 억압된 감정의 역할에 관심을 두는 연구자가 거의 없기 때문이다.

우리가 느끼는 감정이 일시적으로 혈압에 영향을 미치도록 중개하는 것이 교감신경계라는 것을 우리는 알고 있다. 억압된 감정이 혈압에 영향을 미치도록 중개하는 것 또한 교감신경계일 것이라고 보는 것이 논리적이다. 우리가 일시적으로 느끼는 감정이 교감신경계를 자극해서 일시적으로 혈압을 올리듯이, 우리가 만성적으로 억압하는 감정이 교감신경계를 자극해서 좀 더 오래 지속적으로 혈압의 변화를 일으킨다.

감정을 억압하는 사람의 경우 교감신경계의 방아쇠를 당기는 것은 무엇일까? 의식적인 인식의 표면 아래에서 날아다니는 감정들일까? 아니면 억압의 과정일까? 그런 감정의 위협에 맞서서 우리를 무의식적으로 보호하고자 하는 고양된 경각심일까? 그것은 분명치 않다. 그러나 우리가 의식적으로 인식하지 못하는 감정은, 우리를 괴롭히는 의식된 감정보다 교감신경계에 더 오래 지속적으로 영향을 미친다는 것만큼은 분명해 보인다.

● 심리와 관련된 고혈압의 약물 치료

널리 사용되는 이뇨제와 앤지오텐신 전환 효소 억제제, 앤지오텐신 수용체 차단제는 혈액량과 레닌-앤지오텐신계통을 과녁으로 삼는다. 교감신경계를 과녁으로 삼는 것이 아니다. 알파 수용체 차단제 및 베타 수용체 차단제처럼 교감신경계를 과녁으로 삼는 약물들은 교감신경계에 의해 중개되는 고혈압을 치료하는 데 더 효과적일 것이라고 우리는 논리적으로 추론해 볼 수 있다. 사실, 이 추론이 옳다.

베타 차단제는 심장 박동을 늘리는 아드레날린 효과를 차단하고, 심장 수축력을 줄임으로써 혈압을 낮춘다. 빠른 심장 박동을 특징으로 하는 고혈압을 지닌 사람의 경우 특히 그렇다. 베타 차단제의 예를 들면 아테놀올(테놀민), 메토프롤롤(토프롤) 등이 있다. 내가 선호하는 것은 베탁소롤(켈론)인데, 이것은 작용이 더 원활하고, 내가 보기에 부작용도 적다. 알파 차단제는 동맥벽에서 교감신경의 수축 효과를 차단한다. 알파 차단제의 예를 들면 독사조신(카두라)과 테라조신(하이트린) 등이 있다.

클로니딘과 같은 약물은 뇌의 수용체에 영향을 미침으로써 교감신경계의 긴장을 줄이지만, 피로감과 같은 아주 뚜렷한 부작용을 일으킨다. 나는 가능한 한 그런 약물은 쓰지 않으려고 한다.

때로 베타 차단제는 특히 심장 박동이 빠른 사람의 경우 단독으로 그런 작용을 한다. 베타 차단제는 또한 아드레날린의 주목할 만한 신체 효과, 곧 심장의 두근거림과 떨림을 차단함으로써 불안감을 제거하기도 한다. 그러나 종종 베타 차단제는 단독으로 작용하지 않아서, 알파 차단제와 병용할 때 효과가 더 좋다.

그처럼 베타 차단제와 알파 차단제를 병용하는 것이 매우 효과적이라는 사실은 나를 비롯한 여러 사람이 입증한 바 있다(1998, 홀츠만 등. 2001, 맨과 거버). 어쩌면 그런 논문보다도 내가 임상 경험으로 늘 목격했다는 사실이 더 중요할 것이다. 감정 억압과 관련된 듯한 고혈압을 지닌 환자의 경우 이뇨제, 앤지오텐신 전환 효소 억제제, 또는 이뇨제, 앤지오텐신 수용체 차단제의 병용으로 제어할 수 없는 고혈압을 알파 차단제와 베타 차단제 병용으로 치료할 수 있었다.

메커니즘에 입각해서 이뇨제와 앤지오텐신 전환 효소 억제제, 앤지오텐신 수용체 차단제가 보통의 본태 고혈압에 효과가 있을 것으로 기대되지만, 심리와 관련된 고혈압 곧 교감신경계에 의해 중개되는 고혈압에는 그만한 효과가 기대되지 않는다. 그것은 환자들을 치료하면서 직접 관찰한 사실로, 최근의 한 논문에서 밝힌 바 있다(2002, 맨과 거버). 나는 이 논문에서 어린 시절 학대나 외상을 당한 경험이 있으면 감정을 억압했을 것으로 보았다. 그런 경험이 없는 환자들의 경우 이뇨제나 앤지오텐신 전환 효소 억제제로 혈압을 정상화할 수 있는 비율이 75%에 이르는 것을 나는 알아냈다. 그런 경험이 있는 환자들의 경우에는 25%만이 효과가 있었다. 이런 수치는 놀라운 차이를 보이는 것으로, 그들의 고혈압의 경우 교감신경계가 더욱 중요한 구실을 한다면 그런 결과가 나오는 것도 당연하다. 이 연구에서 어린 시절 학대를 당했다고 보고한 환자들은 앤지오텐신 전환 효소 억제제나 이뇨제보다 알파 차단제와 베타 차단제를 병용하는 것이 효과가 더 좋았다.

나는 임상을 통해 매우 일관성 있게 그런 결과를 얻었다. 심리와 관련된 신경성 고혈압을 암시하는 고혈압 유형이나 과거력을 지닌 환자들은 그렇지 않은 사람보다 이뇨제와 앤지오텐신 전환 효소 억제제 병용 효과가 떨어졌고, 알파 차단제와 베타 차단제 병용 효과는 더 높았다. 불행히도 현실에서는 마땅히 후자를 병용해야 할 때도 그러지 않는 경우가 많다.

요약하면, 환자의 고혈압이 엄밀히 유전성이나 생활 습관성이고, 심리적 요인과 아무런 상관이 없을 경우, 나는 일반적으로 이뇨제나 앤지오텐신 전환 효소 억제제(또는 앤지오텐신 수용체 차단제) 중 한 가지, 또는 두 가지를 병용 처방한다. 또는 칼슘 통로 차단제를 쓴다. 단독으로든 병용으로든 그런 약물들은 대부분의 고혈압을 제어할 수 있다. 그러나 고혈압이 심리와 관련되어 있을 경우에는 그런 약물은 효과가 떨어지므로, 교감신경계 효과를 차단하는 약물, 곧 알파 차단제와 베타 차단제를 쓰는 것이 더 낫다.

존의 사례는 그러한 접근법이 옳다는 것을 여실히 보여 준다.

존은 35세로, 에이즈 진단을 받은 직후 심한 고혈압 증세를 보였다. 앤지오텐신 전환 효소 억제제와 이뇨제 병용으로는 혈압이 180/120 상태를 유지한 채 떨어지지 않았다. 내게 조언을 구한 그의 담당 의사는 에이즈 진단으로 인한 감정적 고통 때문에 고혈압이 생겼을 가능성을 고려해 보았지만, 그럴 가능성을 일축하고 말았다. 존이 그 문제에 대해 전혀 동요하지 않고 실제로 태연했기 때문이다.

옛 패러다임대로라면, 그 고혈압이 에이즈 진단 때문에 발생한 감정의 동요 탓이라고 하기 쉬웠을 것이다. 그러나 존은 동요하지 않았다고 주장했다. 새 패러다임은 정확히 그 반대라는 것을 일깨워 준다. 즉, 그처럼 에이즈 진단에 아무런 반응을 보이지 않았던 것 때문에 심리적으로 중개된 신경성 고혈압이 되었을 가능성이 높은 것이다. 그런 신경성 고혈압은 이뇨제와 앤지오텐신 전환 효소 억제제로 잘 치료되지 않는다. 알파 차단제와 베타 차단제 병용으로 처방을 바꾸자 혈압이 곧바로 정상으로 돌아왔다.

● 불안정 고혈압

혈압은 요동을 하는 것이 정상이다. 어떤 혈압도 전적으로 안정된 경우는 없다. 혈압이 스트레스를 받으면 변할 수 있다는 것 또한 명백한 사실이어서, 긴장을 하면 혈압이 올랐다가 얼마 후 안정된다. 그런 일시적인 혈압 상승을 치료하지 않는 것은, 그것이 혈압의 정상적인 생리이기 때문이다.

그러나 어떤 사람의 경우에는 혈압의 요동이 너무 빈번하거나 너무 지나치다. 명백한 스트레스가 없는데도 빈번하게 혈압이 요동할 수도 있다. 그런 유형의 고혈압을 지닌 환자는 그 혈압 요동이 교감신경계에 의해 좌우되고 있을 가능성이 높다. 교감신경계가 매분 매초 혈압을 변화시키고 있는 것이다. 그렇다면 의식을 했든 억압을 했든 간에 감정이 지나친 요동을 야기하고 있을 가능성이 높다. 이런 경우에는 알파 차단제와 베타 차단제 병용을 하는 것이 타당하며, 그것이 이뇨제와 앤지오텐신 전환 효소 억제제, 앤지오텐신 수용체 차단제보다 효과가 좋다.

● 효과가 없는 듯한 약물은 용량을 늘리지 말라

이뇨제와 앤지오텐신 전환 효소 억제제를 병용해서 효과가 없다면, 한 가지 나 두 가지 약물의 복용량을 늘이는 것이 일반적인 관행이다. 이것은 중요한 사실인데, 특히 이뇨제를 상대적으로 많이 복용하지 않으면 고혈압이 제어되지 않는 사람이 많다는 데 그 이유가 있다.

고단위 투여를 통상적으로 하지 않는 이유는 요산이나 트라이글리세라이드의 증가, 어떤 경우에는 혈당 증가와 같은 대사 부작용을 일으키기 때문이다. 그러나 혈액량 관련 고혈압 등을 지닌 사람이 저용량의 이뇨제에 반응하지 않을 경우에는 더 많은 용량의 이뇨제를 처방하는 것이 옳다. 반대로 혈액량과 관련이 없는 고혈압을 지닌 사람의 경우에는 고용량 처방을 피해야 하는데, 그것은 혈압 제어 효과가 적고 유해효과의 위험만 높기 때문이다. 약물 치료를 할 때 감정 요인이 고혈압의 중요한 원인이라는 사실을 아는 것이 중요한 또 하나의 이유다.

● 발작성 고혈압의 관리

억압된 감정의 역할에 대해 앎으로써 발작성 고혈압에 대한 타당한 설명과 성공적인 치료 접근법을 최초로 제시할 수 있었다(1999, 맨). 발작성 고혈압을 지닌 사람은 대체로 앤지오텐신 전환 효소 억제제와 이뇨제에 반응하지 않으므로 다른 접근법이 필요하다. 새로운 패러다임은 약물과 비약물 요법을 포함해서 세 가지의 새로운 치료법을 제공한다.

한 가지 치료법은 억압된 감정의 인식을 포함한 치료법이다. 장애가 억압된 감정과 관련되어 있었다는 것을 환자가 이해하고, 인식의 변화를 경험하게 되면, 장애는 말 그대로 말끔히 사라질 수 있다.

질은 35세로, 아주 부유하고 만족스러운 삶을 살았다. 그녀는 일을 할 필요가 없었고, 남편은 그녀가 바라는 모든 것을 제공하며 행복해 했다. 그녀는 완벽하게 행복하다고 자부했지만, 거의 날마다 심장 박동이 빨라지고 혈압이 높아지는 것 때문에 고통을 받았다. 조심스러운 논의를 거쳐 아주 고통스럽게도 그녀는 처음으로 아주 불행하다는 사실을 인정했다. 그녀는 마침내 자기 삶에 아무런 의미가 없다는 것에 대한 깊은 수치심과 절망감에 맞닥뜨렸다. 할 일도 목적도 없었던 것이다. 그녀는 스스로 쓸모없는 인간이라고 느끼며 통렬한 수치심을 느꼈다.

그처럼 고통스러운 깨달음이 오는 순간 그녀의 문제는 곧바로 사라졌다. 아무런 정신요법도 받지 않고 말이다. 하지만 그녀는 자신의 불행을 극복해야 한다는 어려운 과제를 안고 있었다. 이제는 문제를 인식한 터라, 그렇지 않았으면 결코 시도하지 않았을 삶의 변화를 모색하기 시작할 수 있었다.

질의 사례는 감정을 인식함으로써 발작성 고혈압을 치유할 수 있다는 것을 보여 준다. 그러나 발작성 고혈압을 지닌 대다수 사람들은 그런 인식의 변화를 경험하지 않는다. 고통스러운 내면의 감정을 한사코 인식하지 않으려고 하기 때문이다. 다행히 이런 장애에는 다른 효과적인 치료법이 있는데, 그 또한 새 패러다임을 토대로 한 것이다. 한 가지는 알파 차단제와 베타 차단제를 병용해서, 원인이 된 교감신경계의 활성화 효과를 차단함으로써 심각한 혈압의 변화를 줄이는 것이다. 하지만 혈압의 변화가 다소 완화된다 해도 대다수 환자들에게 문제가 계속 재발한다는 것은 안타까운 일이다.

다른 대안은 항우울제를 쓰는 것이다. 이것은 대다수 환자들에게 큰 효과가 있다. 2주 이내에 대다수 환자들은 발작을 겪지 않고 정상적인 생활을 할 수 있다. 내가 1999년의 논문에 보고했듯이 이것은 이 장애에 정말 혁명적인 치료법이다. 항우울제 — 데시프라민 같은 오래된 약물이나, 졸로푸트, 팍실, 렉사프로 같은 선택적 세로토닌 재흡수 억제제SSRI — 는 억압되거나 두려운 감정을 둘러싼 장벽을 강화한다. 발작성 고혈압을 지닌 사람이 우울증을 보이지 않더라도 그런 약물은 매우 효과가 좋다. 내가 보기에 그 이유는 발작성 고혈압이 공황장애와 공통점이 많기 때문인 듯하다. 공황장애 역시 그런 약물이 매우 효과적이다.

그런 고혈압 장애에 항우울제가 효과적이라는 것은 고혈압이 마음과 관계가 있다는 아주 명백한 증거라고 할 수 있을 것이다. 따라서 제어하기 어려운 고혈압을 지닌 환자를 진단할 때는 마음을 고려해야 한다.

● 요약

고혈압의 심신 상관성을 고찰할 때는, 우리가 느끼는 감정이 어떤 중요한 구실을 하는지 당연히 헤아려 보아야 한다. 우리가 느끼는 감정은 일시적으로 혈압에 영향을 주는 것이 명백하기 때문이다. 그러나 그런 감정이 고혈압으로 이어진다는 것, 또는 감정의 문제를 해소하는 기법으로 고혈압을 예방할 수 있다는 것을 확인하고자 한 수십 종의 연구가 모두 실패로 돌아갔다.

그 대신 억압된 감정 — 우리가 느끼지도 않고, 불평하지도 않으며, 그런 것을 지녔다고 생각지도 못하는 감정 — 을 고찰해 보면, 사뭇 다른 접근법을 찾아낼 수 있다. 고혈압에 있어서 심신 상관성이 큰 의미가 있다는 것을 마침내 이해함으로써 새로운 치료법을 얻게 되는 것이다. 그렇게 이해를 하게 되면, 매사에 가장 태연한 사람이 가장 고혈압에 걸리기 쉽다는 것을 알 수 있다. 그 반대가 아니다. 우리가 느끼는 감정보다 억압된 감정이 고혈압을 비롯한 만성병과 큰 관계가 있다는 것을 깨달을 때, 우리는 새로운 치료법의 문을 열어젖힐 수 있다.

우리는 너무나 많은 병증의 원인을 여전히 알지 못하고 있다. 그리고 이제까지 심신 연구는 의식한 내용을 보고한 것에 한정되어 있어서, 병증의 원인을 이해하는 데 도움이 되지 않았다. 의식적 마음으로는 보고할 수 없는 무의식에 대해 우리는 너무나 소홀히 했다. 이제는 변화가 시작되기만을 바란다.

06 긴장 근육염 증후군 임상 경험

— 아이라 래시봄 박사

아이라 래시봄 박사는 뉴욕 대학교 의과대학의 임상의학 부교수이자 뉴욕 러스크 재활의학연구소 소속 재활의학 전문의다. 그는 1992년에 긴장 근육염 증후군 훈련을 받기 시작해서 1993년 이후 긴장 근육염 증후군을 지닌 수많은 환자를 치료했다. 2003년 3월 사노 박사와 공저로 「만성병에 있어서의 심신 개념」이라는 논문을 『물리의학과 재활 자료』 부록으로 발표했다. 그는 러스크 뇌졸중 재활 센터의 소장으로, 미국 재활의학 아카데미의 『의학 교육 지침 연감』의 편집 청탁을 자주 받고 있다. 그러나 그가 가장 자랑스러워하는 업적은 멋진 아내 로빈과 결혼해서 두 아들 벤저민과 조슈아의 아버지가 된 일이다.

러스크 재활의학연구소에서 막중한 책임을 맡고 있는 래시봄 박사가 긴장 근육염 증후군 환자를 진단하고 치료할 시간을 내준 데 대해 우리는 깊이 감사한다. 사노 박사를 빼면 그는 뉴욕 시에서 그런 일을 할 수 있는 유일한 의사다.

● 긴장 근육염 증후군 임상 경험

내가 처음으로 사노 박사의 개념을 접한 것은 뉴욕 시의 러스크 재활의학연구소에서 물리의학과 재활 분야의 전공의 2년차 때였다. 어느 날 저녁 엘리베이터에 들어섰는데, 한 무리의 사람들이 방금 들은 강의에 탄복하며 웃고 떠들고 있었다. 그 강의는 새 환자들을 위한 사노 박사의 주간 강의였는데, 심리에 기원을 둔 통증에 대한 사람들의 이야기에 나는 귀가 솔깃했다. 그러한 통증의 진짜 원인을 알게 되면 치료에 큰 도움이 된다는 이야기였다. 그러나 그때 내가 들은 것에 대해 좀 더 배우기로 결심한 것은 1년이 지나서였다. 그때 나는 통증의 여러 사례를 생각하고 있었는데, 그 통증의 원인이 신체 구조에 있다고 보는 것은 이치에 맞지 않았고, 다른 원인을 찾을 수도 없었기 때문이다. 더욱 중요한 계기가 된 것은, 내가 바르 미츠바(유대교 소년들이 13세에 치르는 성인식)를 하기 전날 밤 심한 목통증을 앓았던 일이 떠올랐다는 것이다. 그뿐만 아니라 고교와 대학 시절 시험 때면 알레르기 증상이 도졌고, 의대에 다니면서 심한 두통을 앓았고, 인턴 시절 걸핏하면 배탈이 나기도 했다. 사노 박사의 책 『통증을 이기는 마음의 힘』, 『통증혁명』 등을 구해 읽은 나는 좀 더 공부를 하기로 결심하기에 이르렀다. 그런데 마침 3개월짜리 연구 주제를 선택할 때가 되었다. 즉, 무슨 주제든 내 마음대로 선택해서 연구할 수 있었다. 나는 다소 떨리는 마음으로 사노 박사를 찾아가서 선택 과목을 함께하고 싶다고 말하자 그는 선뜻 동의했다. 사실 그는 기뻐했다. 그의 연구에 관심을 보인 전공의가 없었기 때문이다.

이후 세 달 동안 나는 그와 함께 환자를 만났고, 그의 모든 강의와 집단 모임에 참석했고, 심리학자들의 보고에 매료된 채 열심히 귀를 기울였다. 나는 의사라면 신체에 대한 기술자 이상의 존재여야 한다는 사실을 깨닫기 시작했다. 또한 우리가 어떤 존재이고 어떤 감정을 지녔는지가 인간의 질병과 크나큰 관련이 있다는 사실을 깨달았다. 나는 중요한 의학 분야의 선구자가 된다는 생각에 마음이 설레었다.

전공의 훈련을 마칠 무렵 러스크 연구소 소속 의사로 남는 한편, 뉴욕 대학교 의과대학에서 강의를 해 달라는 요청을 받았다. 요청을 받아들이기로 결심한 것은 그것이 좋은 자리이기도 했지만, 사노 박사와 함께 계속 연구를 하며 긴장 근육염 증후군 진단과 치료 솜씨를 연마할 기회라고 보았기 때문이다.

나는 미국과 서구 대다수 국가에서 만성통증으로 인해 초래되고 있는 막대한 보건 문제를 깊이 있게 살펴볼 수 있었다. 또한 미국에서 만성통증이 유행하게 된 중요한 이유가 심리적인 데 있다는 것을 보여 주는 의료 문헌상의 증거도 두루 살펴볼 수 있었다. 그에 따른 사회적 비용은 엄청나서 연간 650~790억 달러에 달했다. 고통에 따른 비용은 이루 헤아릴 수 없었다. 나는 그러한 문헌을 요약하기보다, 긴장 근육염 증후군과 함께한 내 경험을 독자들과 함께 나누고자 한다.

내가 가장 좋아하는 탈무드의 한 구절로, 이런 말이 있다. "무엇이든 시작이 어렵다." 다음은 내 첫 환자들 가운데 한 명의 이야기다.

S는 중년 여성으로 6년 동안 곧잘 허리통증을 느꼈다. 나를 만나기 직전에 그녀는 왼쪽 다리에 통증을 느꼈는데, 왼쪽 장딴지에서 셋째 발가락과 넷째 발가락까지 감각이 없었다. 그녀는 그것을 모두 볼링 탓으로 돌렸다. 보편적으로 환자들은 통증이 생기면 신체 활동 탓으로 돌리는 경향이 있다. 그 이유는 제1장에 설명되어 있다. S는 집 청소와 정원 가꾸기, 평소의 운동 등을 제대로 할 수 없다고 보고했다.

그녀의 과거 병력은 중요했다. 그녀는 심장 두근거림, "부비동(코 주위 얼굴 뼛속 빈 공간)" 두통, 대장염 증상, 백의 고혈압, 마른 피부 등의 병력이 있었다. 이것들은 긴장 근육염 증후군처럼 심리에서 비롯했다는 것이 내 견해다. 따라서 우리는 그것을 긴장 근육염 증후군 등가물이라고 일컫는다.

그녀가 어렸을 때 오빠에게 성폭행을 당했다는 사실은 의미가 크다. 그녀는 자신을 완벽주의자로 여겼다. "어느 누구도 그녀만큼 잘할 수 없다"는 의미의 완벽주의자인 그녀는 남들을 만족하게 하려는 성향이 있는 사람이었고, 근심 걱정이 많았다.

신체검사 결과 근육이 다소 약한 것으로 드러났는데, 왼발을 위로 들어 올리는 근육이 약했다(가벼운 발처짐), 그리고 다리 앞쪽에 따끔한 통증 감각(침통각)을 느끼는 능력이 감퇴했다. 또한 양쪽 볼기와 허리 근육에 압박을 가하면 누름통증을 느꼈는데, 이는 긴장 근육염 증후군을 지닌 사람에게 거의 보편적으로 발견되는 현상이다. 통증, 쇠약, 감각 장애는 모두 척주관에서 나온 척수신경에 가벼운 산소 결핍이 일어났기 때문인데, 이는 긴장 근육염 증후군과 더불어 일어나는 현상이다.

MRI 결과 척주 하단에 뚜렷한 탈출 추간판이 보였다. 그러나 이것이 통증의 원인일 수 없는 까닭은 통증 부위가 조금 달랐기 때문이다.

나는 긴장 근육염 증후군 진단을 내렸다. S는 진단에 동의했고, 3개월 안에 정상 회복됨으로써 진단이 옳았음을 증명해 주었다. 나는 몇 년 동안 계속 전화로 그녀를 추적 조사했는데, 이따금 (대체로 가족 간의 스트레스와 관련해서) 손목과 발목에 가벼운 통증을 느끼는 것을 제외하고는 정상적인 생활을 했다. 그녀는 자신의 스트레스에 대해 가끔 사회복지사에게 털어놓았다.

D는 27세의 독신 여성으로 진료 약속을 하고 찾아왔을 때, 왼쪽(이따금은 오른쪽) 허리통증과, 등 위쪽과 어깨, 목 왼쪽의 통증을 앓아 왔다고 말했다. 그녀가 등통증을 경험한 것은 10세 때부터였다는데, 통증이 심각해진 것은 대학을 졸업한 다음부터였다. 통증이 점점 심해져서 걷거나 앉고, 허리를 숙이고, 기지개를 켜고, 차를 운전하는 행위를 할 수 없을 만큼 악화되었다. 그녀는 6개월째 일을 할 수 없었다.

그녀는 통증 외에도 봄철 알레르기, "부비동 압박", 눈 뒤쪽의 통증을 동반한 두통, 요로 감염, 현기증, 그리고 가장 최근에는 경직 결장을 앓았다. 우리는 그런 장애가 모두 긴장 근육염 증후군과 목적을 같이하는 긴장 근육염 증후군 등가물이라는 것을 알아냈다. 그녀가 막 약혼을 했을 때 경직 결장이 시작되었다는 사실은 우연의 일치가 아닐 것이다. 면담을 하는 동안 그녀는 자신이 완벽주의자라고 말했다. 또한 남들을 늘 만족하게 하려는 마음 때문에 대립을 피하고, 모든 일을 항상 아주 진지하게 받아들인다고 말했다. 그녀의 인생은 스트레스로 가득 차 있었다.

신체검사를 통해 발견할 수 있었던 것은 볼기와 허리, 목 등 세 부위에 근육 누름통증(전형적인 긴장 근육염 증후군 증상)이 있었다는 것이다.

그녀는 3년이 넘도록 두 명의 카이로프랙터, 두 명의 신경과의사, 두 명의 비뇨기과의사, 각 한 명의 위장병 전문의와 내분비 전문의, 류마티스병 전문의, 정형외과의사, 피부과의사, 직장병 전문의, 턱관절 치과교정 전문의, 침술사를 만났다. 그녀는 생각 가능한 모든 검사를 받았지만 통증의 원인을 알아내지 못했다. 한 의사는 그녀가 진료 받기를 즐기는 것이 아니냐고 물었고, 또 다른 의사는 그녀가 "아픈 척"하고 있는 것 같다고 말했다. 그녀는 체념하고 무기한 고통을 참으며 살 수밖에 없었다. 진통제를 먹지 않고 9개월을 견딜 수는 없을 것이라는 이유 때문에 아이를 갖기도 어려웠다.

첫 진료 후 그녀는 내 치료 강의를 들었는데, 그 후 그녀에게서 소식을 듣지 못하다가 한 달 후 편지를 받았다. 다음 글은 편지에서 인용한 것이다.

통증에서 해방된 새로운 삶을 살며 그간 바빠 지냈습니다. 정말 유쾌해요. 그간의 소식을 전하자면, 한마디로 최고입니다! 제 삶은 선생님을 뵌 이후 극적으로 달라졌어요. 다시 일을 하게 되어, 몇 시간씩 책상에 앉아 있는데도 99% 통증이 없어요. 그간 쇼핑도 했고, 걷고, 달리고, 물건을 들어올리고, 운반하고, 운전도 하고, 앉아 있고, 서 있고, 밤새 잠을 푹 자고, 춤도 추었답니다. 이제는 장차 아이를 가질 수도 있을 것 같아요. 앞으로 줄잡아 50년은 통증 없이 살겠죠. 통증이 사라졌다고 말하면 놀라는 사람들이 많아요. 믿지를 못하는 거예요. 선생님은 제 인생에 더없이 큰 영향을 주었어요. 선생님과 사노 박사님에 대한 고마움이 항상 제 가슴에 자리할 거예요.

가족 문제

심신의학을 펼치는 데 걸림돌이 되는 것은 긴장 근육염 증후군과 그 등가물을 지닌 사람들 대다수가 진단을 받아들이지 못한다는 것이다. 성공적으로 치료를 받은 환자가, 같은 긴장 근육염 증후군을 지닌 가족에게 그 진단이 옳다는 것을 납득시키지 못할 때 특히 절망스럽다. 그처럼 진단을 받아들이지 못하는 것이 보통인데, 다음 사례는 주목할 만한 예외다.

SH(어머니)와 EH(딸)는 긴장 근육염 증후군 가능성이 있어서 함께 나를 만나기로 약속했다. 모녀는 『통증혁명』을 읽었고, 둘 다 긴장 근육염 증후군에 대해 잘 알았고, 그들이 전형적인 긴장 근육염 증후군 환자일 가능성이 있다는 것을 선뜻 받아들였다. 그들의 통증 이력과 신체검사 결과를 보니 전형적인 긴장 근육염 증후군이었다. 그들의 주된 스트레스는 남편(딸에게는 아버지)의 사망이었다. 내 강의를 듣는 동안 그 이야기를 하며 두 사람은 무척이나 가슴 아파했다.

모녀는 통증에서 해방되었고, 여러 해 동안 재발하지 않았다. 이따금 가벼운 긴장 근육염 증후군이나 등가 증상을 보였지만 전화 통화를 하거나 재검사를 하면 이내 통증이 수그러졌다.

나이 든 긴장 근육염 증후군 환자 치료

나는 10년 이상 수많은 노인 환자를 진료하고 치료해서 다채로운 성공을 거두었다. 펜실베이니아의 한 농부는 지혜로운 속담을 들려주었다. "우리는 나이 들수록 더 자기다워진다." 긴장 근육염 증후군을 지닌 노인의 경우도 그렇다.

증상 필요증의 원인이 되는 성격 특성이 더욱 뚜렷해지는 것이다. 그뿐만 아니라, 장애와 죽음의 망령을 끼고 살아야 한다. 그에 따라 무의식적으로 분노가 인다. 의식적으로는 초연할 수 있지만 말이다. 남자든 여자든 은퇴를 하면 종종 자존감이 떨어지고, 슬픔과 좌절감만이 아니라 격노가 누적된다. 일을 계속하는 다른 노인들은 젊은 동료와 경쟁할 수 있을지 불안해하거나, 자기보다 능력이 뛰어나지 않은 나이 어린 상사나, 처음에는 자기가 중요한 역할을 했던 일을 이어받은 상사를 모셔야 하는 것에 분노하게 된다. 긴장 근육염 증후군이 아닌 통증이나 장애를 지니고 사는 것이 노인에게는 드문 일이 아니다. 그 모든 것이 심신 증상으로 이어질 수 있는데, 긴장 근육염 증후군 교육 프로그램이나 심리학자와의 상담으로 개선될 수 있다.

 노인 환자를 치료할 때는 합당한 구조적 이상으로 인한 증상과 긴장 근육염 증후군으로 인한 증상을 잘 구별해서, 그에 따라 치료를 해야 한다. 그러나 증상이 실은 긴장 근육염 증후군 때문인데도 그것을 구조적 이상으로 오인할 수 있다는 점을 명심해야 한다. 그러한 오진의 좋은 예를 들면 단순히 노화로 인한 것인데도 "관절염" 탓으로 돌리는 증상이 있다. 현대 의학은 관절염이라는 새로운 "질병"을 만들어 내서, 막대한 약을 팔고 별의별 치료를 다 하고 있다.

 그러한 이원적인 진단의 사례로, 긴장 근육염 증후군을 지녔으면서 동시에 무릎에 관절염이 생긴 남자가 있다. 그는 관절염 탓에 운동 범위가 제한되었고, 걷기가 어렵고, 때로는 옴짝달싹도 하지 못했다. 분명 이 환자는 관절 장애만이 아니라 긴장 근육염 증후군도 치료해야 했다.

 또 다른 환자로, 긴장 근육염 증후군 척수신경으로 인해 두 다리에 통증을 지닌 한 여성으로 호전이 된 이후 새로운 통증이 생겼다. 명백히 말초혈관병으로 인한 통증이었다. 별개의 두 가지 병증은 적절히 치료되었다.

세 번째 환자는 성공적으로 긴장 근육염 증후군 치료를 받고, 여러 해가 지나서 허리통증으로 다시 찾아왔는데, 두 발에 감각이 무디어졌다. 허리통증은 긴장 근육염 증후군 때문이고, 두 발의 감각 상실은 당뇨 말초신경병증 때문이었다. 어느 외과의사는 두 증상 모두 척주관 협착증과 척주의 가벼운 정렬 이상 때문이라면서 수술을 권했다. 그녀가 나이 들면서 격노를 인식함으로써 등 통증이 사라지자 그녀의 노인의학 전문의는 무척이나 놀라워했다. 신경 증상이 해당 수술을 받지 않고도 말끔히 나은 것이다.

76세의 K는 시간제 회계원으로 일하는데, 10년 전쯤 내게 진료를 받으러 왔을 때는 50년 동안 허리통증을 앓아 온 상태였다. 허리 MRI 결과 L4~5 추간판이 부어 있었다. 그는 아내가 알츠하이머병에 걸려서, 그 때문에 스트레스가 심하다고 고백했다. 그는 자신이 완벽주의자지만 남들을 만족하게 하려는 성향의 사람은 아니라고 생각했다. 하지만 간병인이 일주일에 4일만 찾아왔기 때문에 아내를 돌보는 데 많은 시간을 바쳐야 했다. 그는 긴장 근육염 증후군 진단을 받아들였지만 회복은 느렸다. 그는 내가 정신요법을 권한 최초의 환자에 속하는데, 심리학자의 보고서에 따르면 그는 자기 세대의 전형적인 남성이었다. 즉, 감정을 감추는 경향이 있었고, 우는 것을 수치스러워 했다. 아내가 살아 있기는 했지만 심리적으로는 아내를 잃은 것이나 다름없는 슬픔을 깊이 느낄 수 있게 됨으로써 그의 통증은 완화되기 시작했다. 처음 진료를 받은 지 6개월이 지난 후에는 이따금 가벼운 허리통증을 느낄 뿐 아주 정정해졌다. 여러 해 동안 육체 활동을 하지 못했던 그는 다시 골프를 치게 되었다.

S도 내가 정신요법을 권한 최초의 환자 가운데 한 명이다. 처음 진료를 받으

러 왔을 때 65세였던 그는 반쯤 은퇴한 부동산 중개인이었다. 그는 1년 이상 양쪽 볼기 통증을 앓아 온 상태였다. 대다수의 내 환자들과 마찬가지로, 그는 물리치료, 마사지, 침술, 스테로이드, 비스테로이드 항염증제NSAID를 비롯한 온갖 치료를 받았지만 아무런 효과가 없었다(많은 환자들의 경우 약물 처방 외에도 수술까지 받았다). 진료를 받으러 오기 5개월 전에 한 허리 MRI 검사 결과는 L4~5와 L5-S에서 딜출 추간판이 보였다.

그는 『통증혁명』을 읽고 긴장 근육염 증후군과 관련된 심리적 요인 몇 가지를 알 수 있었다고 말했다. 그는 자신이 흥분을 잘하는 사람이라고 생각했고, 분노를 억누르는 경향이 있다는 것을 인식하고 있었다. 그에게 정신요법을 권한 것은 처음 진료를 한 후 6개월 동안 증상이 지속되었기 때문이다. 심리학자의 보고에 따르면 그는 사업에 부담을 많이 느꼈는데, 더욱 중요한 것은 좀 더 일할 수 있는 시간을 앗아가는 아내를 향한 분노였다. 심리학자와 함께 그는 그러한 스트레스인자들과 신체 건강에 대한 스트레스의 영향을 이해하게 되었다. 정신요법이 진행됨에 따라 그는 만족스러운 상태가 증가하면서 통증으로부터 해방되는 기간이 길어졌다. 그는 사업에 전적으로 참여할 수 있었고, 아내와는 좀 더 의사소통을 하기 위한 노력을 했고, 다시 정기적으로 골프를 쳤다.

● 섬유근육통 임상 경험

하버드 의대 교수인 제롬 그루프먼Jerome Groopman 박사는 섬유근육통 증후군의 딜레마에 관한 기고문에서 섬유근육통이라는 현대 유행병은 과거 신경쇠약증이라는 유행병과 비슷한 것으로, 인터넷과 매스미디어가 주로 잘못된 정보에 토대를 둔 유행병을 확산시키고 있다고 제안했다.

나는 다른 의사들이 섬유근육통으로 진단한 수많은 긴장 근육염 증후군 환자를 다루었다. 두 가지 사례를 살펴보자.

G는 46세의 여성으로 20년 전 임신 중일 때 좌골신경통이 생겼고, 딸이 태어난 후 허리통증이 생겼다. 이 증상에 대해 여러 명의 의사들이 임신 중의 체중 증가 때문이라고 진단했다. 그녀는 이후 목통증이 생겼는데, 오른쪽 집게손가락과 가운데손가락이 무감각했기 때문에 목 추간판 질환이라는 진단을 받았다. 그렇지만 유명한 신경외과의사는 목 수술을 해야 할 급성 징후를 찾지 못했다.

더 많은 질문을 하자, 그녀가 전에 부비동 감염, 방광 감염, 귀통증, 턱관절 장애, 두통, 과민 대장 증후군 등을 앓았던 사실이 드러났다. 앞서 말한 대로 이것들은 긴장 근육염 증후군 등가물이다. 그녀는 완벽주의자이며, 책임감이 강하고, 남들을 만족하게 하려는 성향이 있다고 자신을 평했다. 그녀는 임신 도중 책임감으로 "어깨가 무겁다"는 것을 느꼈다. 두 딸을 직접 기르며 직장 생활을 하던 그녀는 스스로를 "자기 세계의 보호자"로 여겼다. 그러면서 "남들에게는 털어놓을 수가 없다"는 것을 알았다.

신체검사 결과 주목할 만한 것은 여러 군데 누름통증이 있다는 것뿐이었다. 18곳의 섬유근육통 누름통점 가운데 11곳이 아팠는데, 두 어깨 위가 특히 아팠다.

그녀는 치료를 받으면서 증상이 현저히 개선된 것을 알게 되었고, 자신의 류마티스병 전문의의 도움을 받아 나를 섬유근육통 학회 지지 모임의 뉴욕 시 지부에 초대해서 연설을 할 수 있도록 열성을 다했다. 긴장 근육염 증후군 프로그램과 그 개념에 관심을 보인 참석자가 많았지만, 내게 진료를 받겠다고 약속한 사람은 몇 명 되지 않았다.

몇 달 후, G가 전화를 했다. 왼쪽 발꿈치 바깥쪽에 통증이 생겼다는 것이었다. 몸져누웠던 어머니가 작고한 지 얼마 되지 않은 때였다. G는 심신과 관련이 있다는 것을 바로 알아차렸고, 통증은 사라졌다.

또 다른 환자인 M은 35세의 독신 여성으로 변호사인데, 볼기와 허리, 넓적다리, 종아리에 통증이 있었다. 그녀 역시 섬유근육통 진단을 받았는데, 허리 MRI 결과 다발성 탈출 추간판을 보였다. 현명하게도 긴장 근육염 증후군에 대해 조금 알고 있던 어느 신경과의사가 탈출 추간판을 통증의 원인으로 보지 않고 긴장 근육염 증후군 프로그램을 권했다. 통증 부위가 자주 변하는 것을 알게 된 많은 환자가 그렇듯이, 그녀 역시 구조적 이상 진단의 타당성을 의심했다. 그녀는 통증 때문에 거의 모든 운동을 할 수 없었다. 테니스를 좋아했던 그녀는 슬프고 화가 났다.

그녀의 병력에는 승모판 탈출증, 편두통, 건초열 등도 포함되어 있었다. 그녀는 완벽주의자이고 남들을 만족하게 하려는 성향이 있다는 것을 시인했다. 그녀는 업무 스트레스가 막중하다는 것을 느꼈고, 일 때문에 출장이 잦은 것을 싫어했다.

신체검사 결과 두드러진 것은 18곳의 섬유근육통 누름통점 가운데 13곳에 누름통증이 있다는 것뿐이었다. 그녀는 긴장 근육염 증후군 진단을 수용했고, 증상이 급속히 호전되었다.

● R의 사례

R은 40대 초반의 남자로 회복 중인 알코올 중독자였는데, 대형 텔레비전 방송국에서 무대 담당자로 일하다가 허리 "손상"으로 나를 찾아왔다. 많은 긴장 근육염 증후군 환자들이 처음에 그렇듯이, 그 역시 무거운 무대 장치를 들어 올린 것이 직접적인 통증의 원인이라고 바로 결론을 내렸다. 실제로 그는 산업재해 보상 신청을 한 상태였다. 그는 대다수 통증 환자와 동일한 조치를 취했다. 즉, 정형외과의사를 찾아갔고, 척추 MRI 검사를 한 결과 두 곳에 사소한 요추 탈출 추간판이 보였다. 효과 없는 물리치료를 받은 지 얼마 되지 않았을 때, 몇몇 친구들에게 허리가 아프다는 이야기를 하기 시작했는데, 그중에는 허리가 아팠다가 나은 친구들도 있었다. 그들이 내 덕분에 나았다는 이야기를 하자, 그는 내게 진료를 받기로 결심했다.

사실 그는 긴장 근육염 증후군 환자라는 것을 내가 모르는 상태에서 나를 찾아온 몇 되지 않은 환자 가운데 한 명이었다. "산업재해 보상"이라는 것을 보험으로 알고 있던 나는 내심 한숨을 내쉬었다. 여느 산재 환자처럼 구조적 이상에 초점을 맞추려고 하면서, 긴장 근육염 증후군에 대한 언급은 말할 것도 없고 병이 나아진다는 것에도 거부감을 느낄 환자라고 생각했기 때문이다.

하지만 결과는 놀라웠다. 그는 지성적이었고, 말을 귀담아들을 줄 알아서 심신 상관성을 통찰할 수 있었다. 상담을 하는 도중 어느 시점엔가 나는 산재 보상이라는 허울 아래서 그를 만나는 것은 편치 않다고 말했다. 내 생각으로는 그가 일과 관련한 손상 때문이 아니라 긴장 근육염 증후군 때문에 아팠기 때문이다. 산재 보상 위원회에 내가 제출한 보고서는 그의 보상 신청에 도움이 되지 않을 것이다. 그는 내 진단(게다가 남들을 만족하게 하려는 성향이 강하다는 것)을 받아들이고, 산재 보상을 받지 않기로 결심했다.

그를 비롯한 12단계 알코올 중독 치료자들은 긴장 근육염 증후군 개념을 선뜻 받아들였다. 사노 박사와 나는 환자들에게 진단 이면의 논리를 줄곧 상기시켰다. 그들은 진단의 타당성에 대한 "믿음"이 알코올 치료 12단계 중 두 번째 단계인 "더 위대한 힘에 대한 믿음"에 해당한다고 생각하는 듯했다. 긴장 근육염 증후군 치료법 중 또 다른 매력적인 측면은 상대적으로 진통제를 적게 쓴다는 것이다. 그러나 더욱 중요한 것은, 약물 남용으로 이어진 "분노 삭이기anger swallowing"와 심신 증상으로 이어진 억압된 분노의 관계를 이해한다는 것이다.

회복 중인 다른 알코올 중독자들과 마찬가지로 R씨는 험난한 어린 시절을 보냈다. 그와 그의 가족들은 알코올 중독자이자 분노 중독자인 아버지에게 신체적으로나 감정적으로 학대를 당한 것이다. 아버지라는 존재는 어린 시절 환자의 자존감을 철저히 짓밟았다. 어린 나이에 지나치게 비대한 초자아를 발전시킨 환자는 완벽주의자인 데다 남들을 만족하게 하려는 성향이 있다는 사실을 인정했다. 그는 자기 발을 밟은 사람에게 사과할 정도라고 설명했다. 심리와 치료에 관한 두 번째 강의 도중 환자는 여러 차례 슬퍼하고 화를 냈는데, 강의 주제가 긴장 근육염 증후군을 비롯한 심신장애를 일으킬 수 있는 아동기에 겪은 부모의 직권 행위나 태만에 따른 외상에 대한 것이었기 때문이다. R은 또 어려서부터 천식을 앓기도 했다.

그는 스트레스가 많은 일련의 일상 사건이 단기간에 잇달아 발생했을 때 사실상 통증이 시작했다는 것을 알게 되었다. 그가 천사로 묘사한 어머니는 사망했고, 아내는 떠났고, 형제는 중병에 걸렸다. 그 "손상"을 당하기 얼마 전에 그는 "남들이 죽어라 원하는" 자리로 승진했다. 그런데도 그는 진단을 굳게 믿고 긴장 근육염 증후군 치료를 결심했고, 꽤 빠르게 회복되었다.

● 내 치료 계획의 준수와 융통성

강의는 긴장 근육염 증후군 치료의 초석인 교육 프로그램 중에서 중요한 부분이다. 그 내용은 제4장에 나와 있다. 강의 수는 해가 가면서 바뀌었다. 사노 박사와 내가 두 강의를 맡았다. 첫 번째 강의는 긴장 근육염 증후군의 신체적 측면에 관한 것이고, 두 번째 강의는 심리와 치료에 관한 것이다. 사노 박사는 하룻밤에 두 강의를 모두 마친다. 나도 그렇게 해봤지만, 두 번째 시간에 환자 가운데 일부가 잠들어 버렸다. 그들이 깨어난 후 내가 한 번에 너무 많은 정보를 제시한 것인지 물어보았다. 노인 의료보험 환자를 제외한 대다수 환자가 그렇다고 대답했다. 그 이후 나는 환자들에게 강의를 두 차례로 나누어서, 처음에는 해부학적·생리학적·의학적 문제를 다루고, 대체로 일주일쯤 지난 후 두 번째 강의 때 심리와 치료 측면을 다룬다. 통계적 증거는 없지만 내 환자들은 이런 방법에 훨씬 더 효과가 좋았다. 비대조군 연구로, 내가 마지막으로 "하룻밤에 두 강의"를 했던 환자들 몇을 초대해서 나중에 따로 강의를 듣게 했더니, 정보를 훨씬 더 잘 흡수했다며 더 좋아했다. 나는 어떤 식으로든 "나이 차별"을 한다는 소리를 듣고 싶지 않지만, 노인 의료보험 환자들은 강의를 두 차례로 나누어서 하는 것을 더 좋아하는 듯하다. 그런 방법을 좋아한 노인 의료보험 환자의 편지를 인용해 보겠다.

지난여름 선생님의 강의를 들었는데 [치료를 받고 1년 후에 쓴 편지다.] 많은 내용을 필기한 터라 읽고 또 읽었습니다. 생각들 하나하나에 공감이 갑니다. 책과 공책 내용이 제게 너무나 잘 들어맞으니 말입니다. 좌골신경통은 사라져서, 이제 수영과 골프를 다시 하고, 그 이상도 합니다(내 나이 89세인데 말입니다!).

사노 박사는 단체로 모아 놓고 강의를 하는데 나는 몇 년 전, 웬만하면 한 사람씩 개인적으로 강의하기로 결심했다. 그렇게 한 이유는 저녁 시간을 가족들과 같이 보내고 싶었기 때문이다. 그리고 강의실을 예약하고 프로젝터를 빌리기가 어려운 탓도 있었다. 어쩌다 한 번씩 집단 모임에 관심을 보이는 환자들이 있으면 한 번에 댓 명씩 모아 놓고 강의하기도 했다. 긴장 근육염 증후군 환자들이 다른 긴장 근육염 증후군 환자들과 같이 강의를 들으면 치료 효과가 있다고 사노 박사가 여러 해 전에 내게 가르쳐 준 바가 있다. 환자들이 고립감을 느끼지 않고, 생각과 기분, 경험을 서로 공유할 수 있다는 장점도 있다.

● 정통 유대교인들에 대한 임상 경험

사노 박사와 나는 뉴욕 시의 정통 유대교 사회의 환자들을 돕기도 했다. 나는 주로 랍비가 되려는 학생들을 치료했다. 그들은 긴장 근육염 증후군에 대해 열광적인데, 흔히 그들 사회의 고참 랍비들에게 나를 소개받았다. 그들은 만성 목통증과 등통증이 극단적인 완벽주의에 대한 반응이지, 책상에서 장시간 공부를 한 탓이 아니라는 생각을 선뜻 받아들였다.

● 치료를 거절하는 아픔

긴장 근육염 증후군 의술을 펼칠 때 가장 힘든 점 가운데 하나는 긴장 근육염 증후군이나 그 등가물을 지닌 듯하지만 확신은 할 수 없는 환자의 치료를 거절하는 것이다. 전화 통화 과정에서 환자들을 걸러 내고, 진료실에서 면밀히 병력을 살피기 때문에 치료 거절은 드물게 일어나는 일이다.

한 환자는 20대의 젊은 남자였는데, 손에 통증이 있었다. 전화 통화를 할 때 나는 손목굴증후군이나 방아쇠 손가락을 지녔을 거라고 생각했다. 두 가지 진단은 내가 긴장 근육염 증후군 방법으로 치료에 성공한 적이 있었다. 그러나 진료실에서 그는 소시지처럼 보일 만큼 부은 손가락들을 보여 주었다. 실은 겉모습이 "소시지 손가락"으로 보이는 전통적인 건선성 관절염이었고, 류마티스 병 전문의가 그 사실을 확인했다. 성격이 전형적인 긴장 근육염 증후군 환자와 닮은 그는 매우 실망했다. 긴장 근육염 증후군 치료가 효과가 있을 것이라고 믿고 싶어 했기 때문이다. 어쩌면 효과가 있었을지도 모른다.

● 마티 글리크먼 씨네 이야기

글리크먼 씨는 76세의 신사로, 1936년 미국 올림픽 육상선수가 되려고 했던 18세에 간헐적으로 허리통증을 겪기 시작했다. 통증 발작은 4년마다 재발해서 일주일 이내에 사라졌다. 그는 척주 수술을 받은 적이 없었다. 진료 약속을 하기 직전에 해본 허리 MRI 결과 심각한 척주관 협착증이 보였다. 서 있고 걷는 것이 고통스럽고 제한적이었다. 그는 완벽주의자이고 남들을 만족하게 하려는 성향이 있다는 것을 인정했다. 그는 1940년대부터 뉴욕의 닉스, 자이언츠, 제츠 팀의 경기 해설자로 오랫동안 일해 왔는데, 라디오 스포츠 중계 일을 최근 그만두면서부터 부쩍 늙은 기분이 들었다. 그의 신경 검사 결과는 정상이었지만, 좌우 허리와 볼기에 뚜렷한 누름통증이 있었다. 그는 상담과 치료 강의 후 매우 좋아지기 시작했지만, 이따금 통증이 재발했다. 몇 달 후 전화 통화를 하고 《뉴욕타임스》 기사를 보니 그 이유를 알 수 있었다.

글리크먼은 세계 최고 수준의 단거리 경주 선수였는데도 1936년 베를린 올림픽 4x100m 릴레이 선수가 되지 못한 것이 그가 유대인이었기 때문이다. 에버리 브런디지(당시 미국 올림픽 위원회 의장으로 글리크먼이 반유대주의자라고 주장한 사람)는 아돌프 히틀러를 자극하고 싶지 않았다. 50년 후 글리크먼은 1936년 제시 오웬즈의 금메달 4관왕 기념식에 참석하러 베를린에 갔다. 글리크먼은 기사에 이렇게 썼다.

나는 육상 경기장 안으로 들어가서, 여러 해 전에 내가 달려야 했던 트랙을 따라 거닐었다. 나는 걸음을 멈추고 히틀러와 측근들이 경기를 지켜본 맞은편 관람석을 바라보았다. 오른쪽 15m 지점에는 내가 경기를 지켜본 선수 대기석이 있었다. 갑자기 격노가 치밀었다. 기절할 것만 같았다. 내가 아는 모든 더러운 말, 외설스러운 말을 내지르기 시작했다.
"사악하고 더럽고 그렇고 그런 너희가 18세의 아이에게, 이곳에 오기 위해 그토록 열심히 노력한 젊은이에게, 어찌 그런 짓을 할 수 있단 말이냐, 썩어빠진 이 개자식들아." 2~3분 후 서서히 마음이 진정되기 시작했다.
49년 동안 그 분노와 좌절, 그 격노가 내 안에 자리 잡고 있었다. 거기서 과거의 순간들을 떠올리자 그토록 오랫동안 내 마음을 좁먹었던 분노가, 오래 전에 깨끗이 잊은 줄만 알았던 분노가 폭발했다.

베를린 올림픽 경기장을 다시 찾은 것은 이때가 처음이었다. 이번 토요일에 다시 들르게 될 텐데, 내 반응이 어떨지 나도 모르겠다.

그 토요일에 그는 올림픽 경기장에서 실제로 히틀러가 앉았던 특석에 앉아 또다시 분노를 느꼈다. 그의 증상은 베를린에서 일시적으로 악화되어, 뉴욕에 돌아올 때까지 지속되었다. 그리고 시간이 지나자 나아지기 시작했다.

● 결론

긴장 근육염 증후군 의사가 된 것에 관한 내 이야기는, 배울 준비가 되면 가르칠 이(사노 박사)가 나타난다는 선문답의 말과도 같다. 러스크 연구소에서 훈련을 받았다는 크나큰 이점은 사노 박사의 책 — 박사가 직접 쓴 책 — 을 읽은 것 다음으로 좋은 일이었다.

긴장 근육염 증후군의 기초 과학에 대해서는 아직 배워야 할 것이 많다. PET 스캔 또는 fMRI 스캔의 사용은 치료 전후 환자의 특정 뇌 부위의 변화를 밝힐 수 있을 것이다. 비침습 산소 장력계를 쓰면 치료 전후 증상 부위의 근육 산소량의 개선을 측정할 수 있다. 그러나 긴장 근육염 증후군 생리학은 상대적으로 덜 중요하다. 긴장 근육염 증후군은 기본적으로 신체 증상을 지닌 심리적 장애이기 때문이다. 의심할 나위 없이, 뇌는 여러 가지 방법으로 통증을 일으킬 수 있다. 그래서 생리학에 초점을 맞추는 것은 중요 문제(뇌-마음이 왜 그러는가?)로부터 불필요하게 벗어나는 셈이다. 그 질문에 대한 최후의 답을 아직 알아내지 못한 것은 분명하다. 사이 콜먼과 캐롤린 리의 노랫말을 인용하면, "최고의 것은 아직 도래하지 않았다."

07 류마티스병 전문의의 심신장애 임상 경험

— 안드레아 레너드-시걸 박사

안드레아 레너드-시걸 박사는 조지 워싱턴 대학교 의과대학을 졸업했다. 이 대학에서 그녀는 알파오메가알파 회원이었는데, 이 클럽은 각 대학의 성적 최우수자들이 가입하는 파이베타카파 클럽의 의대 버전이다. 그녀는 내과 전문의이자 류마티스병 전문의이고 조지 워싱턴 대학교 의과대학 임상 부교수다. 현재는 조지 워싱턴 대학교 의료 센터의 통합의학 센터에서 만성통증 환자들을 치료하고 있다.

우리가 이 책에 시걸 박사의 글을 싣게 된 것은 참으로 행운이 아닐 수 없다. 그녀는 수준 높은 류마티스병 전문의이자 마음이 따뜻한 임상 전문의다.

내가 의대에 다니던 시절에는 여성 의사가 드물어서 나는 아주 진지하게 교육을 받았다. 전공으로 내과를, 세부전공으로 류마티스학을 선택했지만, 정신의학에도 매력을 느껴 의대에서 정신과 공부도 열심히 했다. 류마티스학을 선택한 이유 가운데 하나는, 각각의 환자를 장기간 파악할 기회를 얻을 수 있었기 때문이다. 류마티스병 전문의는 각종 관절염과 근육 문제를 지닌 사람들을 다룬다. 등과 목을 비롯한 다양한 부위의 동증, 그리고 비감염성 염증 과정의 결과로 나타나는 신체 증상도 다룬다. 우리가 다루는 많은 증상의 원인이 아직 밝혀지지 않았고, 치료할 수 없는 증상도 많지만, 류마티스병 전문의들은 전통적으로 사람들이 더 좋은 기분을 느끼고 신체 기능이 더 원활하도록 돕는다. 나는 환자들과 대화를 나누고 의사소통을 하기를 즐긴다. 환자들을 돌보면서 계속 많은 것을 배우고, 심각한 류마티스 관절염처럼 신체적 곤경에 직면한 사람들의 대처 기술에 곧잘 놀라곤 한다.

환자를 돌보는 일 외에도, 나는 임상 연구를 하고, 의대생과 전공의를 가르치고 훈련시키며, 의대 부속병원의 동료 류마티스병 전문의들도 가르친다. 다른 사람을 가르치는 책임을 맡는 것은 스스로 배우는 데 가장 좋은 방법이다. 가르칠 내용을 완벽하게 알고, 개념을 명백하게 해야만 제대로 설명을 해줄 수 있기 때문이다. 훈련 중인 의사들을 가르치면서 나는 수많은 일상적 장애의 의학적 원인과 치료법을 설명해 줘야 할 필요성을 자주 느꼈다. "표준 진료"라는 것인데도 내가 보기에 타당하지 않은 게 많았다. 그런 현실은 영 마뜩지 않았다. 좀 더 조사를 해보자, 소위 기존의 "표준적"인 진단과 치료가 실은 확실한 과학을 토대로 하지 않은 것이 분명했다. 또 그러한 치료가 토대로 삼고 있는 논리에는 결함이 있는 경우가 많았다(그 후 15년이 더 지났는데도 여전히 그 논리가 통용되고 있다). 환자들에게 아무런 효과가 없었다는 것은 놀랄 일이 아니다. 그러나 그런 상황을 개선하기 위해 무엇을 해야 할 것인지는 명백하지 않았다.

　의사로서 나는 수많은 환자를 돌볼 수 있는 특권이 있었다. 나로서는 환자들이 통증에서 해방되어 정상적이고 편안한 삶을 사는 것보다 더 큰 보상은 없었다. 이제는 등통증과 목통증, 힘줄과 인대 장애, 기타 관찰 가능한 염증성의 장애가 아닌 통증 장애를 지닌 환자들을 치료하면서 흔히 보상을 받는다. 그러나 의사로서 초기 몇 년 동안 만성통증을 지니고 살아가는 환자들을 돌보며 괴롭기만 하던 때가 있었다. 내가 과연 도울 수 있을지 짐작도 할 수 없었기 때문이다. 그들은 다양한 수준의 좌절과 통제력 상실, 절망감 등을 지닌 채 비참하게 살고 있었다. "표준 진료"라는 것으로는 그들을 고통에서 구해 낼 수 없는데, 수많은 종류의 통증에 대한 진단과 치료법이 그 나물에 그 밥인 데다 성공적인 결과도 장담하지 못했기 때문이다. 나로서는 그러한 표준 진료라는 게 타당하지 않다는 것이 곤혹스러웠다. 예를 들어, 뼈 돌기를 지닌 환자에게 물리치료를 처방하는 이유를 이해할 수가 없었다. 초음파 치료와 마사지로 그런 병증을 치료할 수 없으리라는 것은 명백하기 때문이다. 환자들은 나을 리가 없었다. 환자의 복부 X선을 보고, 척주에 여러 관절과 추간판이 변형되었는데도 등통증을 느낀 적이 없다는 것이 이해가 되지 않기도 했다. 어떤 사람은 방사선 영상 판독 결과가 본질적으로 정상이고 신체검사 결과도 정상인데 극심한 무릎 통증을 느낀다는 것도 이해가 되지 않았다. 다른 한편으로, 무릎 관절의 심각한 퇴행 변화를 보이는 또 다른 환자는 증상이 아주 가벼워서 그저 좀 거북하게 여길 뿐이었다.

　나는 늘어난 등 근육이라는 기존의 진단을 이해할 수 없었다. 그런 진단은 전적으로 추정에 의한 것이다. 그것을 입증할 아무런 신체 변화가 없고, 손상 흔적도 없고, 통증을 촉발시켰음 직한 별다른 신체 활동이 없었는데도 그런 진단을 내리다니 말이다. 그것은 터무니없는 진단이었다. 의학계에서 그러한 유형의 병증에 대해 내리는 진단과 치료법은 결코 타당해 보이지 않았다.

표준 진료로 환자가 개선이 되었다 해도 일시적인 경우가 대부분이었다. 17년 전 허리통증을 앓던 30대의 남자를 치료한 기억이 난다. 그는 아무것도 하지 않으면 바로 개선이 되었다. 다시 일어나 신체 활동을 하면 통증이 재발했다. 그는 각종 비침습 치료를 받았고, 외과의사들은 수술을 고려하지 않았다. 그는 점점 더 우울해졌고 누워서 지내는 시간이 많아졌는데, 나는 그에게 더 이상 제시할 치료법이 없었다.

내가 그를 돌보던 시기에, 나 자신도 난생처음 등통증이 생겼다. 등통증은 몇 달간 지속되었는데, 이유를 알 수가 없었다. 나를 진료한 몇 명의 의사는 표준 진단과 처방을 내렸는데, 타당성도 효과도 없었다. 통증이 지속되자 마침내 뉴욕 대학교 의과대학 러스크 연구소의 존 사노 박사를 찾아가기에 이르렀다. 처음에는 환자로서 만났고, 다음에는 동료로 만났다. 그리하여 개인적으로만이 아니라 직업적으로도 더없이 심오하고 보람찬 의학 교육을 받기 시작했다. 이 교육으로 말미암아 단순하면서도 신뢰할 만한 비침습 치료를 할 수 있는 새로운 길이 열리게 되었다.

그래서 지난 15년 동안 나는 운 좋게도 의사로서 뿌듯한 보람을 느낄 수 있었다. 환자들, 그것도 그지없이 심각하게 아픈 사람조차도 중증의 통증과 절망감을 떨치고 통증에서 해방되어 신체 기능이 완벽하게 회복되었기 때문이다. 등통증이 재발하는 젊은 남자를 치료하며 내가 겪은 좌절감 같은 것은 이제 과거의 일이 되었다. 간헐적인 통증이 끈질기게 재발하던 환자가 마침내 통증에서 벗어나는 것을 보는 것은 여간 흐뭇한 일이 아니다. 영원히 약을 달고 살 줄만 알았던 환자가 약에서 해방되는 것을 보는 것도 즐거운 일이다. 일을 그만두어야만 했던 사람이 다시 일을 할 수 있도록 돕는 것도 즐겁다. 낮은 자존감에 시달리면서, 날마다 모든 일에 성공해야 한다는 지나친 압박감에 시달리던 사람이 자신감을 되찾고, 현재의 자기 상태에 더욱 만족할 수 있도록 돕는 것도 즐겁다. 지난 몇 년 동안 나는 그러한 유형의 환자들에게 의사로서의 모든 시간을 바쳤다.

우리가 보살피는 환자들은 우리의 최고의 스승이다. 환자를 속일 수는 없다. 환자들이 낫지 않으면, 그들은 우리의 치료가 아무런 효과가 없거나, 진단을 잘못 했다는 것을 우리에게 가르쳐 준다. 의학은 많은 진보를 해 왔다. 목숨을 위협하는 복잡한 많은 병에 대해 아주 효과적인 치료법을 개발하기도 했다. 그런데 목숨을 위협하지 않지만 너무나 흔한 병, 예컨대 등통증과 목통증, 과민대장 증후군, 힘줄과 인대 통증과 같은 것들을 왜 여태 치료를 하지 못했을까? 그런 병에 대한 실패는 우리가 "정형화된 틀"에서 벗어난 사고를 할 필요가 있다는 것을 일깨워 준다. 그러한 병을 지닌 환자들의 공통점이 무엇인가를 재고하고, 우리가 놓친 것이 무엇인가를 헤아려 볼 필요가 있다.

● 그런 병을 지닌 환자들의 공통점

그들의 증상은 정상적인 신체 활동으로 볼 수 있는 아주 사소하거나 전혀 대수롭지 않은 물리적 사건 때문에 촉발되는 일이 많다. 환자는 손상을 당했다고 생각할 수 있지만, 그 연관성을 뒷받침할 만한 객관적 증거는 없다. 예를 들어 관련 부위에 멍이 들거나, 피가 나거나, 붓거나, 빨갛거나, 손을 대면 유난히 열이 나는 일이 없다. 신체 문제는 진짜 손상을 당한 경우처럼 시간이 지나도 해결되지 않는다. 손상을 당했을 때와 달리 통증이 지속되는 것이다. 나아가서 환자는 정상 치유력이 저하될 어떤 생리 상태도 아니며, 베이거나 멍든 자리가 잘 치유되었다고 보고한다. 예컨대 골절이나 파열된 힘줄, 또는 수술 부위는 두어 달 안에 치유된다. 그것이 우리 신체 본연의 능력이다. 신체는 원상 회복력이 뛰어나다. 그러나 진짜 손상을 당한 환자가 정상적으로 치유되었는데도 통증을 계속 느끼는 경우가 많은데, 환자는 통증이 지속될 이유가 없다는 생각을 하지 않는다. 그 점을 지적할 때까지 말이다.

아무리 통증이 심하더라도 환자들의 신체검사 결과는 대체로 정상으로 나온다. 허리와 볼기 근육의 누름통증 부위, 등과 목 또는 팔다리 일부 관절의 통증으로 인한 움직임 제약 등은 예외다. 누름통증 부위가 마사지나 스트레칭을 하면 한결 나아진다고 말하는 환자도 많다.

염증이나 만성병의 증거를 보이지 않는다는 점에서 혈액 검사 결과는 아무 이상이 없다. 목숨을 위협할 만한 심각한 진단을 내릴 근거는 없다. X선이나 스캔, 기타 검사에 나타나는 변형으로는 증상을 예견하기 어렵다. 흔히 증상이 아주 심각한데도 진단 검사 결과는 완전히 정상으로 나온다.

따라서 의사의 관점에서는 환자가 아주 건강해 보인다 해도 본인들은 건강하다고 느끼지 못한다. 나는 환자들에게 내가 보는 대로 자신을 볼 필요가 있다고 자주 말하곤 한다. 그들 스스로 생각하는 것과 달리 건강하고 강하다고 말이다. 환자들은 그런 내 말을 듣고 놀라워하는 경우가 많다. 일반적으로 그들은 많은 의사를 만난 후 마지막으로 나를 찾아오는데, 전에 나와 같은 말을 한 의사는 한 명도 없었다.

관찰 결과, 통증이 사라질 경우 새로운 부위에 통증이 나타나는 경우가 많았다. 신체 증상은 아픈 부위가 이곳저곳으로 바뀌거나, 때로는 아프지 않은 곳이 없을 때까지 통증이 누적되기도 했다.

환자들은 신체 구조에 문제가 있는 것처럼 느끼긴 하지만, 신체장애의 원인을 주로 구조적 이상으로 보는 것에는 문제가 있다. 의학 문헌을 보면 허리통증의 85%는 원인 불명이라고 나와 있다(2002, 데요). 사실 그간 수십 년 동안, 구조적 이상으로는 통증을 예견할 수 없다는 사실을 지적하는 논문이 즐비하게 나왔다(1976, 1978, 1980, 마고라와 슈바르츠. 1990, 보덴 등. 1994, 젠슨 등. 1994, 데요). 그러나 그러한 연구에 대한 전통적인 해석은 연구 결과를 묵살하고, 통증의 원인을 구조적 이상으로 본다.

또한 환자들은 생리적인 측면과 정신행동적 측면을 공유한다. 그들은 통증을 촉발시켰다고 생각하는 물리적 사건을 경험하는 경우가 많다. 사실을 추적해 보면, 스트레스로 가득한 삶의 사건이나 경험과, 신체 증상의 시작 사이에는 흔히 깊은 관련이 있다. 많은 환자들이 긴장으로 점철된 삶을 이야기하고, 일반적으로 삶이 순탄치 않다고 이야기한다. 목숨을 위협하는 문제가 없고, 객관적으로 병에 걸렸다고 볼 근거가 없다 해도, 환자들은 스스로 약하거나 잘 살고 있지 못하다고 생각한다. 그들은 자신의 증상에 강박관념을 지니고 있는데, 어떤 경우에는 그들의 통증이나 신체를 하루 온종일 지각한다. 그들은 매우 두려워한다. "손상"을 두려워할 뿐만 아니라, 영구적인 장애를 지닐까 봐 두려워한다. 정상적인 여러 신체 활동에 참여하길 두려워하는데, 심지어는 통증이 줄어든 시기에도 그렇다. 흔히 그들은 쉽게 손상을 당한다고 생각한다. 신체 활동에 참여하는 방식, 또는 참여하지 않는 방식을 공포가 결정한다. 어떤 환자들은 너무 두려운 나머지 아예 아무런 신체 활동도 하지 않는다. 그리고 그들이 하는 사실상의 모든 신체 동작을 의식적으로 인식한다. 그리고 신체 각 부위가 서로 어떻게 맞물려 돌아가는지도 의식한다. 그들은 자기가 무엇을 하든 하지 않든, 그 결과로 통증이 발생할 것이라고 예상하기 때문에 어떻게 대처할 수 없다는 절망감을 느끼게 된다. 그에 반해, 신체 증상에 대한 공포와 강박사고의 정도는 내 경험으로 볼 때 일정치가 않다. 통풍이나 류마티스 관절염과 같이 심각하게 변형된 관절염을 지닌 환자들도 그 정도가 다양하다.

● 치료의 효과를 의학계는 어떻게 판정해야 하는가?

신체 문제에 대한 전통 치료법의 대다수는 수준 높은 실험으로 그 효과를 입증한 것이 아니다. 무작위, 이중 맹검, 속임약 대조, 전향 임상 시험을 통해 효과가 입증되었어야 하는데도 말이다. 그것을 '증거 중심 의학'이라고 한다. 그 의미는 무엇일까? 의학계에서 우리는 어떤 약물이나 절차가 속임약 대조 시험, 또는 효과가 입증된 다른 치료법에 비해 더 효과가 있는가의 여부를 알아내고자 한다. 속임약 치료법으로 효과를 비교할 수도 있고, 새로운 치료법이 표준 치료법에 비해 더 효과적인 것으로 평가될 수도 있다. 그러자면 치료법 연구는 결과에 영향을 미치지 않는 방식으로 계획되어야 하며, 결과가 의미를 띨 만큼 충분한 인원이 연구에 참여할 필요가 있다. 연구는 윤리적으로 수행되어야 하며, 참여자들의 사전 동의를 받고 연구가 이루어져야 한다. 이상적으로는, 기대 때문에 연구 결과가 왜곡되지 않도록, 연구하는 동안 환자가 어떤 치료를 받는지 환자도 연구자도 모르는 것이 좋다. 이것을 '이중 맹검' 연구라고 한다. 그러한 연구를 수행한다는 것은 연구자들이 실제로 치료를 담당하는 사람이 아니어도 좋다는 뜻이다. 환자는 비타협 수치 계획uncompromised numerical scheme에 따라 무작위로 특정 치료 집단에 할당되어야 한다. 연구 목적은 명백하게 정의되어야 한다. 모든 환자는 동일한 연구 조건 하에서 연구에 투입되어야 하며, 바로 그 순간부터 면밀히 관찰해야 한다. 증거에 입각한 이런 방법은 다수의 신체 치료 방법(예컨대 물리치료, 주사, 경구투약, 침술, 수술 등)을 위해 비교적 쉽게 수행할 수 있어야 한다.

때로는 잘 수행된 한 가지 연구만으로도 설득력 있는 정보를 얻을 수 있지만, 두 가지 이상의 연구를 통해 설득력 있는 정보를 얻는 것이 항상 최선의 길이다. 통계적으로나 임상적으로 의미 있는 정보를 얻기 위해 충분한 사람이 참여할 수 있도록, 연구는 여러 의료기관에서 여러 연구자들이 수행하는 것이 바람직하다. 때로는 한 연구의 참여 인원이 소수라도, 그런 결점을 보충할 만한 장점을 지닌 연구도 있긴 하다. 동일한 의학적 쟁점을 고찰하고 동일한 방법을 사용해서 수행한 다른 연구의 결과가 있다면, '메타 분석' 기법으로 그 연구 자료의 통계를 이용함으로써 유용한 임상 정보를 얻을 수도 있다.

아이러니하게도, 이 책에서 묘사한 여러 통증 치료법은 "해야 할 일"로 받아들여지긴 하지만, 과학적 엄밀성을 지닌 증거에 입각한 시험에 통과하지 못했는데, 그런데도 여전히 처방되고 있다. 치료법이 실제로 효과가 있는가의 여부를 평가하는 연구가 종종 결함을 보이는 이유는, 연구자들이 결과를 왜곡하는 방법으로 연구를 수행하거나, 등록 환자와 참여자의 수가 너무 적기 때문이다.

그래서 우리는 이렇게 자문할 필요가 있다. "왜 우리는 이런 치료법을 쓰고 있는가?" 의학 문헌을 살펴봐도 이 질문에 대한 답을 찾기는 어렵다. 우리가 고려하고자 하는 각 병증에 대한 해답을 찾기는 불가능하지만, 그래도 의학 문헌을 두루 살펴보고, 공중보건이라는 이 커다란 문제에 대해 무슨 말들을 하고 있는지 짚어보자.

● 허리통증 치료에 대한 의학 문헌 개관

과거 15~20년 동안, 주어진 주제에 관해 발표한 의학 문헌을 조사하는 데 메타 분석이라는 연구 방법이 사용되어 왔다. 다음 논평들은 바로 그러한 메타 분석을 이용해서 다양한 허리통증 치료법을 고찰한 것이다.

한 연구 집단(2001, 펄란 등)은 만성 허리통증에 관한 의학 논평의 경우 각 글의 수준이 천차만별이어서, 서로 다른 치료법의 가치를 판정하기 위해서는 수준 높은 임상 시험을 할 필요가 있다고 결론지었다.

반 툴더와 동료들(2000)은 운동 치료의 가치에 관한 39종의 연구를 논평했는데, 연구가 서로 너무나 달라서 확실한 결론을 끌어내기가 어렵다는 것을 알아냈다. 그러나 급성 허리통증을 위한 운동 치료가 아예 치료를 하지 않거나 다른 적극 치료를 하는 것보다 나을 것이 없어 보인다고 말했다. 만성 허리통증의 경우에는 그나마 운동 치료가 다시 일을 할 수 있도록 도울 수 있으며 좀 더 능동적인 치료법이라는 증거가 약간은 있지만, 그래도 통증에 대해서는 이렇다 할 결론을 내리지 못했다.

젤러마와 동료들(2001)은 허리 보호대의 가치를 고찰한 결과, 그것이 도움이 되는지의 여부를 판정하기 위해서는 적절한 연구를 할 필요가 있다고 결론지었다.

만성 허리통증을 치료하는 데는 경피 전기 신경 자극TENS이 널리 사용되어 왔다. 5종의 연구 자료가 수집되었는데, 분석 결과 TENS를 사용하거나 사용하지 말라는 것을 뒷받침하는 증거는 발견되지 않았다(2002, 브로소).

급성 허리통증을 다루는 그 밖의 신체 활동 치료법은 어떨까? 4종의 연구에 대한 한 논평(2002, 헤이건 등)은 그런 치료법이 아무런 효과도 없지만, 누워 있는 것은 해로울 수 있기 때문에, 허리통증이나 "좌골신경통"을 지닌 사람은 활동을 하도록 조언할 필요가 있다고 결론지었다.

허리뼈의 "퇴행"(정상적인 노화로 인한) 변화에 대해 수술을 할 것인가에 대한 논평에서, 깁슨과 동료들(2000)은 발간된 16편의 논문 중 어느 것도 다시 일을 할 수 있는지의 여부와 통증 경감 여부에 대해서는 고찰하지 않고, 다만 수술 기법에만 초점을 맞추고 있다는 것을 알아냈다. 그들은 어떤 형태의 외과 감압술이나 유합술도 아예 치료를 하지 않는 것, 또는 속임약이나 비수술 치료를 하는 것에 비해 도움이 된다는 증거가 없다고 결론지었다.

4년 후에 쓴 글에서 데요와 동료들(2004)은 그 문헌을 논평하면서, 척주 유합술은 어떤 희귀 병증에는 효과적이지만, 퇴행 추간판 변화와 같은 일반 병증에 대해서는 효과가 확실치 않다고 밝혔다. 그들은 어떻게 수술할 것인가를 연구할 것이 아니라, 그 수술을 통해 어떤 환자들이 실제로 혜택을 볼 수 있는가를 연구하라고 권했다. 수술 합병증이 잦기 때문이다.

2003년에 아센델프트와 동료들은 허리통증에 대한 척추 수기 요법의 가치를 평가하기 위해 발간된 문헌을 논평했다. 그들이 알게 된 것은, 급성이나 만성 허리통증의 경우 척추 수기 요법은 일반 개업의의 진료나 진통제, 물리치료, 운동, 또는 "허리 학교"(허리를 돌보는 방법 교육) 등보다 나을 것이 없다는 것이다.

반 툴더와 동료들(2001)은 만성 허리통증 치료를 위한 심리 행동 요법의 가치를 논평했다. 이 요법은 환자로 하여금 일상의 통증에 잘 대처하고 극복하도록 돕는 일종의 정신요법이다. 그들은 6편의 훌륭한 논문을 발견하고, 행동 요법이 효과가 있다고 결론지었시만, 그런 치료법이 어떤 환자에게 가장 도움이 되었는가는 확인할 수 없었다.

허리통증 치료가 가능하다는 독단적인 주장이 많지만, 그 어떤 치료법도 과학적인 뒷받침이 거의 없다는 것은 곤혹스러운 일이다.

● 손목굴증후군 치료에 대한 의학 문헌 개관

1980년 중반 이후 이 장애는 유행병 수준으로 확산되었다. 《신경학 저널 Journal of Neurology》에 14종의 연구가 보고, 논평되었는데 그 결론은, 권할 만한 특정의 어떤 치료법도 없으며, 좀 더 수준 높은 연구가 필요하다는 것이다(2002, 게리첸 등).

근년에는 임상적으로 아무런 문제가 없는 부위의 통증 발생이 꾸준히 증가해 왔다. 나는 발꿈치 통증, 일부 무릎 통증을 위한 보조기 사용, 어깨 통증과 아킬레스 힘줄염 치료를 다룬 논문을 발견했다. 그러한 병증을 다룬 총 56편의 논문 중에서 확실한 치료법을 추천한 논문은 하나도 없었다.

● 섬유근육통 치료에 대한 의학 문헌 개관

섬유근육통 치료법으로서의 운동을 고찰한 무작위 임상 시험 16종을 평가한 메타 분석이 있다(2002, 부시 등). 그 분석에서는 유산소운동이 신체 능력과 섬유근육통 증상을 개선한다고 결론지었다. 이는 섬유근육통 환자가 통증에 굴복하지 말고 꾸준히 움직여야 한다는 뜻으로 해석될 수 있다.

● 근골격 장애 초음파 치료에 대한 의학 문헌 개관

이 치료법을 다룬 38종의 연구 가운데, 반 데어 빈트 등(1999)은 임상 시험으로 13종만이 적절히 수행되었다는 것을 알아냈다. 그런데 근골격 장애 치료법으로 초음파를 사용하는 것이 좋다는 것을 뒷받침하는 증거는 거의 없었다. 이 문헌에서 평가한 병증에는 테니스 팔꿈치, 어깨 통증, 퇴행 관절염, 근막통증도 포함되어 있었다.

● 이상의 의학 문헌 개관을 통해 배울 점

구조 이상에 토대를 둔 다수의 치료법이 이런 통증에 흔히 쓰이는데, 솔직히 말하면 모두 효과가 없다. 기타 치료법은 과학적 엄밀성 시험을 통과하지 못했기에, 효과가 있는지의 여부는 알 수 없다. 한 마디로 이것은 정말 곤혹스러운 상황이다. 이 상황은 왜 그토록 많은 환자들이 그토록 오랜 기간 되풀이해서 고통을 당하고 있는가를 설명해 준다. 이들 통증의 원인이 구조적 이상 때문이라면, 구조적 이상에 토대를 둔 치료법이 왜 효과가 없겠는가? 그러한 치료법에 대한 훌륭한 임상 정보를 얻기가 왜 그토록 어려운가? 투약 등의 치료법을 속임약과 비교한 임상 시험을 계획하기는 어렵지 않다. 그 치료법이 통증을 치료하거나 이면의 원인을 치료하는 데 효과가 있는가를 판정하는 것 역시 어렵지 않다.

● 의학 문헌에 대한 추가 발언

통증 경감을 보고한 연구들은 환자가 신체 활동에 기꺼이 참여했는가에 대해 어떤 언급도 하지 않는 경우가 많다. 그런 연구에서는 환자가 손상당하는 것을 두려워하고 쉽게 손상당한다고 생각하는지의 여부를 판정하지 않는다. 지금까지의 추적 연구가 길을 잘못 들고 만 이유는, 옛 통증이 "치료"되자마자 새 부위에 통증이 생겼는지, 그 여부를 고찰하지 않았기 때문이다. 그런 통증 증후군을 지닌 환자들의 특징이 바로 손상의 두려움과 통증 이동 현상이기 때문에, 연구자들은 그런 증상 또한 개선되는가를 살펴보기 위한 연구를 계획해야 한다.

통증의 원인이 구조적 이상이 아니라면? 통증이 심리적 요인에 의해 시작된 것이라면? 이는 전통 개념이 아니지만, 구조적 이상을 토대로 한 치료법이 효과가 없는 이유를 밝혀줄 것이다. 이번 장에서 논의한 증상과 징후가 심리적 요인에 근거를 두고 있다는 점을 고려하는 것은 분명 뜻깊은 일이다. 게다가 구조적 특성들은 변하지 않고 고정되어 있다. 예를 들어 뼈 돌기는 움직이지 않는다. 그런데 왜 뼈 돌기 부위에서 새 부위로 통증이 이동한단 말인가? 통증의 정도는 통증을 촉발시킨 것으로 보이는 사고의 크기와 비례하지 않는다. 두려움의 정도는 의학적 상태의 정도와 비례하지 않는데, 사람들은 흔히 절망감을 느낀다. 통증에 대한 생각을 떨쳐버리지 못해서 주의가 분산됨으로써, 환자는 일에 집중하기가 어려워진다.

● 심리적 문제로 인한 증후군을 어떻게 연구할 것인가?

이제 딜레마를 다룰 때가 되었다. 앞서 논의한 대로, 의학 문헌은 우리가 논의 중인 통증을 진단하고 치료하는 데 있어 그리 훌륭하지도 유익하지도 않다. 거기에 전통 의학적 지혜가 담겨 있다고 해도 말이다. 따라서 그와 같은 증상에 대한 우리의 진단 — 그것은 심인성이므로 심신의학의 지침에 따라 치료해야 한다는 것 — 에 대한 "반대"는 사실상 무가치하다. 그런데 우리는 심인성 문제를 연구하기 위해 전통적인 전향, 속임약 대조, 무작위, 이중 맹검 연구 등을 과연 사용할 수 있을 것인가? 현 상황에서 증거 중심 의학의 기준을 어떻게 적용할 수 있을 것인가? 이 접근법에 대한 연구를 이제까지의 연구보다 더 잘할 수 있을 것인가? 그것이 어려운 이유는, 심리 치료의 경우 이상적인 임상 시험 방법을 적용하기가 쉽지 않기 때문이다. 심리적 접근법으로 그런 증상을 치료할 수 있는지를 알아보는 연구를 수행하려면 어떻게 해야 할까? 긴장 근육염 증후군을 지닌 환자들이 회복하기 위해서는 심신성 진단에 마음이 열려 있어야 한다. 구조적 또는 화학적 방법으로 치료를 할 수 있다는 생각을 선뜻 포기해야 한다. 따라서 동일한 증상을 지닌 환자들을 무작위로 다른 여러 치료법에 할당하는 연구, 즉 무작위로 긴장 근육염 증후군 치료법에 할당해서 비교하는 연구는 불가능하지는 않지만 지극히 어렵다. 회복의 여부는 긴장 근육염 증후군 진단을 받아들이는 데 달려 있기 때문에, 환자가 무작위로 긴장 근육염 증후군 치료에 할당되어서는 회복될 리가 없는 것이다. 그런 환자는 긴장 근육염 증후군 진단을 받아들일 수가 없을 것이기 때문이다.

그러나 긴장 근육염 증후군 환자들의 경우, 그들은 무작위로 할당되는 것이 아니라 자신의 통제에 따라 행동할 수 있고, 실제로 그렇게 한다. 환자가 아주 오랜 기간 고통을 당했고 다른 여러 치료법으로 문제를 해결하지 못했는데, 긴장 근육염 증후군의 신체와 심리 차원에 대한 교육 프로그램을 받고 회복이 되었다면 그것은 성공한 것이다. 시각 아날로그 척도 및 통증과 기능 수준을 재는 타당한 척도 따위를 사용해서 성공 정도를 측정하는 것이 가능하다. 통증이 해소되었다면, 그리고 환자가 이제까지 두려움 때문에 회피했던 모든 신체 활동에 참여할 수 있다면, 그것은 성공이다. 치료 도중 통증이 원래의 부위에서 다른 부위로 이동했다면, 그것은 심신성 진단이 옳다는 것을 거듭 확인해 준 셈이다. 환자가 자신의 물리적 신체의 통제력을 회복하고 더 이상 두려워하지 않는다면, 그 긴장 근육염 증후군은 치료된 것이다.

● 긴장 근육염 증후군 환자를 치료한다는 것은 어떤 것인가?

류마티스병 전문의로서, 또 근골격 통증 증후군을 지닌 환자들을 치료하는 전통 방법을 배운 사람으로서 감정 때문에 생긴 통증이라는 진단을 처음으로 내리기 시작했을 때, 나는 마침내 새로운 영역에 진입했다는 것을 역력히 느낄 수 있었다. 감정에 기초한 통증 환자로 진단하고 치료한 첫 번째 환자들 가운데 20대 초반의 남자가 있었는데, 그는 탈출 추간판으로 수술을 받은 후에도 허리통증이 개선되지 않았다. 그는 긴장한 듯한 모습으로 당시 자신의 삶이 문제투성이라고 말했다. 그에게는 통제할 수 없다고 느끼는 중요 부위가 많았다. 그는 나를 찾기 전에 사노 박사의 책을 읽었고, 거기서 자신의 모습을 보았다. 그는 지적이어서 스스로 진단을 내렸다. 그가 나한테 필요로 한 것은 확인 뿐이었다. 2주 후 다시 나를 찾았을 무렵 그는 통증을 극복했고, 지난 몇 달에 비해 훨씬 더 활발한 신체 활동을 했다. 그는 긴장을 풀고 웃을 수 있었고, 몇 달 후에는 배낭을 메고 하이킹을 했다. 그는 애초에 수술을 할 필요가 없었다.

내가 만나본 다른 환자 몇 명을 묘사해 보겠다. 유부남에 자녀가 있는 중년 남자는 앉아 있을 수가 없어서 사무실까지 다른 사람이 차로 데려다 주어야 했고, 소파에 누워서 서류 작업을 해야 했다. 그때까지 3년 이상 그는 목통증과 동결견(오십견)을 앓았고, 그 후 허리통증에 시달렸다. 날이 갈수록 불안해졌고, 공황발작을 일으키기도 했고, 잠을 이루지 못했다. 결국에는 두문불출하게 되었다. 그는 목통증 때문에 많은 의사와 카이로프랙터, 침술사, 정골의학의사를 찾아다니게 되었다. 여러 가지 약을 복용해 보았고, 주사도 많이 맞았고, 물리치료도 받았다. 그에게는 다행히도 MRI와 CT 촬영 결과 본질적인 문제점이 눈에 띄지 않았다. 그런데도 훌륭하다는 평가를 받고 있는 병원의 외과의사가 수술을 권하는 것을 막을 수는 없었다. 그 의사가 통증의 원흉이라고 생각한 신경을 자르자고 권한 것이다. 환자는 현명하게도 수술을 선택하지 않았다. 그 누구도 통증의 명백한 이유를 제시하지 못했는데, 그가 만나본 사람들은 그의 여러 증상을 서로 무관한 것으로 여기고 접근했다. 그에게 어떤 일이 일어나고 있는가를 내다본 사람은 아무도 없었다. 극복의 어려움과 불안 때문에, 그는 심리학자를 만나기 시작했고(좋은 생각이었다), 결국 아내와 부모에게 품고 있는 엄청난 격노를 지각하기 시작했다. 그가 나를 찾아왔을 무렵, 감정 때문에 생긴 통증이라는 진단이 그에게는 일리가 있어 보였다. 그는 곧 회복되기 시작했다. 다음 2주 후 방문 때, 눕지 않고 앉아 있을 수 있었고, 신체 활동 폭이 자못 커졌다. 그리고 한 달 안에 다시 운전을 할 수 있었다. 처음 방문한 이후 7주가 지나서 마지막으로 찾아왔을 때는 통증으로부터의 해방을 향해 순조롭게 나아가고 있었다. 그는 계속 심리학자를 만났다. 이따금 나를 만나 어떻게 지내고 있는지 소식을 전했고, 일이 아주 잘 풀리고 있어서 행복하다고 말했다.

내가 치료한 아주 흥미로운 환자 가운데 마음이 여린 한 여성은 보행 후 두 발에 극심한 통증을 느꼈다. 여러 해 동안 통증에 시달렸고, 여러 정형외과의사와 류마티스병 전문의, 신경과의사, 혈관외과의사를 만났는데, 그 중 몇 명은 아주 훌륭한 평가를 받는 병원의 의사였다. 그녀는 신경부터 발뼈에 이르기까지 온갖 문제가 있다는 진단을 받았다. 그녀는 수많은 진단 검사를 받았다. 통증은 시간이 갈수록 심해져서 휠체어 신세를 질 정도가 되었다. 아침에 일어나면 발 통증부터 생각했고, 종일 발 통증을 의식했다. 그녀는 걷거나 두 발에 힘이 들어가는 어떤 일도 하기를 두려워했다. 통증 때문에 운전을 할 수도 없고, 증상을 완화하기 위해 10종의 약을 복용하고 여러 건강보조식품을 먹었지만, 효과가 없는 것이 분명했다. 그녀는 사노 박사의 초기 저서 가운데 한 권을 읽고 거기서 자기 모습을 보기에 이르렀다. 지난날 다른 유형의 여러 통증에 시달린 적이 있었다는 것도 거기에 한몫했다. 그녀는 과거에 정신분석가를 만나본 적이 있어서, 어느 정도 자신을 돌아볼 줄 알았다. 그녀는 정확히 긴장 근육염 증후군 환자에 걸맞은 성격을 지니고 있었다. 사회적으로나 직업적으로 삶의 많은 부분이 문제투성이였고, 발 통증의 시작은 감정적으로 특히 어려웠던 시기와 일시적인 관련이 있었다.

발 검사 결과는 아무런 이상이 없었다. 명백히 감정 때문에 생긴 통증이라는 진단이 나왔고, 아주 대견하게도 그녀는 이 진단을 바로 받아들였다. 그녀는 진단을 들은 후 안심하고 치료에 들어갈 수 있었다. 몇 주 후 다시 찾아온 그녀는 휠체어 신세에서 벗어나 자기 차를 몰았고, 다시 잠깐씩 걸을 수 있었다. 통증은 사라지고 있었다. 우리는 약을 줄여나가서 마침내 모든 투약을 중단할 수 있었다. 다시 한 달이 지나자 본질적으로 완전히 회복되었다. 이 환자가 답을 찾을 때까지 이 의사 저 의사를 전전하며 얼마나 오랫동안 고통을 당해 왔는가를 생각하면 안타깝기 그지없다. 아무튼 그녀가 그토록 즐거운 삶을 다시 누리게 된 것은 멋진 일이었다.

긴장 근육염 증후군처럼 동일한 심리적 목적 때문에 발생하는 다른 신체장애가 많다는 것을 유념하는 것이 중요하다. 그것들을 긴장 근육염 증후군 등가물이라고 부른다. 내가 성공적으로 치료한 허리통증 환자 한 명은 잦은 배변 때문에 나를 다시 찾아왔다. 그녀는 새로운 직장을 얻었는데, 책무 가운데 몇 가지가 그녀를 매우 불안하게 했다. 전에 과민 대장 증후군 진단을 받은 적이 있었는데, 화장실을 거치지 않고 바로 차를 몰고 출근을 하기가 어렵다는 것이 신경 쓰였다. 허리통증의 경우와 마찬가지로, 그녀는 복부 증상에 강박증을 느끼며 재발을 두려워했다. 직원회의 중에 화장실에 가게 될까봐 걱정하기도 했다. 그녀는 그 모든 일이 회사에서 진급을 하는 데 영향을 미칠지 모른다고 걱정했다. 그녀는 감정에 기초한 통증이라는 개념을 알고 있었기 때문에, 복부 문제도 그와 비슷하다는 것을 납득시키는 것은 그리 힘들지 않았다. 우리는 화장실을 가야한다는 것과 관련한 두려움을 극복하는 데 초점을 맞추었다. 직장에서 공개적으로 그런 행동을 해야 한다는 점에서 그것이 문제라는 것을 그녀는 인정하고, 자존심 문제가 배변 문제와 맞물려 있다는 것을 깨달았다. 그녀는 그 증상에 도전하기 시작해서, 화장실에 갈 필요가 있다는 생각이 들 때마다 화장실 찾는 일에 일부러 뜸을 들이면서, 배변 이외의 것을 생각하곤 했다. 그러면 다급함이 그냥 사라지는 경우가 많았다. 몇 주 지나자 그녀는 그 증상을 치료할 수 있었고, 회의에서 성공적인 발표를 했고, 자신에 대해 만족감을 느꼈다.

같은 맥락의 사례로, 여러 해 동안 심각한 변비를 앓아온 중년 남자가 있었다. 이것은 과민 대장 증후군과 반대되는 임상표현이다. 그는 여러 의사를 만났고, 배변을 하기 위해 날마다 많은 약을 복용했다. 때로는 변비가 너무 심해서 병원 응급실에 실려 갈 정도였다. 한 의사는 증상이 개선되지 않으면 결장 제거 수술을 받으라고 권했다. 그는 나를 소개받았고, 우리는 배변을 하지 못하는 두려움과 삶의 다른 문제점들에 초점을 맞추었는데, 그중에는 복잡한 가족 관계와 직장 불안도 포함되어 있었다. 그는 정신치료자를 만나기 시작했고, 자기가 극단적인 완벽주의자이며, 낮은 자존감 때문에 그렇게 되었다는 사실을 인정하기 시작했다. 일상의 긴장이 그 증상과 깊은 관계가 있다는 사실도 받아들였다. 여러 달이 지난 후 우리는 그의 배변 기능에 대한 강박증을 줄일 수 있었고, 배변 습관을 개선함으로써 완하제 복용을 줄일 수 있었다. 마지막으로 만났을 때 그는 대부분의 약물 복용을 중단한 상태였다.

또 내가 만난 흥미로운 사람으로 건성안을 지닌 남자가 있었다. 이 증상이 시작된 지는 오래되었는데, 안과의사들은 증상의 원인을 찾아내지 못했다. 하지만 환자가 워낙 불편해했기 때문에 증상을 완화하기 위해 한 안과의사는 눈물이 자연스레 코로 흘러들지 않고 눈에 머물 수 있도록 누관을 묶었다. 우여곡절 끝에 그는 나를 찾게 되었다. 처음에 나는 건성안의 원인이 될 만한 류마티스 장애를 찾으려고 했다. 어떤 장애도 찾지 못했고, 안과의사의 음성 소견도 감안해서 생각해 보니, 여간 곤혹스러운 증상이 아니었다. 그러다 나는 마침내 그가 건성안에 대한 강박증을 지녔고, 이 증상으로 인해 눈이 깔깔하고 붉어지는 것을 매우 두려워하고 있다는 것을 알게 되었다. 어느 시점엔가 나는 그에게 물었다. 슬픈 영화를 보다가 울어본 적이 있는가? 이 질문에 놀랍게도 그는 그렇다고 대답했다. 눈물이 볼을 타고 흐른 적이 있는지 물어 보자, 그는 다시 그렇다고 대답했다. 눈물이 나지 않는 것에 기질적인 이유가 있다면, 그런 일은 일어날 수 없었을 것이다. 그것을 알게 되자 그의 두려움이 사라지고 상황은 좋아지기 시작했다. 눈 증상은 사라지기 시작했고, 그는 확실한 치유를 위해 정신요법을 받기 시작했다.

젊은 남자 한 명은 성교 후면 재발하는 골반통증에 시달렸는데, 두 명 이상의 비뇨기과의사에게 철저한 검사를 받았다. 그는 만성 전립샘염이라는 진단을 들고 왔다. 그의 병력을 자세히 들어보자 긴장 근육염 증후군을 지닌 것이 분명했다. 이러한 정보와 통증 심리에 대한 이해, 정신요법을 병행함으로써 그는 정상적인 성생활을 즐길 수 있을 만큼 개선되었다. 이런 식으로 만성 골반통증을 지닌 여성들도 개선되었다.

나는 섬유근육통 진단을 받은 많은 환자들을 성공적으로 치료했다. 그런 진단을 받은 환자들은 등통증이나 목통증, 불면증, 과민 대장 증후군, 또는 귀울림 등의 증상만 지닌 환자보다 더 많은 신체 증상을 보인다. 그러나 내가 보기에 섬유근육통을 지닌 환자의 긴장 근육염 증후군이 가장 심각하고, 다른 환자들은 덜 심한 편이다. 섬유근육통을 지닌 사람은 통증을 빌미삼아 주의를 딴 데로 돌리고자 하는 수많은 문제를 지니고 있고, 방어 기전으로 많은 부위에 통증이 생기는 것으로 보인다. 그것이 하나의 증후군, 즉 증상의 집합이라는 것을 명심하는 것이 중요하다. 미국 류마티스학회에서는 이런 증상들과 전신 통증, 두통, 특성 신체 부위의 누름통증, 피로, 수면장애, 과민 대장 승후군들을 함께 묶어서 이 병증으로 정의했다. 이 진단을 받은 사람은 본질적으로 신체의 모든 체계가 포함된 다른 많은 신체적 문제를 지니고 있다. 그런데 특정 부위의 누름통증 외에는 신체검사 소견이 정상이거나 이렇다 할 특이 사항이 없고, 검사실검사도 정상으로 나온다. 환자들은 일반적으로 아픈 곳이 많지만, 임상의가 보기에는 사실상 매우 건강하다. 다른 긴장 근육염 증후군 환자의 경우와 마찬가지로, 섬유근육통을 지닌 사람도 통증의 원인이 심리적인 데 있다는 것을 고려하고 받아들일 만큼 마음이 열려 있기만 하면 도움을 받을 수 있다. 마음을 열지 못하면 나는 도울 수가 없었다.

 긴장 근육염 증후군을 지닌 사람이 지닌 아주 흔한 증상으로 손목굴증후군을 꼽을 수 있다. 이 증후군은 컴퓨터의 도래 이후 특히 "유행"하게 되었다. 그러나 내가 주목한 것은, 많은 환자들이 일련의 대체 통증 증후군의 하나로, 또는 누적된 많은 통증들 가운데 하나로 이 증후군을 지니고 있다는 사실이다. 이 증후군을 지닌 젊은 전문직 남성을 돌본 적이 있는데, 그는 스트레스가 심하고 큰 노력을 요하는 일을 하고 있었다. 어느 날 그는 두 손을 쓸 수가 없어서 일을 그만두어야 했다. 일을 하지 못해서 비참해진 그는 날이 갈수록 더 우울해졌다. 결혼 파탄을 비롯한 여러 외상 때문에 개인적으로 모진 세월을 보낸

뒤였다.

내 환자들 가운데는 알코올 중독자의 자녀가 많았다. 어릴 때 부모가 이혼한 사람도 많았고, 학대당한 사람도 많았다. 그러나 대다수는 근면한 가정의 출신으로 부모에게 사랑을 받았는데, 부모는 자녀에게 지나치게 많은 기대를 했다. 오늘날의 사회에서는 그런 가족이 워낙 흔해서 두드러질 만큼 유난히 극성스럽다고 할 것도 없지만 말이다.

감정으로 인한 신체 증상을 지닌 환자들은 흔히 의사 결정을 할 때 큰 갈등을 느낀다. 어떤 선택을 해야 최선인가를 알 수 없어서 불안해하기도 한다. 그들의 문제점은 대체로 남들을 실망시킬까봐 걱정하거나 스스로 기준을 너무 높게 잡는 것과 관련이 있다. 때로는 직장을 바꾸는 것이 고민이거나, 다른 도시로 이사 갈 결정을 내리는 것이 고민일 수도 있다. 자녀를 낳아 부모가 된다는 책임감과 관련된 두려움을 지녔을 수도 있다. 이혼이나 재혼을 생각하고 있을 수도 있다. 때로는 감정적인 문제가 성적 취향에 관한 의사소통을 하지 못하는 것과 관련된 것일 수도 있다.

환자는 스스로 어려운 상황에서 벗어날 길을 찾기 어려운 경우가 많다. 흔히 책임감이 지나치게 강해서 여가 생활을 할 줄 모르거나 그것을 용납하지 않을 수도 있다.

그 밖에도 감정으로 인해 통증을 촉발하고 영속화하는 다른 곤란한 상황이 많다. 가족 중에 최근 사망한 사람이 있을 수도 있다. 사랑하는 사람이 병약해서 돌봐야 할 큰 책임을 맡고 있을 수도 있다. 처음으로 아이를 낳고서 어떻게 키워야 할 줄 몰라 난감해하고 있을 수도 있다. 자녀가 학교를 중퇴했다거나, 다 큰 후에도 제 앞가림을 못 하고 있을 수도 있다. 경제적으로 걱정이 많을 수도 있다. 환자에게 통증을 비롯한 신체 증상 증후군을 촉발시키는 유형의 상황을 예로 들자면 이밖에도 한이 없다. 때로는 특별한 이유를 확인할 수 없을 때도 있지만, 대개는 조금만 파헤치면 감정으로 격앙된 관련 사건의 흔적 정도는 밝혀낼 수 있다.

한 가족의 여러 구성원을, 그러니까 남편과 아내, 자녀와 부모, 형제와 자매를 동시에 환자로 받는 것이 내게는 드문 일이 아니다. 딸과 양친 모두의 통증을 치료한 적도 있다. 같은 날 오후에 쌍둥이를 치료하기도 했다. 한 명은 등과 다리에, 다른 한 명은 목과 팔에 통증이 있었다. 둘 다 성공을 해야 한다는 부모의 압박을 받으며 자랐다. 둘 다 우수해서 성공을 하긴 했지만 끝내는 생활이 발목을 잡아서 이제까지 지향한 것을 재평가해야 했다.

긴장 근육염 증후군은 잘못된 삶과 통제를 벗어난 상황, 그리고 감정 때문에 생긴 증상이라는 것을 인정하는 것이 중요하다. 가족의 구성원 한 명이 압박감을 느끼면 다른 구성원들도 그런다는 것은 놀랄 일이 아니다. 감정에 근거를 둔 신체 증상의 근본을 이해하는 데서 오는 통찰, 그리고 그 감정의 원천을 인정하는 데서 오는 통찰을 통해 궁극적으로 가족 관계를 두루 개선할 수 있다.

내가 만나는 환자들은 스스로에게 아주 모진 경향이 있다. 그들은 책임감이 지나치게 강해서, 성인으로서 좀 놀아도 된다는 것을 잊어버린다. 그들은 자신과 주변 사람들에 대한 기대가 지나치게 커서, 자신의 단점이나 남들의 단점을 포착하면 실망하거나 화를 내는 경우가 많다. 그들은 언제나 최선을 다하려고 하는데, 그것이 얼마나 힘든 일인지 모른다. 우리 사회에서 사람들이 너나없이 "평균" 이상이 되려고만 하는 것이 나는 이해가 되지 않는다. 이제는 학교에서 "C" 학점을 받는 것은 학업을 망친 것과 동격이다. 하지만 사실을 말하자면, 우리는 누구나 대부분의 시간에 평균적인 삶을 살고, 편안히 최선을 다할 수 있는 시간은 그리 길지 않다. 항상 최선을 다하는 것은 지나치게 어려운 일이어서 좌절과 분노를 누적할 뿐이다. 내 환자들은 자기가 힘든 일을 한 것을 남들이 주목해 주지 않으면 실망하는 경우가 많다. 낮은 자존감 때문에 남들의 칭찬을 필요로 하는 것이다.

긴장 근육염 증후군에서 회복되기 위해서는 남들의 인정을 필요로 하지 않고, 스스로를 인정하는 방법을 배울 필요가 있다. 어렸을 때 경험한 것보다 더 자상하고, 더 부드럽고, 더 너그럽게 자신을 돌보는 방법을 배울 필요가 있다. 자신과 남들에 대한 기대치를 낮추고, 그럼으로써 인간관계가 더 편하고 더 순수해지고 유대감도 강해진다는 사실을 배울 필요가 있다. 누군가 자기에게 화가 나 보인다면, 그런 감정은 지나가게 마련이며 자기 잘못이 아니라는 것을 배울 필요가 있다. 누가 자기에게 화를 내도 대수로울 게 없다는 사실을 배울 필요가 있다. 좋으면 좋다고 하고, 싫으면 싫다고 하는 것을 두려워하지 말고 자신의 감정을 스스로 돌보는 방법을 배울 필요가 있다. 자책을 하거나 죄책감을 느낄 때마다, 그것은 부적절하며, 모든 사람의 감정을 헤아려줄 책임은 없다는 사실을 배울 필요가 있다. 사람들은 스스로 그런 점들을 배울 필요가 있다.

환자들은 그런 긴장 근육염 증후군 증상이 본질적으로 "성장통"이라는 사실을 배울 필요가 있다. 긴장 근육염 증후군 환자는 예컨대 말대꾸를 하면 신경이 곤두선 어른들의 화만 북돋게 되고, 그건 무서운 일이라는 사실을 배운 과거의 아이와 같다. 긴장 근육염 증후군 환자는 무언가 성취하지 않으면 칭찬받지 못했던 과거의 아이와 같다. 긴장 근육염 증후군 환자는 학대당한 과거의 아이와 같다. 긴장 근육염 증후군 환자는 자기가 완벽하지 않아서 부모가 이혼한 줄 아는 과거의 아이와 같다. 긴장 근육염 증후군 증상은 거의 또는 전혀 삶의 환경을 통제할 수 없던 어린 시절의 눈길로 삶을 바라보며 그에 따라 행동하는 어른의 내면에 형성된 심리적 갈등에서 비롯한다. 한때 생존 기술이었던 아이의 생각과 행동은 더 이상 유효하지 않다.

때로 환자들은 긴장 근육염 증후군 진단을 받아들일 준비가 되어 있지 않다. 내가 그런 진단을 내린 환자 중에는 내 말을 믿지 않고 나더러 "미쳤다"고 말한 사람들도 있다. 그들은 자신의 문제가 구조적 이상, 곧 다른 신체적 원인에서 비롯했다는 생각만 해 왔다. 긴장 근육염 증후군 진단은 어느 면에서 그들에게 모욕적이거나 위협적이다. 나는 그런 진단에 마음을 열지 않는 환자들을 설득하려고 하지 않는다. 그런 환자들은 감정의 장벽을 세우고 있어서, 스스로 무너뜨리기 전에는 그것이 철옹성 같다는 것을 알기 때문이다. 벽을 허무는 것은 아무도 대신해 줄 수 없다. 그런 환자들 일부는 다시 나를 찾지 않는다. 안타깝게도 그들은 감정적 고통이 심각한 신체적 고통을 일으킬 수 있다는 사실을 모른다. 그러나 한동안 더 긴장 근육염 증후군과 더불어 살다가 어느 날 어떤 이유에서건 자신의 병증을 좀 더 성찰한 후, 열린 마음으로 나를 다시 찾는 사람들도 있다. 그런 환자들은 회복될 수 있다.

때로 내게 그런 진단을 받은 환자가 내 말을 오해하는 경우도 있다. 내가 통증은 실재하지 않고 머릿속에서만 일어나는 일이라고 말한 줄 아는 것이다. 그건 매우 잘못된 오해라서, 환자를 잘 이해시킬 필요가 있다. 긴장 근육염 증후군 증상은 신체 증상인데, 감정 때문에 생긴 것이다. 등통증을 일으키는 원인은 많다. 몇 가지 예를 들면, 감염, 암, 골절 등이 그것이다. 또 하나의 원인이 바로 감정이다.

심신 상관성을 받아들이는 사람도 있고 거부하는 사람도 있다. 안타깝게도 의사들은 종종 거부하는 축에 속한다. 당혹감과 볼이 붉어지는 것, 또는 불안감과 손에 땀이 나는 것은 상관성이 있다는 것을 기꺼이 인정하면서도, 분노와 통증의 상관성은 인정하지 않는다는 것이 참 얄궂다는 생각이 든다. 어떤 분자들이 모여서 어떤 사회적 사건을 당혹감으로 해석하는지, 해석한 감정이 어떻게 볼의 혈관을 자극해서 팽창시키는지 우리는 알지 못한다. 그러나 그런 일이 일어난다는 사실은 인정한다. 의학 문헌에서는 만성 스트레스와 건강 문제가 상관성이 있다는 사실을 제시하고 있다. 그런데 2004년 12월 7일자 《국립 과학 아카데미 회보》에서, 엘리사 S. 에펠Elissa S. Epel과 동료들은 마음이 우리의 신체 건강에 중요한 역할을 한다고 강력히 주장한 흥미로운 글을 발표했다. 그들은 감지된 만성 스트레스와 염색체 끝분절(세포의 수명과 노화와 관련된 것으로 알려진 염색체의 특정 부위)의 변화 사이에 명백한 상관성이 있다는 것을 증명한 것이다. 감정이라는 것의 본질에 대한 오해를 불식시키는 것이 건강에 매우 중요하다. 꾹 눌러 참는 것, 불편한 감정을 가슴에 묻어 두는 것, 스트레스를 받으며 사는 것은 신체의 통증과 기능장애로, 나아가서는 심각한 병으로까지 이어질 수 있다.

긴장 근육염 증후군 진단의 미덕은 참된 치료를 할 수 있는 희망적인 진단이라는 데 있다. 치료를 통해 모든 신체 활동을 다시 할 수 있고, 감정적으로 더욱 건강한 삶을 살 수 있고, 자기가 어떤 존재인가를 알 수 있다. 긴장 근육염 증후군에서 회복된 환자는 더 행복하고, 더 안락하고, 더 평화로운 사람, 더 큰 인간적 성취를 향한 새로운 길을 내다볼 줄 아는 사람으로 성장한다.

08 심신의학의 전망

— 제임스 R. 로첼 박사

제임스 R. 로첼 박사는 1978년 크레이튼 의과대학을 졸업하고 서던 일리노이 의과대학에서 일반외과 인턴 과정을 마친 후, 펜실베이니아 주 이리에 있는 해모트 의료 센터에서 4년 동안 정형외과 전공의 과정을 마쳤다. 그 후 1984년까지 델라웨어 주 윌밍턴에 있는 A.I. 뒤퐁 연구소에서 소아정형외과 전임의를 역임했다. 그는 노스캔자스시티에서 개인 병원을 열었고, 4년 후 아이오와 주의 카운슬블러프스로 이주한 후, 2004년에는 아칸소 주 메나로 이주해서 지금까지 살고 있다.

정형외과 분야의 모든 자격을 갖춘 의사가 심신의학을 펼치면서 이 책에 기고까지 한 것은 참으로 귀하고도 흐뭇한 일이다. 소퍼 박사와 호프먼 박사처럼, 로첼 박사도 두 가지 일을 하고 있다. 심신성 진단을 받아들인 이들을 교육하는 일과, 받아들이

지 못하는 이들을 위해 전통 치료를 하는 일이 그것인데, 이는 참으로 만만치 않은 일이다.

나는 일반 정형외과의사로서 골절이나 스포츠 손상 환자, 산업재해로 인한 손상이나 개인적인 손상 환자, 그리고 여러 가지 급성과 만성 허리통증과 목통증 환자를 만난다. 또한 관절 치환 수술이 필요한 환자도 만난다. 내가 다루는 그 밖의 흔한 증상으로는 무릎과 어깨의 힘줄염, 회전근개 병리, 무릎뼈 연골 연화증, 손목굴증후군 등이 있다.

● "만성통증"에 대한 허상의 극복

나는 개업의사 초기 시절에 만성 목통증과 등통증 환자가 찾아오면 대개 만성통증 전문가에게 보냈다. 표준 치료는 대체로 국소마취제와 스테로이드로 이루어진 병용 치료제를 여러 번에 걸쳐 주사하는 것이었다. 급성 상황에서는 때로 도움이 되었지만, 4~6개월 이상 지속된 통증 환자에게는 도움이 되지 않았다. 다른 기법과 다양한 주사제 또한 사용되었다.

통증 전문가들은 특정의 "통증 발생원"을 알아내기 위해 값비싼 진단 검사를 요하는 정교한 프로토콜(의료 치료 계획서)을 채택하는 경향이 있다. 그들이 보기에 만성통증은 그 "통증 발생원"과 "구조적 이상"의 결과다. 그들은 심신성 진단을 거부한다.

환자들에게 주사 치료 결과에 대해 물어보면 한두 달은 도움이 됐지만 그 후 통증이 재발했다고 보고하는 경우가 많았다. 환자들은 필요에 따라 주사를 맞으러 다시 찾아오는 것이 보통이었는데, 더러는 몇 주 동안 치료를 받기도 했다. 나는 그런 방법으로 통증을 완전히 제거한 만성통증 환자가 있다는 소리를 들어보지 못했다.

개업의사 초기 시절, 여러 전문 분야를 망라한 통증클리닉에 이따금 환자를 보낸 적이 있다. 계속되는 치료를 끝낼 수 있을까 싶어서 가끔 보험 회사에서 그런 값비싼 프로그램을 허용하기도 한다. 4주에 걸친 이 프로그램은 다양한 전문가들이 시행하는 교육과 집단 치료, 심리 상담, 물리치료, 운동 등으로 이루어진다. 때로는 도움이 되지만 그런 중구난방식의 치료 노력은 운동과 물리치료, 정신요법, 인지적 병식 등 중에서 어느 것에 집중해야 할지 갈피를 잡지 못하는 환자들에게 혼란만 안겨 주었다. 이 프로그램의 효과는 시간이 갈수록 감소하는 듯했고, 통증을 항구적으로 해결한 환자는 거의 없었다.

나는 환자들이 전통 의학에 실망해서 스스로 비의료 시술자를 찾는 일이 많다는 것을 알게 되었다. 척주의 사소한 이상은 수기치료나 기타 물리치료로 종종 치료받기도 하지만, 그 결과는 들쑥날쑥하다. 급성과 만성통증에 대해 내가 배운 것에 비추어 볼 때, 그렇게 치료가 된 것은 시간의 경과나 속임약 효과 덕분일 수 있다. 안수기도나 시술자와 환자 사이의 동정적이고 따뜻한 상호작용 또한 증상 개선의 원인이 될 수 있다.

"만성통증" 분야를 두루 조사한 나는 장기적인 해답을 가진 사람은 아무도 없다고 확신하게 되었다. 나는 더 이상 효과가 없는 치료를 받으라고 환자를 다른 의사에게 보내길 원치 않았다! 환자가 사실상 의사들의 태도에 상처를 받고 있다는 느낌이 강하게 들었다. "등이 안 좋다"거나 "목이 안 좋다"고 확신하게 된 환자들이 많았다. 의사들은 더 이상 도와줄 방법이 없다는 이유에서 환자에게 사회 보장 장애 혜택을 신청하라고 권하기도 했다. 환자들에게 결국 휠체어 신세를 지게 될 것이라는 말까지 하는 의사들도 있었다. 앤드루 와일Andrew Weil 박사는 그처럼 부정적인 자세를 의학적 비관주의라고 일컬었다. 그처럼 우울한 예측 때문에 환자들은 낙담을 하게 되고, 다시 정상적인 삶을 살 수 있을 것이라는 희망을 잃기도 했다. 그런 부정적인 자세는 오늘날 서구 세계에 통증이라는 유행병이 퍼진 주된 이유다.

가치가 의심스러운 또 다른 형태의 치료로, 등과 목을 수술하는 것이 있다. 오늘날에는 그런 수술을 전문으로 하는 수많은 외과의사가 있다. 탈출 추간판을 제거하는 수술 외에도, 오늘날 흔히 척추 유합술을 하는데, 그것이 더 간단한 치료보다 더 효과가 있는지는 증명되지 않았다. 정말이지 긴장 근육염 증후군을 치료한 경험으로 미루어 볼 때, 대다수의 경우 그 어떤 외과 수술도 필요성이 심히 의심스럽다. 척추 안정성을 높이는 정교한 수술 장비가 개발되어 왔는데, 이는 등이 불안정하면 통증이 생긴다는 생각에 기초한 것이다. 척추 유합술이 최근 극적으로 증가했지만, 의료 문헌에는 그런 생각을 뒷받침하는 내용이 없다.

그 모든 수술의 결과 중 하나는 '척추 수술 실패 증후군failed back surgery syndrome'이라고 불리는 것이다. 훌륭한 X선 촬영과 더불어 척추 유합술이라는 훌륭한 기술 정보로 무장했는데도 불구하고 수많은 수술이 실패로 끝났다! 척추 수술 실패 증후군에 관한 대다수 문헌에서는, 30~50%에 이르는 수술 실패율이 아마도 "심리적 요인" 때문인 것으로 지적하고 있다. 척주 외과의사들은 "심리적 요인"의 정확한 본질을 잘 이해하지도 못하면서 척추 유합술을 하려는 열정을 버리지 않고 있다. 그들은 훈련을 받은 대로 계속하고자 하는 금전적·직업적 동기를 충분히 지니고 있는 것이 분명하다.

● 통증 관리

나는 점점 더 전통 진단과 치료에 대한 허상에서 벗어나게 되자 직접 내 환자들에게 "통증 관리"를 해주기로 결심했다. 나는 내 환자들이 일상 활동과 삶의 즐거움을 방해하는 신체적 통증을 진짜로 지니고 있다는 것을 알고 있었다. 만성통증을 지닌 사람을 비난하는 일을 멈추고, 중등도의 통증과 심한 통증을 지닌 사람에게 적절한 진통제를 제공하려는 범국민적 운동이 전개되고 있다. 나는 새로운 이 운동을 환영했고, 아편제제 사용법을 익혔다. 많은 의사들이 아직도 만성통증을 지닌 사람에게 "마약"을 제공한다는 것에 반대하고 있다. 나는 '마약'이라는 경멸적인 용어에 반대하는데, 그 이유는 만성통증에 대한 적절한 치료가 마약이라는 용어 때문에 오명을 뒤집어쓰기 때문이다. 나는 좀 더 적극적으로 아편제제를 사용하기 시작했다. 그러면서 환자들에게는 통증을 제어하기 위해 낮에 적절한 혈중 농도를 유지하라고 격려했다.

이러한 방법에 우호적으로 반응하는 환자들이 많다. 그들의 통증은 줄어들었고 기능은 개선되었다. 나는 사람들에게 체중을 줄이고, 날마다 30~40분씩 걸으라고 격려했다. 그러나 그 혜택은 부분적일 뿐이었다. 많은 사람들이 더욱 고용량의 투약을 필요로 했다. 나는 약에 대한 내성이 중독과는 다른 것임을 설명해 주고, 환자들에게 좋지 않은 생활 습관을 바꾸도록 계속 격려했다. 그러나 장기간 아편제제를 사용한다는 것은 나에게든 많은 내 환자들에게든 그리 내키는 일이 아니었다.

나는 많은 환자들에 대한 진단을 되돌아보고, 각종 척주 증상을 발견했다. 추간판 팽륜, "퇴행 추간판 질환", 척주관 협착증, "후관절병증", 척추 전방 전위증, 척주 옆굽음증 등이 그것이다. 그런데 현저한 신경뿌리 충돌은 거의 찾아볼 수 없었다. 일명 "꼬집힌 신경"일 가능성이 두드러져 보일 때, 나는 영상의학과의사와 함께 MRI를 살펴보며 소견의 의미에 관한 "의견 교환"을 했다. 때로는 다른 견해를 듣기 위해 환자를 신경외과의사에게 보내기도 했다. 대체로 환자들은 수술을 권유받지 않았다고, 내게 돌아와서 보고했다. 나는 통증이 심각하거나 만성인 것이 MRI로 발견한 구조적 이상 때문이라고는 생각할 수 없었다.

"통증 관리"를 통해 어느 정도 개선은 되었지만, 환자들을 정확히 진단하고 치료할 수가 없어서 난감했다. 만성통증을 영구적으로 없애지는 못한다고 정직하게 말할 수가 없었다. 분명, 뭔가 빠뜨린 게 있었다. 만성통증의 심리를 다뤄볼 필요가 있었다.

나는 몇몇 환자에게 심리 평가를 받도록 했다. 그 과정은 쉽지 않았다. 감정적인 문제점을 파고드는 것에 대해 뜨악하게 생각하는 사람들이 있었기 때문이다. 환자들은 이렇게 묻곤 했다. "이 통증이 모두 내 머릿속에서만 일어나는 일이란 말인가요?" 통증이 물리적으로 실재하지만, 어쩌면 감정적인 문제가 원인의 일부일 수 있다고 나는 설명했다.

심리 검사와 평가 결과 우울증과 불안을 드러내는 경우가 많았다. 정신과의사들이나 가정의들은 그런 문제에 대해 약물을 처방하고 잠을 재우려고 한다. 나는 대부분의 의학 문헌에 쓰여 있듯이 우울증과 불안은 만성통증 뒤에 나타나는 것인 줄 알았다.

나아가서 만성통증에 관한 문헌에서는 대부분의 경우 만성통증이 "이차 이득"을 노린 것이라고 가정했다. 즉 보살핌을 받고자 하고, 책임을 회피하고자 하고, 아니면 그런 상태로 인해 돈을 벌고자 하는 무의식적 갈망 때문이라는 것이다. 나는 환자가 아픈 역할을 함으로써 보상을 받는 일이 없도록 가능한 한 빨리 다시 일을 하게 하려고 했다. 꽤나 냉소적인 이런 태도 때문에 흔히 환자와 나는 마찰이 생기곤 했다. 다른 많은 의사들처럼 나는 환자와의 이런 마찰에 마음이 편치 않았다. 정말이지 우리는 환자의 회복을 돕고자 했기 때문이다. 환자들도 비난을 당하고 있다는 느낌을 받았기 때문에 마음이 편치 않았다. 여전히 아프다는 것 때문에 말이다! 당연히 그들은 다시 일을 할 준비가 되어 있지 않았다. 여전히 아팠으니까 말이다.

나는 대다수 환자들의 주된 동기가 이차 이득이라고는 생각지 않았다. 그러나 "만성통증의 심리"로 그보다 더 나은 설명은 알지 못했다. 나는 만성통증을 지닌 대다수 사람들이 "기능 겹침functional overlay"의 요소를 지니고 있다는 인상을 떨칠 수 없었다. '기능 겹침'이라는 용어는 개인적으로 손상을 당하거나, 산업재해를 당하거나, 직장이나 가정에서 충돌이 발생하는 등의 상황에서 발생하는 여러 가지 감정적 문제를 일컫는 말이다(기능 겹침functional overlay은 신체 질환에 따른 감정적 반응을 일컫는 말로, 신체 기능과 감정 기능의 문제가 겹침으로써 신체 증상이 악화되거나, 과잉 반응을 보이거나, 병이 나은 후에도 신체 증상이 지속되는 등의 심리적 문제를 일컫는 말이다 — 옮긴이). 나는 스트레스인자에 감정적으로 반응하는 것은 정상적인 일이라고 생각했다. 나는 압도적인 다수의 환자가 가능한 한 빨리 다시 일할 수 있고 다시 정상적인 삶을 살기를 진심으로 바란다는 것을 알고 있었다. 심리 평가는 대다수 사람들이 정직하고 솔직하다는 것을 보여 주었고, 우울증과 불안 문제를 지니고 있기도 하다는 것을 보여 주었다.

● 빠뜨린 것이 무엇일까?

"만성통증의 심리"에 대한 내 이해에는 뭔가 빠뜨린 것이 있는 게 분명했다. 빠뜨린 것이 무엇일까? 나는 만성통증 분야의 문헌을 대안의학 영역에서도 샅샅이 찾아보았다. 앤드루 와일 박사의 『자연 건강, 자연 의학Natural Health, Natural Medicine』이라는 책도 읽었다. 와일 박사는 긴장 근육염 증후군TMS 개념의 정당성을 강력하게 보증했다. 와일 박사는 이렇게 썼다. "나는 긴장 근육염 증후군을 굳게 믿는다. 사람들이 사랑에 빠지면, 또는 감정적인 삶과 정신적인 삶이 크게 변하면, 온갖 만성 등통증이 마법처럼 사라지는 것을 나는 목격했다." 만성 등통증이 심신성일 수도 있다는 것에 나는 마음이 끌렸다.

와일 박사가 추천한 대로 나는 사노 박사의 『TMS 통증치료혁명』을 읽었다. 처음 내 관심을 끈 것은 궤양에 관한 대목이었다. 나는 1960~1970년대에 궤양이 아주 흔했다는 것을 생생히 기억하고 있었다. 그런데 그 후 기묘하게도 "유행이 지나서" 궤양이 사라졌다. 궤양이 스트레스와 관련이 있다는 사실이 알려졌기 때문이다. 스트레스를 일으키는 문제를 잘만 처리하면 쉽게 제어할 수 있는 심신 증상을 지니길 바라는 사람은 아무도 없었다. 궤양이 심신성일 수 있다는 것이 알려지자 1980~1990년대에 궤양은 유행하지 않게 되었다.

임상 경험을 통해 나는 만성 등통증과 목통증 환자가 점점 더 늘고 있다는 것을 알게 되었다. 설명하기 어려운 무릎과 어깨의 "힘줄염"이나 "힘줄병증"도

꽤 많았다. 손목굴증후군을 지닌 사람도 많지만 수술 대상은 아니었다. 개인적인 손상이나 산업재해를 당한 많은 사람이 통증 문제를 장기적으로 안고 있었다. 사노 박사의 책에서는 이런 만성 근골격 증상이 현대 세계의 주요 스트레스 관련 증상으로, 궤양 대신 발생하고 있다고 설명하고 있었다. 사노 박사가 다룬 심리적 문제에 의해 야기된 통증이 오늘날 한창 유행하고 있다는 것을 나는 알게 되었다.

심리적 문제를 이제까지 전통 의학으로 적절히 다루지 못한 것은 무의식의 중요성을 이해하지 못하고 있기 때문이었다. 사노 박사는 모든 인간 행동에 있어서 무의식이 중요하다는 것을 강조한 프로이트의 업적을 높이 기리고 있다.

의사로서 긴장 근육염 증후군 이론을 적용할 방법을 배우기 위해, 나는 2002년 1월 뉴욕 대학교로 사노 박사를 찾아갔다. 나는 그가 새로 온 환자 다섯 명과 45분 동안 면담을 하는 것을 오후에 두 차례 동참해서 지켜보았다. 그가 매주 두 시간 강의하는 것도 한 번 들었다. 처음 강의를 들은 후 한 달쯤 지나서도 여전히 통증을 느끼는 사람들을 위한 후속 소규모 집단 강의에도 참석했다.

내가 시도해 본 방법과 사노 박사의 방법을 비교해 본 나는 크게 세 가지 면에서 개안을 할 수 있었다. 그것은 사노 박사가 큰 의미를 두고 있는 것과 관련이 있다.

1. 환자의 사회력
2. 신체검사 시 누름통증 소견
3. 하나의 진단, 하나의 통합 개념인 긴장 근육염 증후군의 중요성

● **사회력**

사노 박사의 방법이 내 방법과 가장 크게 달랐던 점은 병력청취에 있었다. 사노 박사는 환자의 사회력을 듣는 데 많은 시간을 썼다. 결혼 상태, 가족력, 형제자매, 직업 등에 대한 정보가 거기에 포함돼 있었다. 그 후 그는 또 다른 질문을 했다. "어린 시절은 어땠습니까?" 나는 그때까지 정형외과 수술을 한 환자들에게 '한 번도' 그런 질문을 해본 적이 없었다! 어린 시절을 잘 보낸 사람도 있었고, 상당히 어려움을 겪은 사람도 있었다. 사노 박사는 환자들이 어린 시절에 겪었을 여러 가지 유형의 갈등을 알아내려고 하면서 주로 환자들에게 말을 하게 했다. 신체적·감정적·성적 학대가 발생했다면, 그 영향에 대해 짧게 논의했다. 사노 박사는 환자가 부모나 보호자와 어떤 관계였는가를 알려고 했다.

다음의 중요한 질문은 이런 것이다. "당신이 어떤 사람인지, 성격에 대해 말씀해 주시겠습니까?" 사노 박사는 완벽주의와 선행주의 문제에 초점을 맞추었다. 그는 남들을 만족하게 하려는 성향이나 다툼을 중재하려는 성향이 있는가를 알아내려고 했다. 그는 완벽해지거나 선해지는 즐거움이 무의식적인 마음에 분노를 불러일으킨다고 설명했다.

마지막으로 우리는 누구나 받게 되는 삶의 스트레스에 대해 논의했다. 나는 많은 사람들이 광범위한 문제에 대해 솔직하고, 통찰력이 있다는 인상을 받았다. 그들은 스트레스가 통증을 악화시킬 뿐만 아니라, 사실상 통증의 주요 원인이 될 수도 있다는 개념을 선선히 받아들였다.

뉴욕에서 경험한 것을 돌이켜보면서, 나는 만성통증의 심리에 대해 내가 알지 못했던 중요 이유 한 가지를 깨닫게 되었다. 환자들에게 아주 중요한 삶의 그런 측면에 대해 나는 한 번도 물어본 적이 없었다. 어린 시절에 대해 괜히 왜 물어봐야 한단 말인가? 환자가 어떤 성격 특성을 지녔는지가 뭐가 중요하단 말인가? 삶의 스트레스 문제가 통증 유발에 왜 정말 그토록 중요하단 말인가? 어차피 나는 정형외과의사에 지나지 않는다! 나는 너무 바빠서 만성통증 환자를 15분 이상 진료할 수 없었다.

사회력의 중요성에 대해 무지하고 태만했던 과거의 내 태도는 압도적인 다수의 전통 의사들의 전형적인 태도인 것이 분명하다. 나는 사회력을 알아내는 방법을 배운 적이 없었다. 대다수 의사들처럼, 대체로 나는 그런 필수적인 정보원을 무시했다. 지난날 내가 조금이라도 사회력을 알아내려고 한 적이 있다 해도, 그건 형식적이거나 피상적인 것에 지나지 않았다. 흡연력, 가족 건강 문제, 운동 양상 정도만 물어보았다. 대다수 의사들이 만성통증을 일으키는 진짜 심리적 요인들을 이해하지 못한 주된 이유가 바로 사회력을 제대로 알아내지 못했다는 데 있다고 할 수 있다.

사노 박사의 책은 사회력의 그런 측면이 왜 중요한가에 대한 이해의 틀을 제공해 주었다. 그는 무의식에 자리 잡은 불쾌한 감정에는 세 가지 원천이 있다고 환자들에게 설명했다. 첫째, 어린 시절의 분노, 마음 아픔, 슬픔이 그것이다. 둘째, 완벽주의와 선행주의 같은 성격 특성이 그것이고, 셋째, 삶의 현실이 그것이다. 그는 치료의 일환으로 날마다 그 원천을 탐구하는 방법을 설명했다. 사람들은 무의식적 격노와 감정적 고통의 원천을 의식적으로 인식함으로써 회복된다.

● **신체검사: 누름통증**

사노 박사의 신체검사는 배울 점이 많다. 그는 완벽하게 근골격 검사를 했고, 누름통증 소견을 강조했다. 만성 허리통증을 지닌 환자의 경우 넓적다리 바깥쪽에 누름통증이 나타나는 경우가 많다는 것을 나는 전에는 알지 못했다. 사노 박사의 경험에 따르면, 그 상관성은 거의 80%에 이른다. 볼기와 하부 허리 부위의 누름통증은 양 어깨 위의 누름통증과 마찬가지로 긴장 근육염 증후군에서 거의 보편적으로 나타난다. 많은 환자가 허리뼈 전체에 걸쳐 척주 주위 누름통증을 보이는데, 그것이 때로는 등뼈 부위까지 확대되어 있다.

만성 허리통증을 지닌 대다수 환자들이 누름통증을 보이는데, 이 통증은 일반적으로 아주 광범위한 부위에 나타난다. 중요 부위에 촉진을 할 때는 압박 정도를 조절해서 가볍게 할 필요가 있다. 이는 통증이 대체로 피부 바로 아래의 힘줄이나 근육에서 발생하기 때문이다. 이처럼 피부 가까이에 누름통증이 있다는 것은, 더 깊은 부위, 곧 추간판과 같은 부위에서 통증이 생긴 게 아니라는 뜻이다.

긴장 근육염 증후군에 대해 알기 전에, 나는 신체검사를 하며 누름통증 부위의 촉진은 건성으로 했다. 나는 대체로 만성 허리통증이 허리의 퇴행 상태에서 비롯한다는 선입견을 갖고 있었다. 흔히 MRI에 의지했는데, "구조적 이상"이 통증의 원인이라고 생각했기 때문이다. 그러한 이상은 영상의학과의사들의 보고서에 언급되어 있었다. 그들이 본 모든 것을 보고하는 것이 그들의 일이기 때문이다. 치료 의사가 하는 일은 모든 정보를 취합해서 진단을 내리는 것이다. MRI 결과 보고된 "이상"이 통증의 원인이라는 결론을 나는 너무 성급하게 내렸다. MRI 기술이 보여 주는 그 선명함에 현혹되었던 것이다. 대다수 의사들처럼 나는 통증의 원인이 신체적이라는 것을 굳이 증명할 필요가 있었다.

나는 추간판이 퇴행성이거나 부푼 것이 정상적인 현상이라는 사실을 그냥 무시해 버렸다! 누구나 나이가 들면 그렇게 된다. 탈출 추간판조차도 만성통증을 일으키는 법이 거의 없다. 급성 탈출 추간판으로 인해 부풀거나 염증이 생기면 대체로 1~2주면 가라앉기 때문이다. 나는 누름통증 검사를 제대로 하지 않았고, 그 결과 가장 중요한 발견을 하지 못하고 만 셈이다. 긴장 근육염 증후군의 경우 이곳저곳에서 누름통증을 보인다는 것은 중추신경계와 뇌-마음이 관련되어 있다는 뜻이다. 그것이 유일하게 타당한 설명이다. 긴장 근육염 증후군으로 인한 만성 허리통증의 경우 엉덩정강근막띠나 힘줄, 볼기 근육, 허리네모근, 허리 척추옆 근육, 등세모근 위부분 부위에 누름통증이 나타나는데, 그런 누름통증이 추간판 이상 때문에 생긴다는 것은 해부학적으로 불가능하다.

또한 정형외과의사에게는 두 부위의 누름통증 소견이 특히 흥미롭다. 무릎과 어깨 부위가 그것인데, 환자는 관절염과 무릎뼈 연골연화증, 반달연골 파열, 무릎 힘줄염 등을 과거에 앓은 적이 있는 경우가 많다. 무릎 신체검사를 하면 넙다리네갈래근 힘줄, 무릎 힘줄, 무릎 안쪽과 가쪽 지지띠의 누름통증 소견을 보이는 경우가 많다. 긴장 근육염 증후군에 대해 알기 전에 나는 그런 누름통증이 힘줄염이나 힘줄병증(만성 형태의 힘줄염) 때문인 것으로 보았다. 그러한 힘줄염의 정확한 본질은 문헌에 제대로 설명되어 있지 않다. 심한 활동 또는 운동 활동으로 인해 진짜 힘줄염이 생길 수 있는데, 대체로 며칠이나 2주일 이내에 없어진다. 하지만 만성 무릎 통증을 지닌 환자들 가운데는 긴장 근육염 증후군으로 인한 무릎 앞쪽 누름통증이 뚜렷이 나타나는 경우가 많다. 대다수 의사들이 무릎 통증을 앞서 말한, 널리 알려진 병증 때문이라고 진단하고 있다. 그 때문에 점점 더 많은 환자들이 긴장 근육염 증후군일 가능성이 아주 높은 무릎 통증을 보이고 있다. 무릎 통증의 주요 원인이 긴장 근육염 증후군인 경우가 많다는 것을 알게 되면 환자와 의사들은 값비싸고 시간 소모적이며 흔히 위험하기까지 한 치료를 피할 수 있다.

어깨에서 발견되는 누름통증은 그 원인이 긴장 근육염 증후군일 경우 통증 부위가 넓게 퍼져 있다는 특징을 보인다. 위팔두갈래근의 이는곳 힘줄은 긴장 근육염 증후군 통증이 많이 일어나는 부위인데, 어깨 위쪽의 어깨뼈봉우리 아래 약 5cm까지 누름통증이 나타난다. 위팔 전체에 걸쳐 통증이 있다는 환자가 많고, 여러 부위에서 누름통증이 나타나는데, 특히 팔꿈치의 가쪽 위관절융기("테니스 팔꿈치"가 생기는 부위)에서 통증을 느낀다. 이러한 소견은 내가 흔히 내리곤 했던 진단, 곧 부딪힘 증후군이나 힘줄염과 일치하지 않는다. 그러한 병증이 나타나긴 하지만, 그 경우 통증이 전형적으로 아주 좁은 부위에서 나타나거나 "부딪힘 검사"를 할 때 통증을 느낀다.

회전근개 파열도 흔히 내려지는 진단인데, 대체로 MRI 검사 결과를 보고 이런 진단을 내린다. 파열은 부분 파열일 수도 있고, 완전 파열일 수도 있다. 완전히 파열되면 해부학적 결함으로 인해 근력 검사에서 힘이 현저하게 약한 것으로 나오는 경우가 많다. 그러한 파열은 60세가 넘으면 꽤 흔히 나타나는데, 아마도 60세 이상의 30% 이상은 그럴 것으로 보인다. 하지만 어깨 통증으로 정형외과의사를 찾는 사람은 사실상 매우 적은 편이다. 많은 사람이 근력 부족을 잘 참으며 수술을 필요로 하지도 않는다. 통증이 심하고, MRI 결과 회전근개의 완전 파열로 나타나면, 다른 의사들은 거의 반드시 이 통증을 회전근개 파열 탓으로 돌린다.

긴장 근육염 증후군에 대한 경험을 하며 또 이런 결론도 내렸다. 많은 다른 힘줄의 전형적인 누름통증은 긴장 근육염 증후군 징후라는 것이다. 따라서 회전근개 수술은 가급적 하지 말아야 한다. 수술을 한다 해도, 적어도 통증에 관한 한은 수술 결과가 그리 좋지 않을 것이다. 다시 말하지만, 긴장 근육염 증후군을 이해함으로써 값비싸고 위험하고 불필요한 수술을 피할 수 있다.

● 하나의 진단

긴장 근육염 증후군 통증 부위는 이곳저곳으로 이동하는 경향이 강하다. 나는 등통증을 지닌 환자를 여러 달 만나보곤 했다. 그들은 등통증이 해소된 후, 한참 있다가 어깨 힘줄염 때문에, 그 다음에 목통증 때문에 나를 찾아오곤 했다. 나는 그들의 통증 부위가 이동하고 있다는 것을 이제는 알고 있다. 그것이 바로 전형적인 긴장 근육염 증후군이다. 사노 박사는 그것을 증상 필요증이라고 일컬었다. 증상 필요증은 신체 증상이 심리적으로 계속 필요할 경우 심리 상황이 나아질 때까지 뇌가 통증을 만들어 낸다는 것을 뜻한다.

환자와 의사 모두에게 그것은 중요한 계시다. 신체 부위별 최고의 전문가를 찾아다니며 많은 시간과 돈을 쓰는 사람이 많다. 그들은 신체 부위가 서로 별개로 기능한다는 인상을 받기 쉽다. 그들은 각양각색의 진단과 치료를 받으며 거의 탈진할 지경에 이른다.

많은 전문의들이 탈출 추간판, 어깨 부딪힘 증후군, 또는 손목굴증후군 따위의 관점에서만 환자를 바라보는 경향이 있다. 안타깝게도 환자를 사람으로 보지 않고 "신체 부위 의학"을 지향하는 경향이 있는 것이다. 오늘날 많은 전문의들에게 환자는 그저 신체 부위들의 집합에 지나지 않는다. 환자들은 "증거

중심 의학 모형"대로 진단과 치료를 받는다. 그런 요리책 방식의 치료법이 보건 관리 담당 공무원들에게는 득이 되겠지만, 그 때문에 환자와 의사의 사이가 멀어지게 된다. 전체로서의 인간(전인)과 심신 상관성에 대해 도무지 이해를 못하고 있기 때문이다. 많은 사람들이 전통의 역증요법allopathy(병이 일으키는 결과와 반대되는 결과를 일으키는 처방을 함으로써 병을 치료하는 통상의 방법 ― 옮긴이) 의사들이 진단한 서로 다른 많은 병증을 치료하기 위해 대안의학을 찾는 사람이 많은 것도 놀랄 일이 아니다.

전인을 이해하기 위한 뛰어난 방법은 환자로 하여금 통증 도형pain diagram을 작성하게 하는 것이다. 나는 환자에게 현재 통증을 느끼는 신체 부위, 또는 전년도에 통증을 느꼈던 모든 부위에 표시해 달라고 부탁한다. 긴장 근육염 증후군을 지닌 많은 사람들은 통증 도형의 꽤 많은 지점에 표시를 한다. 과거 몇 달 동안 그들은 많은 부위에 통증을 느꼈다는 것을 보여 준다. 나는 많은 환자가 여러 해에 걸쳐 표시한 통증 도형을 가지고 있다. 긴장 근육염 증후군의 경우 시간이 지나면서 발생하는 변화는 증상 부위 교체 경향을 압도적으로 보여 준다.

가장 중요한 것은, 긴장 근육염 증후군이라는 하나의 병증을 가졌다는 것, 그러니까 서로 관계가 없는 여러 가지 다른 병증을 가진 것이 아니라는 것을 알면 좋은 점이 많다. 여러 전문의를 찾아다니며 온갖 진단 검사를 하는 시간과 돈을 절약할 수 있다. 각종 화학적·물리적 치료법을 쓸 필요도 없다.

환자들은 긴장 근육염 증후군을 지니고 있을 경우 마음이 놓일 수 있다. 즉, 등이 정상이고, 목이 정상이며, 팔과 다리도 정상이라는 것을 알게 되기 때문이다. 안심은 강력한 약이다. 머잖아 다음번에는 심한 목통증이 엄습할 것이라는 걱정을 하지 않아도 된다. 평생토록 "등의 상태가 나빠지는" 않을 것이라는 것을 깨닫게 된다. 그들은 수년 동안 의료 기관에 의해 만들어진 강력한 부정적인 조건화를 되돌릴 수 있다. 미래에 대한 믿음과 희망을 다시 발견할 수 있다.

이 모든 것이 하나의 진단에 달려 있다. 사노 박사가 말했던 문제의 핵심이 바로 그것이다. 긴장 근육염 증후군이라는 진단은 환자를 자유롭게 하며 능력을 회복시켜 준다. 만성통증 환자들에게 충만하고 보람찬 삶, 통증으로부터 자유로운 삶을 살 최선의 기회를 안겨 준다.

● 긴장 근육염 증후군 치료 경험

각 환자에 대한 접근법은 차별화할 필요가 있다. 그것은 사람마다 긴장 근육염 증후군 증상이 다르기 때문이다. 사람에 따라서는, 다른 의사들에게 들었을 법한 구조적 이상이라는 진단이 무엇인가에 대해 많은 논의를 해야 할 필요도 있다. 통증을 일으키는 어떤 활동들에 대해 사뭇 두려움을 지닌 사람도 많다. 불쾌한 감정이 신체 증상을 일으킬 수 있다는 것을 믿기 어려워하는 사람도 있다.

나는 사람들에게 교육을 받아 보라고 말한다. 전통 의학적 진단과 치료와는 사뭇 다른 개념에 선뜻 마음을 열지 못하는 것은 자연스러운 현상이다. 그들에게 긴장 근육염 증후군에 대해 교육하고, 개인적인 문제를 다루는 것이 내가 하는 일이다. 많은 사람들이 열린 자세를 취하는 데 동의하면서, 긴장 근육염 증후군 강의를 들어보라는 첫 초대를 대개는 받아들인다.

내가 취하는 통상의 절차는, 우선 강의 전날 저녁에 전화를 해서 강의 시간과 장소를 다시 알려 주는 것이다. 나는 2주에 한 번 강의를 한다. 대체로 앞서 2주 동안 만난 환자 중에서 강의를 듣겠다고 동의한 사람은 10~15명 정도다. 처음 나를 찾아왔을 때는 대부분 강의를 듣겠다고 하는데, 그래도 소수는 긴장 근육염 증후군 개념을 받아들이지 못해서 강의에 참석하지 않겠다고 말한다. 나는 환자 중 절반 남짓이 결국에는 진단을 거부할 것이라고 예상한다. 그렇다고 해서 짜증이 나거나 기분이 나빠져서는 안 된다. 진단을 거부한 사람들에게 나는 그들의 의견을 존중한다고 말하고, 다른 의사를 만나 잘 치료할 수 있기를 빌어 준다.

강의에 나타나지 않는 비율은 평균 30~35%에 이른다. 보통 나는 다음번 강의도 사전에 전화로 다시 알려 주지만, 그들이 두 번째 강의에 참석하지 않으면 진단을 거부하는 것으로 받아들인다. 진단을 거부하는 사람들 일부는 좀 더 전통적인 치료법을 찾으려고 한다. 일부는 "즉효"를 바란다. 통증 문제를 해결할 수 있는 약물이나 주사를 처방해 주거나 수술을 해 주기를 바라는 사람이 많다. 하지만 그들의 통증을 마법같이 제거해 줄 수는 없다. 긴장 근육염 증후군을 치료하게 되는 사람은, 그들의 병증에 대해 배우고 일일 연구 프로그램을 기꺼이 수행하고자 하는 사람들뿐이다.

의사로서 나는 대다수의 환자들을 도울 수 있다는 것에 항상 자부심을 느껴 왔다. 그런 나라도 내 환자의 반 이상이 내 진단과 치료를 거부한다는 것은 꽤나 가슴 아픈 일이다. 어떤 환자들은 그들의 병증이 심신성이라는 것에 화를 낸다. 나는 처음 만나는 환자에게 "심신" 운운하는 말은 하지 않는다. 특별히 내게 묻지 않는 한 그 용어를 기피하는데, 그 이유는 통증이 "순전히 머릿속에서" 일어나는 것을 심신성이라고 오해하기 때문이다. 나는 그들의 통증이 진짜 육체에서 일어나는 통증이라는 사실을 매우 강조한다. 몸에 통증이 생긴 것은 사실이다. 그 점을 명백히 하려고 최선을 다하지만, 어떤 사람들은 부정적으로 골라서 듣는 것 같다. 긴장 근육염 증후군이 정신과 관련되어 있다고 듣는 것이다. 그리고는 그들이 일종의 정신질환에 걸렸다고 말하는 줄 알고는 진단을 거부한다.

● 사례 연구: 진단 거부

72세의 여성이 지난 2주 동안 왼쪽 어깨와 팔에 통증이 있어서 나를 찾아왔다. 통증 도형에서 그녀는 어깨와 팔꿈치 및 아래팔의 가쪽 면 거의 전부를 검게 칠했다. 그녀는 팔 대부분이 이따금 저리고 감각이 없다고 말했다. 또한 양쪽 볼기와 허리에 몇 년 동안 통증이 있었지만, 최근에는 별 문제가 없다고 말했다.

팔과 다리의 운동 범위와 힘은 정상이었다. 목과 허리 운동도 정상이었다. 누름통증은 어깨 위에서 10cm쯤 아래로 내려온 위팔두갈래근 힘줄에서 발견되었다. 또한 위팔뼈의 가쪽 위관절융기(테니스 팔꿈치 부위)에도 누름통증이 있었다. 또 손등의 여러 힘줄에도 누름통증이 있었다. 볼기와 허리뼈 주위 근육에도 누름통증이 있었다.

팔의 X선 사진을 얻었는데, 모두 정상이었다.

그녀의 사회력은 다음과 같았다. 행복한 어린 시절을 보냈고, 부모와는 별 문제가 없었다. 그녀는 완벽주의자였고, 남들을 만족하게 해주려는 성향이 있었다. 남편은 2년 전에 작고했다. 텍사스 주에 사는 자매와 아주 살갑게 지냈는데, 세 달마다 교대로 비행기를 타고 방문을 했다. 그런데 자매가 최근에 사립 요양원에 들어가면서 더 이상 찾아올 수 없게 되었다. 내 환자는 막대한 비용과 노력을 들여 세 달마다 여전히 자매를 찾아갔다. 늙은 것에 대해서는 "조금" 걱정이 된다고 인정했지만, 내가 보기에 노화는 그녀가 생각한 것보다 더 큰 문제였다.

나는 긴장 근육염 증후군 진단을 내렸다. 그녀는 진단을 이해하는 듯했고, 다음 강의에 참석하겠다고 했다. 그러나 강의 전에 전화 통보를 해줄 때, 그녀는 다른 정형외과의사에게 찾아가 보겠다고 말했다. 나는 그것을 받아들이고 그녀가 쾌유하기를 빌어 주었다.

나는 그녀의 새 정형외과의사가 어깨 수술을 하고 "테니스 팔꿈치" 주사를 놓았다는 사실을 친구를 통해 알게 되었다. 주사가 처음에는 효과가 썩 좋은 듯했는데, 증상은 2주 만에 재발했다. 그 후 그녀가 또 다른 정형외과의사를 찾고 있다는 말을 전해 들었다. 그녀는 자신의 통증 문제를 "고쳐" 줄 사람을 한사코 찾고 있는 듯했다.

돌이켜 보니, 그녀의 증상이 나타난 지 2주 만에 긴장 근육염 증후군 진단을 내린 것은 실수였는지도 모르겠다. 증상이 나타난 지 얼마 되지 않은 환자로서는 즉효가 있는 치료를 바라는 것이 당연했다. 최근 들어 나는 긴장 근육염 증후군이 무엇인지 아주 간단히 제시하고, 그것이 환자가 말한 통증과 어떤 관련이 있는가를 말해 준다. 스트레스와 긴장, 불안, 분노가 근육과 힘줄과 신경에 통증을 일으킬 수 있다는 것도 말해 준다. 그리고 증상이 양호하기 때문에 많은 치료를 받지 않고도 나을 수 있다고 안심시켜 준다. 그런 환자들에게 긴장 근육염 증후군 유인물을 주고, 적절한 기간 안에 개선이 되지 않으면 다시 찾아오라고 말한다.

● 강의

긴장 근육염 증후군 강의를 하는 것은 환자들이 긴장 근육염 증후군에 대해 어떤 의문점을 지니고 있는지 알아내는 데 특히 큰 도움이 된다. 강의는 환자들만이 아니라 내게도 좋은 배움의 기회가 되는 것이다. 강의를 통해 나는 환자들이 무엇을 걱정하고 무엇을 궁금해 하는지 알게 된다. 강의를 할 때 각 환자들과 관련이 있는 점을 강조함으로써 개인별 맞춤 강의 느낌을 내려고 노력한다.

집단 모임은 많은 사람들에게 도움이 되는데, 긴장 근육염 증후군에 관한 한 그들이 "외로운 방랑자"가 아니라는 것을 일깨워주기 때문이다. 강의에 참석해서 같은 병을 지닌 다른 사람들을 만남으로써 마음을 놓게 되는 사람이 많다. 나는 강의에 배우자와 가족이 같이 참석하는 것을 환영한다. 환자와 가까운 사람들이 긴장 근육염 증후군을 이해하면 치료하기 힘들었던 병증을 치료하는 데 큰 도움이 된다.

일 때문에 강의에 참석할 수 없는 사람도 있다. 그들에게는 대안을 제시해 준다. 정규 진료 시간에 진료실에서 『TMS 통증치료혁명』이라는 두 시간짜리 비디오를 보여 주는 것이다. 수준 높은 이 비디오는 사노 박사가 강의를 하고 환자들의 질문에 답하는 것으로 꾸며져 있다. 비디오를 본 후 환자들은 15분 동안 나와 함께 그 내용에 관해 이야기를 나눈다. 혹시 환자가 질문을 하면 내가 대답해 준다. 이 비디오에 대해서는 극히 일부의 사람만이 사소한 불만을 제기하는데, 비디오가 다소 정보광고 같다는 점과 현장 강의의 자발성과 열기가 떨어진다는 점이 그것이다. 그런 이유에서 나는 짬이 나면 꼭 강의에 참석하라고 강력히 권한다.

강의가 끝나 갈 무렵 실내 분위기는 꽤나 들떠 있게 마련이다. 몇 년 만에 처음으로 희망을 느꼈다는 사람도 있다. 많은 사람들이 성말 역력히 들뜬 모습을 보인다. 신체가 정상이라는 것을 알고, 만성통증이 치료될 수 있다는 것을 알았기 때문이다. 그들에게는 연구 프로그램이 주어진다. 그들은 날마다 "숙제"를 하라는 조언을 듣는다. 날마다 돌이켜 보는 것이 중요하다.

강의한 지 한 달쯤 되면, 간호사가 전화를 해서 환자들이 어떻게 지내고 있는지 알아본다. 간호사는 긴장 근육염 증후군에 대해 궁금한 것이 있는지, 긴장 근육염 증후군 증상이 어떤지 물어본다. 날마다 숙제는 하고 있는지, 최근의 통증 정도는 어떤지, 여전히 통증 약을 복용하고 있는지도 물어본다. 나에게 직접 듣고 싶은 중요한 의문점이나 걱정스러운 일이 있다면 직접 나와 전화 통화를 하라고 격려해 주기도 한다.

환자들에게는 통증이 계속될 경우 강의 후 두 달 안에 다시 찾아오라고 말한다. 환자가 다시 찾아오면, 나는 가장 중요해 보이는 특별한 심리적 문제를 파악하려고 한다. 환자가 숙제를 열심히 하고 있고 진척을 보이고 있다면, 정신치료자를 소개하는 일은 뒤로 미룬다. 환자에게 통증이 줄어드는지 알아볼 시간을 좀 더 주는 것이다. 강의한 지 두 달이 되어서도 여전히 통증을 보이는 환자들의 경우에는 아무래도 실생활 문제에 초점을 맞추는 것이 좋겠다는 생각을 하게 된다. 숙제는 환자들로 하여금 우리가 누구나 직면하는 심리적 압박과 스트레스에 주목하게 한다. 모든 내 환자들은 교육 치료 결과 더 잘 적응하고 더 행복해지는 것으로 보인다.

교육 과정을 마친 환자들은 필요할 경우 정신요법 권유를 훨씬 더 기꺼이 받아들인다. 그들은 숙제를 함으로써 자신의 감정 문제를 잘 알게 된다. 일일 연구 프로그램은 정신요법을 준비하는 데 좋은 도움이 된다. 나는 정신요법을 받는 환자들을 존경한다. 많은 사람들이 기피하고자 하는 문제를 고찰할 용기를 지녔기 때문이다. 내가 통증 관리를 위해 규칙적으로 찾아오는 사람들을 만나는 동안 그들은 정신요법을 받는다. 그들은 올바른 방향을 제시해 준 것에 대해, 즉 신체가 아니라 심리가 문제라는 것을 생각하게 해준 데 대해 고마워한다. 만성통증 문제는 더 이상 인생의 중요 문제가 아니다. 정신요법을 하면서 다루는 몇 가지 스트레스인자나 감정 문제가 이제 중요할 뿐이다.

● 사례 연구: 정신요법 권유

46세의 간호사가 2주 전에 허리통증과 오른쪽 넓적다리와 무릎에 통증이 생겨서 나를 찾아왔다. 그녀는 10년 전에 허리와 다리에 비슷한 문제가 있었다. 검사 결과 오른쪽 다리의 엉덩정강근막띠 전체만이 아니라 허리뼈 주위 근육에까지 상당한 누름통증을 보였다. 무릎뼈 둘레의 힘줄에도 누름통증이 넓게 퍼져 있었다. 무릎과 허리 X선 촬영 결과 사소한 퇴행 변화를 보였다.

그녀의 사회력은 자못 험난했다. 어린 시절 대부분을 알코올 중독자였던 아버지에게 상당한 감정적 학대를 당했다. 첫 결혼 후, 남편에게 12년 동안 감정적으로나 신체적으로 줄곧 학대를 당했다. 그녀는 비난에 지나치게 민감한 경향이 있는 완벽주의자였다.

나는 긴장 근육염 증후군 진단을 내렸고 그녀는 선선히 받아들였다. 간호사로서의 경험 덕분에 스트레스와 다양한 병증 사이의 관계를 통찰할 수 있었던 것이다. 그녀는 사노 박사의 책을 읽고, 강의를 듣고, 숙제를 열심히 했다. 그리고 불과 2주 만에 증상이 말끔히 사라졌다.

긴장 근육염 증후군 증상이 재발한 것은 4개월이 지나서였다. 이번에는 목과 등 위쪽이 아팠다. 검사 결과 긴장 근육염 증후군 부위가 변했다는 것을 확인할 수 있었다. 나는 그녀의 목과 등이 정상이라고 안심시켜 줄 수 있었다. 문제는 다음이었다. 어떤 새로운 스트레스인자가 긴장 근육염 증후군 증상의 재발 필요성을 촉발시켰는가?

그녀는 15세의 딸과 관련된 문제 때문에 매우 화가 난 것으로 밝혀졌다. 딸이 아버지에게 지난 8년 동안 성 학대를 당했는데, 환자는 그런 사실을 알고 이미 이혼을 한 상태였다. 그런데 새로운 사실이 밝혀졌다. 전 남편의 부모가 손녀의 그런 성 학대 사실을 오래 전부터 알면서도 아들을 보호하기 위해 그걸 비밀로 했던 것이다!

그녀는 새로 밝혀진 사실에 격노했지만, 전 시부모에게 화를 낼 수가 없었다. 그처럼 분노가 치미는 일에 대해 그나마 나에게 털어놓을 수 있다는 것이 정말 다행이라고 그녀는 말했다. 그녀는 불쾌한 감정을 무의식 속에 밀어 넣는 것이 심리적으로 필요한 일이라는 것을 이해했다. 다른 부위에서 긴장 근육염 증후군 증상이 나타난 것은 증상 교체 증상, 곧 증상 필요증이었다.

나는 그녀와 함께 그녀의 사회력을 검토했다. 그녀는 수년에 걸쳐 생성된 불쾌한 감정의 정도가 너무 심해서 정신요법이 필요하다는 데 서로 동의했다. 정신요법을 받지 않는다면 긴장 근육염 증후군이 재발할 가능성이 높다고 나는 설명해 주었다. 그녀는 앞서 교육 치료가 효과가 있었던 것 때문에 긴장 근육염 증후군 진단을 확신하면서 정신요법 권유를 기꺼이 받아들였다. 또 그녀는 딸에게도 정신요법을 받도록 했다. 딸이 최근 심한 두통을 앓고 있었기 때문이다.

● 사례 연구

손목굴증후군

51세의 남성이 양쪽 손목굴증후군으로 다른 의사의 소개를 받고 나를 찾아왔다. 그는 소개해 준 의사가 지시한 신경전도속도 검사 결과를 가지고 왔다. 검사 결과는 손목굴증후군 양성이었다. 그는 손목굴증후군이 전기 기사로서 오랫동안 힘든 손일을 해온 탓으로 돌렸다. 또 그는 만성 목통증과 등통증을 30년이나 앓았는데, 나를 찾아왔을 때는 목통증과 등통증이 없었다. 나는 긴장 근육염 증후군으로 다루어야 한다는 것을 알았지만, 손목굴증후군 진단에 따르기로 결심했다. 나를 소개한 의사와 환자는 내가 외과의사이기 때문에 수술을 기대하고 찾아온 것이다! 나는 바로 그날 양쪽 손목굴을 열어 주었다. 수술은 잘 돼서, 초기 수술 후 상태가 썩 좋아 보였다.

그러나 수술을 한 지 3개월이 지나 그가 다시 찾아와서, 양손이 점점 더 저리고 감각이 없다고 보고했다. 수술 전보다는 조금 약한 정도까지 통증도 증가했다고 한다. 그는 수술을 했는데도 효과가 부분적이고 일시적인 이유가 무엇인지 궁금해 했다. 흥미롭게도 최근 들어 그의 목과 어깨에 심한 통증이 생겼다. 목과 어깨의 누름통증 부위는 긴장 근육염 증후군 부위와 일치했다. 그는 허리뼈 주위 근육과 볼기 근육에도 누름통증이 있었는데, 그것 역시 긴장 근육염 증후군과 일치했지만, 그 부위의 통증은 가벼웠다.

이 시점에서 나는 그의 사회력 전체를 얻어냈다. 그는 상당한 완벽주의 성향이 있었지만, 스스로 완벽주의자라고 생각지 않았다. 그는 가능하면 남들을 만족하게 하려고 애썼고, 전기 기사로서 대단히 양심적으로 일했다. 최근에는 많은 "문제"가 있었던 아내와 이혼을 했다.

누름통증 소견과 성격 유형을 토대로 해서 나는 긴장 근육염 증후군 진단을 내렸다. 수술 후 일시적으로 개선된 것은 속임약 효과와 관련이 있다고 설명해 주었다. 그의 통증, 저림, 무감각이 재발한 것은 손목굴증후군이 가장 정확한 진단이 아니었기 때문이다. 그의 목, 어깨, 등의 통증 또한 긴장 근육염 증후군 증상이었다. 나로서는 원래의 진단이 틀렸다는 것을 시인하는 데 용기가 필요했다. 다행히 그는 긴장 근육염 증후군 진단을 받아들였고, 교육 치료를 받기로 했다.

그는 강의를 들은 첫 달에 크게 개선되었고, 4개월이 지난 지금 증상이 완전히 사라졌다. 손과 손목의 통증도 저림도 무감각도 사라졌다. 그는 허리와 목과 어깨에 전혀 통증이 없다고 한다. 그의 사례는 손목굴증후군이 단지 손목의 긴장 근육염 증후군 증상일 뿐이라는 것을 입증해 주었다.

신경전달속도 검사 결과가 양성으로 나온 것은 왜일까? 나는 긴장 근육염 증후군이 신경전달속도를 줄일 수 있다고 결론지었다. 긴장 근육염 증후군은 가벼운 산소 결핍을 일으키고, 신경전달속도 검사를 받을 때 그 결과가 반영될 수 있다. 보통 다른 의사들은 양성 검사 결과가 반복 수작업 때문이라고 본다. 대체로 일과 관련이 있다고 보는 것이다. 그러나 그러한 해석은 옳지 않다.

내 환자는 수술 받기 여러 해 전부터 손목에 가벼운 긴장 근육염 증후군 증상을 보였다. 긴장 근육염 증후군의 산소 결핍은 결국 검사에서 이상을 발견할 정도로 심해졌다. 이 사례는 통증과 저림, 무감각이 손목굴증후군의 결과라는 결론에 오류가 있다는 것을 말해 준다. 나는 손목굴증후군 수술을 해주었지만, 그 결과는 좋지 않았다. 그의 모든 증상이 완전히 해결된 것은 오로지 긴장 근육염 증후군이라는 올바른 진단에 대한 교육 치료를 받은 후였다.

섬유근육통

45세의 여성이 목과 허리의 통증 때문에 찾아왔다. 그녀는 3년 전의 교통사고 때문에 아픈 것이라고 생각했다. 목과 등의 MRI 결과는 그 나이에 기대되는 정상적인 퇴행 변화만을 보여 주었다. 그녀의 전 정형외과의사는 수술을 권하지는 않았지만, 만성통증이 그런 이상 때문이라고 말했다! 그녀는 등통증과 목통증에 대해 다른 의사의 진단을 받아 보기 위해 나를 찾아왔다.

그녀는 손 외과 진료를 받고 양쪽 손목의 손목굴증후군 진단을 받은 적이 있다는 이야기를 들려주었다. 또 양 어깨 앞부분과 양 팔꿈치 바깥쪽에도 통증이 있다고 보고했다. 손 전문 외과의사는 가능한 치료법으로 손목굴 개방 수술을 언급했지만, 어깨와 팔꿈치 통증에 대해서는 아무런 언급도 하지 않았다. 어떤 의사도 섬유근육통일 가능성을 언급하지 않았다.

그녀의 사회력을 알아본 결과 어린 시절 여러 해 동안 계부에게 감정적·신체적·성적 학대를 당했다. 어린 시절에 어머니는 그녀를 방치했다. 그녀는 완벽주의 성향이 있다는 것을 선뜻 인정했고, 무슨 일이든 가능한 한 잘하려는 성향이 있다고 말했다. 최근에는 그녀보다 훨씬 더 나이가 많은 남편과 화해를 하려고 애를 쓰고 있었는데, 남편은 최근까지 오래도록 다른 여성과 관계를 해왔다. 그녀는 성인이 된 세 자녀와 관계가 아주 좋지 못했는데, 자녀들은 계속 아버지의 품에서 벗어나지 못하고 있었다.

그녀의 병력에는 부정맥, 심장 두근거림, 자궁 내막증으로 인한 불규칙한 월경 주기, 두통, 소화불량(아마 아직도 해결되지 않은 위염이나 위식도 역류병) 등이 포함돼 있었다. 그녀는 20년 동안 정신요법을 받나 말나 했고, 최근에는 다른 주에 있는 정신치료자를 만나고 있었다.

나는 긴장 근육염 증후군 진단을 내린 후, 다른 의사들은 '섬유근육통'이라는 용어를 썼을지도 모른다고 말했다. 그러한 진단은 도움이 되지 않는데, 그 이유는 다른 의사들이 섬유근육통의 원인을 모른다고 스스로 말할 정도이기 때문이다. 물론 효과적인 치료법도 모른다. 그들이 권하는 치료법은 "산탄shotgun" 요법(한 가지쯤은 효과가 있을지 모른다는 생각에 수많은 성분의 약을 처방하는 것 — 옮긴이)이다. 다른 의사들은 섬유근육통이 심신성이라고 보지 않는다.

그녀는 내 진단과 치료를 기꺼이 받아들였다. 나는 그녀의 정신치료자에게 소개 편지를 보내, 그녀가 이제까지 써왔던 인지 접근법과는 다른 통찰 지향적 정신요법을 받게 해달라고 강력히 권했다. 나는 긴장 근육염 증후군에 대한 정보도 동봉하고, 일주일 후 전화를 걸었다. 그래서 긴장 근육염 증후군 이론에 따라 피상적인 인지 접근법 이상이 요구된다는 것을 설명해 주었다. 이 사례의 경우 어린 시절의 아주 강렬한 감정은 더 깊은 탐구를 요하는 것이 분명했다.

6개월 후 아주 뜻깊은 진전이 이루어졌다. 통증 수준이 크게 떨어졌고, 손목굴증후군은 사라졌으며, 그녀의 활동 수준은 대폭 개선되었다. 그녀는 정신요법을 계속 받으면서, 어린 시절의 문제만이 아니라 일상의 스트레스인자까지 다루었다. 그녀가 어느 정도 정신요법을 더 받아야 할 수는 있지만 결국은 증상을 충분히 극복할 것이라고 기대할 수 있었다.

이 사례는 여러 가지 중요한 사실을 보여 준다. 대다수 정형외과의사들은 등통증과 목통증의 원인으로 MRI 소견에 초점을 맞춘다. 이번 사례에서 그런 이상은 정상적인 이상이었다. 허리와 목의 추간판 퇴행이 그처럼 널리 퍼진 누름통증을 일으킨다는 것은 해부학적으로 불가능하다.

섬유근육통은 상대적으로 최근에 나온 진단인데, 1990년 미국 류마티스학회에서 이를 명백히 실재하는 것으로 인정했다. 나를 비롯한 많은 의사들은 대학 시절이나 인턴, 전공의 시절에 섬유근육통의 진단과 치료에 대한 교육을 정식으로 받지 못했다. 하지만 지금은 섬유근육통이 류마티스학 분야에서 두 번째로(뼈관절염 다음으로) 흔한 증상이다. 정말 유행병 수준으로 만연하고 있는 것이다.

많은 의사들이 진료실에서 이 증상을 알아보지 못하는 것은 놀랄 일이 아니다. 그들은 전체 증상 중에서 중요한 통증에만 초점을 맞추고, 기타 여러 가지 통증은 무시해 버리는 경향이 있다. 많은 초전문가들이 등이나 목, 팔과 같은 신체의 한 부분만 고찰한다. 통증 도형은 다수의 만성통증을 확인할 수 있는 뛰어난 도구다. 모든 부위의 통증을 전체적으로 보여 주기 때문이다.

이번 사례에서 내 환자는 3년 전의 자동차 사고 때문에 등과 목에 항구적인 손상을 입었다고 확신하고 있었다. 그녀는 처음에 나타난 등통증과 목통증이 1년 후 어깨와 팔꿈치, 손목까지 확대된 것이라고 생각했다. 섬유근육통은 수개월에 걸쳐, 심지어 수년에 걸쳐 서서히 발전하는 경우가 많다. 그 과정에서 다른 시기에 환자를 만난 다른 의사들에게는 서로 다른 임상 결과가 나타날 수 있다.

정신요법과 관련된 또 다른 사항으로, 그녀는 20년에 걸쳐 간헐적으로 정신요법을 받았는데도 통증이 해소되지 않은 이유를 궁금해 했다. 나는 그녀의 정신치료자가 일상의 모든 스트레스에 대한 인지 접근법을 취했다는 것을 알아내고, 더 깊은 통찰 지향적 형태의 정신요법을 받을 필요가 있다고 말해 주었다. 그녀의 어린 시절은 감정적·신체적·성적 학대로 망가져서, 엄청난 무의식적인 격노가 초래되었다. 그것은 완벽주의와 선행주의의 직접적인 원인이 되었다. 초기에 정신요법을 받으며 어느 정도 그러한 문제를 탐구했지만 문제는 해결되지 않았다. 그녀의 정신요법은 무의식의 불쾌한 감정을 더 깊이 탐구하는 쪽으로 수정될 필요가 있었다.

내가 보기에 섬유근육통은 명백히 심신 증상이다. 긴장 근육염 증후군 중에서도 심각한 증상인 것으로 보인다. 다른 의사들은 심신성 설명을 거부하고, 원인 불명이라고 말하기를 선호한다. 대다수 의사가 만성통증을 지닌 환자에게서 상세한 사회력을 알아내는 훈련을 받지 않았다는 것은 안타까운 사실이다. 그들은 무의식의 불쾌한 감정이 실제로 신체 증상을 일으킬 수 있다는 생각을 받아들이지 않는다.

그런 기본 사실을 이해하고 받아들일 때 비로소 우리는 수수께끼 같은 섬유근육통을 비롯한 각종 긴장 근육염 증후군 근골격 통증이라는 현재의 유행병을 종식시킬 수 있을 것이다.

09

구조적 통증인가 심신성 통증인가?

— 더글러스 호프먼 박사

워싱턴 D.C.에서 자란 **더글러스 호프먼 박사**는 듀크 대학교에서 이학사 학위를 받고, 버몬트 대학교 의과대학에서 의학 학위를 받았다. 호프먼 박사는 펜실베이니아 주, 피츠버그의 세인트 마가레트 메모리얼 병원에서 가정의 전공의 과정을 마치고, 미네소타 주, 미니아폴리스의 헤네핀 카운티 의료 센터에서 1차 진료 스포츠 의학 전임의 과정을 마쳤다. 현재 미네소타 주, 덜러스에서 비수술 정형외과/스포츠 의학 전문의로 일하고 있으며, 위스콘신-수피리어 대학교와 덜러스 허스키즈 야구단의 담당 의사로 일하고 있다. 호프먼 박사는 노르딕 스키, 사이클링, 카약 등의 스포츠를 즐긴다.

곧 알게 되겠지만, 호프먼 박사는 심신장애의 심리적·사교적·사회적 영향에 매우 민감하며, 자신의 전공으로 혜택을 받을 수 있는 소수의 환자를 찾는 일을 하는 모든 이들에게 공통된 쓰라린 좌절을 맛보고 있다.

● 구조적 통증인가 심신성 통증인가?

얼마 전에 한 가정의가 자신이 겪고 있는 만성 등통증 때문에 수 시간이 걸려서 나를 찾아왔다. 그는 통상의 "표준" 치료로 통증을 해결하는 데 실패한 후 사노 박사의 책 『TMS 통증치료혁명』을 읽었다. 한 시간 면담을 하는 동안 그의 통증력과 살아온 이야기를 듣고, 등통증의 심신성 본질을 이해하도록 도와주었다. 우리 둘 다 기대한 대로, 그의 증상은 몇 주가 지나자 완전히 사라졌다. 약속한 시간이 지난 후 진료실을 함께 나갈 때 그가 던진 말이 떠오른다. "이런 것을 새로 알게 되었는데, 돌아가서 예전 방식대로 어떻게 의사 노릇을 하죠?"

이것은 중요한 물음이다. 이런 물음을 던진 것은 그 의사만이 아니다. 나는 비수술 정형외과의사로서 이중생활을 하고 있다. 그러니까 현행의 표준 치료법으로 환자의 근골격 통증 문제를 치료하기도 하고, 드문 일이지만 환자가 기꺼이 심신성으로 인정한 통증은 달리 치료한다.

아침이면 내 진료실에서 늘 볼 수 있는 전형적인 환자들 이야기를 해보겠다. 심각한 오른쪽 엉덩관절 통증으로 찾아온 52세의 여성부터 시작해 보자. 그녀는 촉진을 할 때 오른쪽 엉덩이의 가쪽 부위에서 의학적으로 '누름통증'이라고 일컫는 통증을 심하게 느꼈다. 또 오른쪽 상부 볼기와 오른쪽 넓적다리 가쪽

면의 긴 힘줄을 따라 누름통증이 있었다. 왼쪽 해당부위에도 누름통증이 있었지만 정도는 약했다. 그녀는 우울증과 편두통, 비만, 위식도 역류, 고혈압, 발통증(발바닥 근막염), 손목굴증후군 등의 병력이 있었고, 자궁섬유종 때문에 자궁적출술을 받은 적이 있었다. 엉덩관절 X선 결과는 정상이었다. 진단은 큰돌기 윤활낭염이었다. 그녀는 표준 치료를 받았다.

지역 요양원의 간호조무사인 35세의 여성은 2주 전에 요양원의 환자를 옮기다가 오른쪽 어깨 위와 오른쪽 어깨 관절, 오른팔에 통증과 무감각, 저림 증상을 느꼈다. 통증이 너무 심해서, 근이완제와 이부프로펜 유형의 약, 그리고 마약을 병용했는데도 통증은 조금밖에 개선되지 않았다. 해당 부위를 가볍게 촉진해 보니 통증이 넓게 퍼져 있었다. 과거 병력으로는 우울증, 채찍질 손상, 편두통, 심한 월경통 등이 있었다. 그녀는 두 자녀의 홀어머니였고, 하루에 담배 한 갑을 피웠다. 그녀는 전통 방법으로 통증 치료를 받았다.

40세의 한 남성은 발목 골절로 석고붕대로 고정(깁스)을 한 후 6주 후 추적검사를 받으러 왔다. 그는 끊임없는 심한 통증을 호소했는데, 고정을 한 후 마약성 진통제를 복용해 왔다. 석고붕대를 풀어 보니 부어 있지는 않는데, 촉진 결과 발목 전체에 통증이 심해서 발목을 조금도 움직일 수 없었다. X선 결과는 잘 치료된 것으로 나왔다. 그는 알코올 중독과 양극성장애, 만성 허리통증 병력이 있었고, 그 때문에 사회 보장 장애 혜택을 받고 있었다. 그 역시 표준 통증 치료를 받았다.

최근에 은퇴한 65세의 남성이 오른쪽 무릎 통증 때문에 찾아왔다. 전에 왼쪽 무릎 관절염으로 치료를 해준 적이 있는 환자였다. 왼쪽 무릎 통증을 없앨 수가 없어서 결국 인공관절 치환술을 했었다. 두 군데 허리뼈 유합술, 양 어깨의 회전근개 봉합 수술, 양측 손목굴 개방 수술, 그리고 최근에는 전립샘비대 수술을 받았다. 어느 날 아침 깨어보니 통증이 심했다. X선 결과 중등도의 뼈 관절염(정상적인 노화로 인한 변화)을 보였다. 그는 표준 치료를 받았다.

이 네 명의 환자는 모두 심신성 통증을 앓은 것으로 보이지만, 그들이 그런 진단을 받아들이지 않을 것이라는 것이 내 임상 판단이었다.

이날 아침 마지막 환자는 42세의 여성으로, 10년째 앓아온 만성 목통증 때문에 여러 시간이 걸려서 나를 만나러 왔다. 통증이 악화된 1년 전에 MRI는 물론이고 정형외과와 신경외과 진료를 받았는데, 수술을 권유받지는 않았다. 카이로프랙틱과 여러 가지 진통제, 운동 트레이너의 지도 등은 일시적인 효과밖에 없었다. 그녀는 1년 전에 사노 박사의 『TMS 통증치료혁명』을 읽었는데, 일시적인 효과밖에 없었다. 그녀는 관련 웹사이트에서 내 이름을 알아내서 전화로 진료 약속을 했다. 한 시간 동안 면담을 할 때 우리는 통증의 심신성과 그 원인, 가능한 촉발 요인, 치료 방법 등을 논의했다. 이후 편지와 전화 통화를 통해 그녀의 통증이 현저히 사라졌다는 것을 알 수 있었다. 편지의 마지막 문장은 다음과 같다. "두 시간 동안 밖에서 정원을 손질한 후 이 편지를 쓰고 있습니다. 다시 정원 일을 할 수 있을지 회의하곤 했었는데 말입니다."

나는 의사로서 어쩌다 이중생활을 하게 되었을까? 그것은 나 자신의 개인력에서 비롯된 것이다. 내가 직접 허리통증을 앓던 때가 생생히 기억난다. 의대생 시절, 생활 압박이 커졌는데 완벽하고자 하는 욕구 역시 그러했다. 자전거 경주를 하면서도 그런 욕구를 느꼈다. 허리가 결리는 것을 처음 느낀 것은 자전거 연습을 할 때였다. 그런데 그건 평상시와 다른 연습이었다. 신기록을 세우려고 했던 것이다. 통증이 너무 심해서 계속 자전거를 탈 수 없을 정도였다. 나는 의사에게 진단을 받고 물리치료사를 소개받았다. 날마다 열심히 운동을 했는데도 통증은 개선되지 않았다.

그 후 몇 년 동안 통증은 점점 더 악화되었다. 치료를 받기 위해 찾아간 의사들은 저마다 다른 진단을 내렸다. 물리치료사들 또한 다른 진단과 다른 해결책을 내놓았다. 그러나 허리통증을 없애지 못했고, 자전거는 느릿느릿 탈 수밖에 없었다. 의대 시절 그렇게 자전거를 타러 나왔다가 역시 자전거를 타러 나온 정형외과 교수를 우연히 만나게 되었다. 내 이야기를 들은 교수는 그저 이렇게 말했다. "자네도 그 허리가 말썽인가 보군?"

이런 말들이 진행 중인 등통증을 은연중 부추긴다는 사실도 모른 채, 나는 전통 방법과 대안 치료법을 모두 동원해서 다양하게 시도를 했지만 계속 실패만 했다. 나는 필사적이었다! 그러던 어느 날 서점에서 사노 박사의 두 번째 저서인 『통증혁명』을 보았다. 거기 쓰여 있는 말들은 정말 옳았다. 흠잡을 데 없이 완벽했다. 그 책에서 배운 이론과 치료 기법을 적용한 나는 일주일 만에 통증이 줄어들었고, 6주 만에 "치료"가 되었다. 나는 경악했다! 내 통증이 심신성이라는 것을 단지 이해함으로써, 심리적 이유를 이해함으로써, 그리고 등통증을 느낄 수밖에 없도록 프로그래밍된 사고방식을 포기함으로써, 통증은 말끔히 사라졌다!

그런데 잠깐, 내가 만난 그 모든 의사와 물리치료사들, 의대의 모든 선생들과 교과서가 다 틀렸단 말인가? 나는 자문해 보았다. 새로운 이 지식은 의사인 나에게 어떤 영향을 미칠 것인가?

가정의학과 1차 진료 스포츠 의학, 비수술 정형외과가 내 전공인데, 근골격 장애 환자를 주로 다룬다. 나 자신의 만성통증 장애를 치료한 다음 해부터 나는 내 진료실에서 사노 박사의 이론을 직접 관찰하고 실험했다. 그런데 역시나 놀랍게도 그의 이론이 옳다는 것을 알게 되었다. 흔한 근골격 장애의 대다수는 우리가 받은 전통 교육으로 잘 설명되지 않았는데, 그 기원이 심신성인 경우가 많았다. 나는 더 많은 것을 배우고 싶어서, 뉴욕으로 가서 사노 박사와 같이 일하며 정보를 얻고 그의 이론에 대해 토론했다. 일주일을 함께한 후 헤어질 때 사노 박사는 자신의 발자취를 따르며 또한 직접 관찰을 해보라고 격려해 주었다. 이후의 글은 사노 박사와 함께 일하며 근골격 장애를 지닌 환자를 관찰하고 치료한 이후 거의 8년에 걸쳐 직접 축적한 경험에서 나온 것이다.

통증, 특히 근골격 통증은 특정한 신체 구조적 이상의 결과라는 것을 우리는 의학을 통해 배운다. 급성 외상을 예로 들어 설명하면 이해하기도 쉽고 받아들이기도 쉽다. 손을 짚고 쓰러져서 손목 골절을 당하면 그 결과 초래된 구조적 이상으로 통증이 생긴다. 뼈가 붙으면 통증은 사라진다. 마찬가지로, 단거리 육상선수가 넙다리뒤근육 급성 파열을 당하면 상처가 생긴다. 근육 파열의 결과 대체로 부어오르고 피가 난다. 그러나 근육이 치료되기 시작하면 통증은 잦아들고, 치료와 재활이 완료되면 다시 달리기를 할 수 있다.

그런데 통증의 기원에 대한 그러한 이해를 모든 근골격 통증 증후군에 두루 적용한다. 예를 들어 추돌 차량 사고를 당하면 근육과 기타 물렁조직이 손상(채찍질 증후군)된다고 가정한다. 다른 흔한 예로 좌골신경통이라고 일컫는 다리 통증이 있는데, 통상 의사와 환자들은 이것이 허리의 탈출 추간판 때문이라고 생각한다. 추간판과 척추뼈의 정상적인 노화 탓으로 보는 허리통증, 손목굴증후군 등도 마찬가지다.

'염증'이라는 용어가 이 통증을 설명하는 데 흔히 쓰이는데, 그 염증이라는 것이 존재한다는 과학적 증거는 없다. 근육이나 힘줄에 끈질긴 통증을 느낄 때면 흔히 염증이 생겼다거나 삐었다는 말을 쓴다. 발바닥 통증(발바닥 근막염), 팔꿈치 통증(테니스 팔꿈치), 어깨 통증(부딪힘 증후군), 엉덩관절 통증(큰돌기 윤활낭염)은 흔히 나타나는 심신성 통증인데, 그것이 심신성일 때에도 무슨 구조적 이상(염증, 파열, 마모, 삠, 퇴행) 탓으로 돌린다. 나는 이것을 구조적 모형이라고 일컫는다. 이 모형으로 설명할 수 있는 증상이 일부 있기는 하지만, 흔한 비외상성 통증을 면밀히 살펴보면 대부분 구조적 이상 때문이 아니라는 사실이 드러난다. 그런데도 보편적으로 구조적 이상을 대다수 근골격 통증의 원인으로 받아들인다. 그러면서 통증을 악화시키거나 개선시킬 때를 제외하고는 심리적 요인이 통증에 거의 또는 전혀 역할을 하지 않는 것으로 여긴다. 통증을 개선시키는 것은 또 다른 문제지만, 압도적인 다수의 의사와 환자들은 마음이 실제로 신체 증상을 일으킬 수 있다는 심신성의 정의를 믿지 않는다.

일을 하면서 줄곧 나는 심신장애의 정의를 다들 잘못 알고 있다는 인상을 강하게 받았다. "통증이 머릿속에서만 일어나는 일"이라거나, "상상의 산물"이라거나, "건강염려증"이라고 크게 오해하고 있는 것이 보편적이다. 의사조차도 그렇게 생각한다는 것은 문제가 아닐 수 없다. 우리가 불안할 때, 또는 슬프거나 기쁘거나 성적으로 흥분했을 때, 등통증을 일으키는 장애인 긴장 근육염 증후군과 그 모든 등가 장애(위, 결장, 알레르기, 피부 등의 장애)를 경험하게 된다는 사실을 생각해 보면, 심신성 반응이라는 것이 보편적이며 정상적인 인간 조건의 일부라는 것이 명백해진다.

감정적 스트레스를 받을 때 면역체계가 약화되어 바이러스 질환(감기)에 걸리는 것은 드물지 않은 일이다. 그것은 신체의 여러 조직이나 기관에서 감정으로 인한 생리적 변화가 생긴 것이라고 할 수 있다. 그것이 바로 심신성의 의미다.

내가 강한 인상을 받은 또 다른 것은, 심신장애와 관련해서 장애의 원인을 해결하지 않으면 치료를 기대할 수 없다는 사실에 대해 의학계가 거의 보편적으로 무지하다는 것이다. 통증의 비수술 치료는 거의 전부 대증 요법이다. 통증클리닉에서 통증을 치료하는데, 때로는 속임약 반응(맹목적인 믿음에 의한 치료) 덕분에 통증이 경감되기도 하지만, 대부분 통증이 재발해서 통증이라는 유행병은 계속 만연하게 된다.

외과의사들은 탈출 추간판과 척주관 협착증, 척주의 부정렬 따위를 수술하고 원인을 해결했다고 믿지만, 그러한 이상은 대개 통증의 원인이 아니기 때문에, 수술은 아무런 효과가 없거나 속임약 효과만 얻게 된다. 수술의 속임약 효과 가능성은 44년 전 하버드 대학 교수의 논문에 묘사된 적이 있다. 수술은 강력한 속임약이다.

속임약 치료(수술이든 비수술이든 그 치료)가 부실한 것은 원인을 치료하지 못하기 때문이다. 그 결과가 항구적이라면 그대로 살아갈 수 있겠지만 그렇지가 못하다. 통증이 완화된다 해도 다음 셋 중 한 가지 일이 일어날 것이다. 첫째, 통증이 재발한다. 둘째, 뇌가 통증 부위를 옮긴다. 셋째, 뇌가 다른 기관이나 체계를 선택해서 등가 증상을 일으킨다. 때로는 통증 대신 불안이나 우울증과 같은 감정 반응을 일으킬 수도 있다. 나는 그것을 '등가 반응equivalency response'이라고 명명한 적이 있다. 지극히 중요한 이 현상을 사노 박사는 증상 필요증으로 묘사했다. 이것은 반드시 원인을 치료함으로써 증상을 제거해야 한다는 뜻이다. 그러지 않으면 뇌는 간단히 다른 증상을 만들어 낸다. 사노 박사의 말에 따르면, 프로이트가 이미 100년 전에 증상 교체에 대해 묘사했는데, 그 의미는 프로이트 본인도 몰랐다고 한다.

　사노 박사가 지적했듯이, 오늘날 통증을 유행병으로 만드는 데 단단히 한몫한 것이 바로 의사들이다. 심신장애의 존재를 모르고, 많은 치료 효과라는 것이 속임약 반응 때문일 수 있다는 가능성을 묵살하고 있기 때문이다.

　T는 이 현상을 보여주는 또 다른 사례다. 60세의 집중 치료실 담당 간호사인 그녀는 우울증을 비롯해서 편두통, 지나친 흡연 등의 경력이 있고, 허리와 손목굴 수술을 한 적이 있었다. 그녀는 업무 중에 환자를 들다가 오른쪽 어깨에 심한 통증이 생겼다. 어깨 전체에 통증을 느꼈는데, 오른팔에는 통증과 저림 증상이 느껴졌다. 그녀의 증상이 처음에는 항염증제 투약과 코티손 주사 및 물리치료로 개선되었다. 통증이 다시 심해지자, 어깨 MRI 촬영 결과 부분적인 회전근개 파열이 보였다. 그녀는 수술을 감행했고 회복기 이후 통증이 해소되었다. 한 달 후 그녀는 심한 편두통 때문에 일주일 동안 일을 하지 못했다.

　T는 앞서 논의한 문제점을 역력히 보여 준다. 그녀는 '증상 필요증'의 좋은 본보기다. 그녀의 어깨와 팔의 증상은 전형적인 어깨 근육 파열이 아니었다. MRI로는 "회전근개 파열"이 나타났지만, 나이 들면 그런 파열이 흔한데 통증은 없다는 사실이 의학 문헌에 실려 있다. 그런데도 그녀는 수술을 받았다. 속임약 "치료" 효과는 있었지만, 증상 필요증이 한 달 후 발생한 것은 충분히 예상할 수 있는 일이었다.

　심신성 통증 장애를 다루면서 내가 관찰한 사실들 몇 가지를 여러분과 공유하고 싶다.

● 심신 과정에 있어서의 방아쇠의 역할

환자도 의사도 심신성 통증이 실재한다는 것을 인정하지 않기 때문에, 그들은 통증이 항상 구조적·신체적 현상이라는 생각에서 벗어나지 못한다. 신체적 사고가 일어나면서 통증이 시작되면 환자들은 몸을 다쳤기 때문이라는 생각을 더욱 굳히게 된다. 또는 정당한 손상legitimate injury(예컨대 앞서 말한 발목 골절)을 당한 후 동증이 지속되면 그것이 손상 때문이라고 생각하게 된다. 나는 이런 범주에 속하는 수많은 환자를 만났는데, 그들 중 많은 이들이 사회 보장 장애 급여를 받았다. 그것은 꾀병이 아니었다. 그들은 손상이 방아쇠로 작용해서 긴장 근육염 증후군 반응을 촉발시켰다는 사실을 알지 못했다. 그들은 당초의 손상이 만성통증의 원인이라고 진짜로 믿었다.

심신 반응(통증에 관한 긴장 근육염 증후군 증상)은 잠복성으로 서서히 시작될 수도 있고, 신체적 방아쇠가 당겨졌을 때 시작될 수도 있다. 후자는 골프채를 휘두르거나 빨래 바구니를 들거나 정당한 손상을 당하는 것과 같은 일상적인 일 때문일 수도 있다. 사노 박사는 '방아쇠trigger'라는 말을 방금 묘사한 신체적 사고에만 국한하는 경향이 있다. 그러나 나는 심신장애의 원인이라고 특별히 언급하지 않을 수 없는 수많은 심리적 요인들의 역할에 강렬한 인상을 받아 왔다.

유행병학의 관점에서 볼 때, 신체적 방아쇠는 심신장애의 본질을 형성하는 데 핵심 역할을 한다. 무의식적인 마음은 사회적으로 정당화될 수 있는 증상을 보여 주려고 한다. 진지하게 받아들여지기를 원하는 것이다! 따라서 신체적 방아쇠에서 비롯한 통증 장애는 심신장애를 정당화하는 데 도움이 된다. 예를 들어 손목굴증후군은 임신이나 갑상샘저하증, 또는 통제할 수 없는 당뇨병과 같은 구조적 원인에서 비롯할 수 있다. 그러나 그런 원인은 흔치가 않다. 더욱이 그런 원인으로는 오늘날 우리 사회에서 손목굴증후군이 유행병처럼 만연하고 있는 현실을 설명할 수 없다. 따라서 구조적 원인으로 인한(곧, 흔치 않은) 손목굴증후군은 심신장애처럼 상대적으로 흔한 장애의 모형templete이 된다.

미국에서 회색질척수염(소아마비)이 사라지기 전에 "히스테리 마비"는 흔한 진단이었는데, 사실 그것은 심인성 장애(히스테리 전환)였다. 회색질척수염, 곧 구조적 원인으로 인한 마비는 심인성 마비의 모형이었다. 그러나 백신의 등장으로 회색질척수염이 사라지자, 히스테리 마비도 아주 희귀해졌다. 전쟁이나 산업 재해 등으로 대규모 화학 가스나 독가스 사건이 발생할 때, 가스에 노출되지 않은 많은 환자가 노출된 환자와 동일한 증상을 나타냈다. 구조적 질병의 본질이 시대와 문화에 따라 변하듯이, 심인성 질병도 마찬가지로 변한다.

좀 더 개인적인 수준에서 살펴보면, 신체적 방아쇠는 심신 과정의 가장 흔한 촉매 가운데 하나다. 자동차 사고, 추락, 신체 학대, 작업장에서의 반복 동작 등은 만성통증 증후군을 곧잘 일으키는 신체적 방아쇠의 예다.

S는 42세의 건설 노동자로 일을 하다가 얼음판에 미끄러져서 등을 찧었다. 그는 곧바로 중등도의 허리통증을 느꼈는데, 그 후 며칠이 지나자 진통제를 복용하는데도 걷거나 잠을 이루기 어려울 정도로 통증이 악화되었다. 계속 허리 통증이 심하자 여러 가지 검사를 했는데, 급성 외상성 손상은 보이지 않았다. 거의 1년 동안 통증이 계속되고 일을 할 수도 없자, 그는 통증 전문가의 보살핌 아래 만성통증용 마약을 복용했다. 사고 후 2년이 지났을 때 그는 사회 보장 장애 판정을 받았다.

위 사례는 신체적 자극(낙상)이 어떻게 심신 과정(만성 허리통증)을 촉발하는가를 보여 준다. 그의 검사 결과, 원인이 될 만한 골절을 보이지 않았다. 그런 낙상으로 인해 1~2주 정도 멍이 들거나 등이 쓰리다면 모를까 만성통증 증후군을 예상하기는 어렵다.

심신 과정의 촉발은 신체 자극과 관련이 있을 뿐만 아니라 신체적 방아쇠가 생겨나는 환경과도 관련이 있다. 예를 들어 차량 사고가 채찍질 증후군을 초래하는 데는 신체적 방아쇠만이 아니라 문화적·법적 영향과 보험 급여까지 한몫을 한다.

R은 22세의 여성으로, 안전띠를 맨 상태로 차량 후미 충돌 사고를 당했다. 정지 신호를 받고 차가 멈추어 있을 때 시속 약 40km로 달리던 차가 뒤에서 들이받은 것이다. 그녀는 며칠 동안 목이 뻣뻣한 정도였는데, 일주일 후 잠자리에서 일어나 보니 목의 심한 통증, 경직과 더불어 두통이 밀려왔다. 사고 며칠 후, 그녀를 친 운전자의 보험 회사에서 "사건 해결"을 제안하는 전화를 받았다. 그녀는 거부하고 변호사를 고용했다. 증상이 악화되자 응급실에서 검사를 받은 결과, 머리와 목의 MRI는 정상이었다. 사고 후 1년이 지나도록 계속 치료를 받는데도 목통증과 두통을 느꼈다. 소송은 여전히 진행 중이었다.

위 사례는 우리 사회에서 흔히 일어나는 일로, 차량 후미 충돌 사고와 같은 신체적 방아쇠가 어떻게 여러 가지 심인성 영향력을 발휘해서 만성통증 증후군을 일으키는가를 보여 준다. 문화적으로 채찍질 증후군은 사고로 인한 장기 장애의 경우처럼 우리 사회에 정당한 증상으로 널리 받아들여지고 있다. 더욱이 우리 사회는 법이나 보험을 통해 손상을 돈으로 환산한다. 그럼으로써 장애만이 아니라 정신적 피해와 관련해서도 우리의 값을 매긴다(꼭 의식적으로 그러지는 않더라도). 또 마지막으로, 미국의 미디어는 사고 변호사, 승소를 통한 보상 등의 광고와 각종 치료에 대한 광고 등을 통해 그런 태도를 더욱 부추긴다. 요컨대 미디어는 그런 손상을 널리 알리고, 그럼으로써 아이러니하게도 후미 충돌 사고로 만성 채찍질 증후군을 일으킬 가능성을 높인다. 앞서 언급했듯이, 그러한 장애에 대한 앎은 심신장애를 발전시키는 강력한 방아쇠다.

그와 비슷하게, 사회적 영향력이 변하거나 사라지면, 심신 과정도 그에 따라 변하게 된다. 이러한 사례를 보여주는 연구 논문이 2000년 《뉴잉글랜드 의학 저널》에 발표되었다. 캐나다의 서스캐처원 주에서 일어난 수많은 채찍질 손상 소송 건수와 비용에 주목한 주 정부에서는 보험 제도를 토트tort 시스템(교통사고 피해자 측의 경비를 과실이 있는 자가 부담하는 것이 원칙으로 보험료는 낮다 — 옮긴이)에서 무과실no-fault 시스템(과실 유무와 관계없이 보험회사에서 피해 보상을 하나 보험료가 높아진다 — 옮긴이)으로 바꾸었는데, 전에는 통증에 대해 보상을 했지만 이제는 보상하지 않게 되었다. 이 정책은 1995년 1월 1일부터 시행되었다. 그러자 6개월 후, 예전에 비해 채찍질 손상이 크게 줄고, 채찍질 손상으로부터의 회복 기간도 크게 줄었다.

신체 학대는 신체적 자극 때문에 심인성의 만성통증 증후군이 자주 일어날 수 있다는 것을 극적으로 보여주는 또 다른 경우다. 신체 학대의 결과로 입은 타박상이나 골절 때문에 객관적인 기준으로 볼 때 치료가 되었는데도 계속 만성통증을 일어나는 일이 드물지 않다. 이것은 심인성 장애를 일으키는 감정적인 방아쇠와 신체적 방아쇠가 상호작용을 한 사례다. 신체적 방아쇠가 구조적 장애, 또는 심신장애를 언제 일으키느냐가 문제인데, 이것은 나중에 논의하겠다.

심신장애를 일으키는 사회적 영향은 수없이 많고 그 힘도 막강하다. 그 영향은 일개인에게만이 아니라 전체 사회에 미친다. 문화적으로, 우리 사회는 감정적으로 예민하기보다는 무딘 것을 조장하고 칭찬한다. "냉정하고, 태연하고, 침착한" 것이 우리 문화에서는 긍정적인 가치를 지닌다. 신체적이든 감정적이든 아픔을 느끼는 아이에게 부모는 "괜찮다"거나 "괜찮아질 것"이라고 말한다. 껴안아 주고 아픔을 표현하게 해줌으로써 아이가 느끼고 있는 것을 확인시켜 주는 법이 없다. 우리 사회는 감성석으로 잘 방어되어 있다. 그러나 삶의 상황이나 사건에 대해 우리가 느껴야 한다고 생각하는 것(의식적인 감정)과 실제로 느끼는 것(무의식적인 감정)의 차이가 심인성이 된다.

환자가 "스트레스를 받지 않겠다."고 내게 말하면 적신호가 켜진다. 사노 박사의 방법으로 신체장애를 치료하기로 선택한 환자가 더욱 진정한 삶을 경험하는 일은 드물지 않다. 다시 말해서, 실제로 일어나는 감정을 좀 더 잘 알게 된다. 그러나 고통스러운 자신의 일부, 곧 무의식에 깊이 감춰진 고통스러운 감정을 인정해야 하기 때문에, 그럴 경우 신체적인 고통을 겪는 것보다 더 힘든 삶을 살게 될 사람이 많다. 이론적으로 볼 때, 감정 표현을 격려하고 지지하는 사회에서는 심신장애가 발생할 필요성이 줄어들 것이다.

미디어는 심신 과정을 형성하는 또 다른 중요한 문화 세력이다. 오늘날에는 전체 인구가 역사상 유례를 찾을 수 없을 정도로 갈수록 증가하는 의료 정보와 의료 광고에 노출되어 있다. 그 결과 사람들은 미디어를 통해 얻은 건강 쟁점에 관한 정보를 믿으며, 어느 경우에는 건강관리 전문가들의 정보보다 그런 정보를 더 믿는다. 뜻하지 않게도 의사로부터 미디어로 권위가 옮겨간 것이다. 예를 들어 새로운 약물에 대한 제약회사의 집중 광고는 "속임약 위력"을 높이는 경우가 많아진다. 시장에서 큰 인기를 끈 모든 새로운 비스테로이드 항염증제NSAID를 쓸 경우, 치료 효과가 훨씬 더 크게 나타난다. 줄잡아 1~2년이 지나야 비로소 이용 가능한 다른 약품과 같은 수준으로 치료 효과가 떨어진다. 또 다른 예로 특히 허리통증 치료를 목적으로 하는 대안의학의 집중적인 광고를 들 수 있다. 자석부터 매트리스, 건강보조식품, 당김 장치, 깔창, 심지어 용수철을 넣은 쿠션 신발에 이르기까지, 즉효를 추구하는 건강 산업이 번창해 왔다. 안타깝게도 이런 "속임약" 상품으로는 일시적인 개선 효과(또는 그와 동등한 반응)만 경험하게 된다. 마지막으로 논전을 벌이기를 좋아하는 미디어의 성향은 "오늘 백악관에서는 허리통증이나 손가락 장애, 손목 통증, 기타 업무로 인해 새로 생기거나 악화된 신체 문제를 지닌 근로자 수백만 명을 지원하겠다고 약속했다."와 같은 진술을 대중에게 자칫 잘못 전달할 수 있다. 그러한 유형의 진술은 반복적인 활동이 사람을 무기력하게 하는 근골격 장애를 일으킬 수 있다는 믿음을 대중에게 심어 줄 수 있다.

오늘날 사회의 법체계 역시 심신 과정의 강력한 방아쇠가 된다. 우리 사회는 고통을 화폐로 환산하는데, 그것 자체가 심인성이 된다(물론 무의식적으로). 더욱이 미국에서는 교통사고든, 업무 중 손상이든, 타인의 재산 손상이든 가리지 않고 일거리를 끌어들이기 위한 변호사들의 치열한 광고가 넘쳐 난다. 이 광고는 손상이 남 탓이고 우리는 희생자라는 생각을 부추긴다. 일반적으로 법정에서는 그러한 사고방식을 지지하고 정당화한다. 결과적으로 손상을 당해서 소송이 제기되면, 그 두 가지 모두 심신장애를 일으키는 강력한 방아쇠가 된다. 게다가 (당신이 희생자이고 당신의 고통은 보상받을 가치가 있다는, 잠재의식에 주입된 메시지와 더불어) 법체계가 관련된 사건의 경우 채찍질 증후군은 한층 흔해진다. 갖가지 치료 분야를 비롯한 의료 체계도 여기에 관여하는데, 나아가서

"손상"을 당한 것이 맞다고 확인해 주기까지 한다. 보험회사도 관여해서 지급할 돈을 가지고 누가 부담을 해야 할 것인가를 따진다.

중요한 법적 판결 또한 사회가 손상을 어떻게 바라볼 것인가를 결정하는데, 작업장 손상의 경우가 특히 그렇다. 오스트레일리아에서 바로 그런 일이 있었는데, 업무와 관련한 반복 긴장 손상의 발생이 1983년에 가파르게 상승했다. 이 유행병을 종식시킨 최대의 단일 사건은 1987년 법원의 판결이었다. '쿠퍼 대 연방' 사건에서 오스트레일리아 대법원에서는 피고인의 고용주에게 태만의 책임이 없으며, 원고는 손상을 당한 것이 아니라고 판결한 것이다. 결국 모든 비용이 원고에게 부과되었고, 그 후 반복 스트레스 손상은 자취를 감추었다. 미국에서도 그런 판결이 절실히 필요한 실정이다.

그와 비슷하게, 보험 산업도 심인성 과정에 영향을 미친다. 손상으로 인한 통증 증후군을 인식하게 하고 나아가 정당화시키기 때문이다. 더욱이 보험 산업은 피해 의식을 부추길 뿐만 아니라 손상을 화폐 가치로 환산한다. 또한 손상에 대한 분노를 환기시키고, 보상을 하지 않으려고 보상 청구를 거부하는 것에 대한, 또는 법적 절차를 밟아야 할 필요성에 대한 분노를 환기시킨다(그에 따라 무의식적 감정을 환기시킨다).

보험 산업의 한 갈래인 산업 재해 보상 제도는 미국의 근골격 장애에 가장 강력한 심인성 영향을 미치는 것 가운데 하나다. 미국 산업사의 한 시기에, 위험한 작업 조건과 노동력 착취로부터 노동자를 보호하는 것이 절실히 필요했다. 노동자의 권익을 향상시키는 데는 그것이 핵심이었다. 오늘날에도 많은 환경에서 근로자를 보호하는 법이 매우 중요하고 필요하다. 그러나 근로자를 위한 조건이 전체적으로 변했고, 운동 방향 또한 달라졌다. 노동과 관련해서 생기는 근골격 통증 증후군은 그 어떤 유형이라도 산업 재해 손상으로 간주된다. 그런 사실은 심신 과정을 촉발하는 노동 관련 통증의 유형을 사회가 어떻게 바라볼 것인가에 영향을 미친다. 의학적 장애, 특히 근골격 장애 때문에 일을 할 수 없는 상태는 지난 몇 십 년 전에 비해 사회적으로 한결 너그럽게 용인된다. 그럼으로써 허리통증과 손목굴증후군 같은 작업 관련 장애 사건이 유행병 수준으로 급증했다. 근로자가 작업장에서 반복 동작과 긴장을 하는 정도가 과거에 비해 낮아졌는데도 그렇다. 이러한 역설은 산업 재해 보상 제도 자체가 통증 장애를 일으키는 심인성 방아쇠라는 것을 이해하면 부분적으로 설명이 된다.

마지막으로 건강관리 산업이 심신장애를 정당화시키고 항구화하는 데 큰 역할을 한다. 앞서 언급했듯이, 의학 교육과 그에 따른 의료 시술 현장에서 심신장애를 이해하지 못하고, 인정하지도 않고 있다. 따라서 의사들은 구조적 모형을 토대로 통증을 설명할 수밖에 없다. 거기에는 여러 가지 중요한 의미가 함축되어 있다. 첫째, 치료 전략이 이 모형에서 나올 수밖에 없다. 둘째, 심신 통증 장애를 구조적 문제로 정당화하는 것은 무엇보다도 무의식적 감정을 주목하지 못하게 하려는 통증의 존재 이유를 강화한다. 따라서 현재의 치료는 통증을 구조적 이상으로 정당화하기 때문에 심신 과정을 도지게 하는 경우가 많다. 의사가 심신 문제를 구조적인 것(예컨대 섬유근육통)이라고 확인해 주지 않는다면 문제는 감소하고, 심지어 사라질 수도 있다.

의사들은 왜 심신 개념을 받아들이기를 꺼리는 것일까? 답은 복잡하다. 거기에는 우리의 의료 교육의 편향성만이 아니라 '우리 자신의 무의식적 감정'까지 얽혀 있다. 사노 박사의 원리를 이해하고 효과적으로 적용할 수 있기 위해서는 자신의 그늘과 고통스러운 감정을 인정해야만 한다. 거기에 덧붙여, 권위자라는 의사의 지위가 그러한 관점과 절충되어야 한다. '환자들이 스스로 치료를 할 수 있다'는 사실을 알게 됨으로써 환자들도 재량권을 갖게 되었기 때문이다.

극적이든 미묘하든 환경이 고통스러운 무의식적 감정을 환기할 때, 그리고 신체적 통증 같은 것으로 주의를 분산시키며 스스로를 보호할 필요성을 부추길 때, 감정적 방아쇠는 작동하게 된다. 다시 말하면, 무의식적 감정을 환기하는 것이 바로 진짜 스트레스인 것이다. 결혼이나 출산, 이사, 나이 듦, 노화와 같은 삶의 사건이 강력한 감정적 방아쇠가 되는 경우가 많다. 여성이 어린 자녀를 안아주는 것 때문에 목통증이나 어깨 통증이 생기는 일이 드물지 않다. 그것은 신체적 방아쇠(안아주는 것)와 감정적 방아쇠(자신의 어린 시절 기억을 떠올릴 수밖에 없는 어머니로서의 스트레스)가 모두 작용하는 사례다.

44세의 남성 의사가 날마다 해온 아침 달리기를 하기 위해 준비하고 있었다. 이 날은 새로 교수가 된 첫날이라서 일찍 학교에 가고 싶어서 짧은 거리만 달릴 생각이었다. 신발 끈을 매기 위해 허리를 숙이는 순간 허리에 날카롭고 강렬한 통증이 밀려왔다. 그는 출근을 할 수는 있었지만, 며칠 동안 통증이 줄어들지 않았다. 6개월이 지나도 여전히 허리가 아팠고, 다시 악화될까 봐 달리기를 하지 않았다.

이 의사는 지난날 아무런 어려움 없이 수천 번 허리를 숙이고 신발 끈을 묶었다. 그런데 이번에는 무엇이 달랐을까? 그는 새 일자리에서 첫날을 맞는다는 생각에 감정적 스트레스를 느끼고 있었다. 새 출발을 한다는 스트레스를 의식한 것이 아니라, 아마도 두려움이나 불안 같은 감정이 무의식적으로 환기되었을 것이다.

32세의 여성 변호사는 여러 해 전에 정원 일과 관련해서 허리통증이 생겼다. 의사의 검사 결과 허리 추간판의 가벼운 퇴행 질환이 보였다. 투약이나 카이로프랙틱, 물리치료 등에도 불구하고 통증은 낫지 않았다. 그녀는 대안 치료도 해봤지만 성공하지 못했다.

그녀의 개인력은 의미심장했다. 그녀가 "억압적"이라고 말한 어머니와의 관계가 원만치 못했다. 고교와 대학 시절 내내 전부 A학점을 받았고, 명문 법대에서 과 수석으로 졸업했다. 그녀는 불임 진단과 치료를 받은 적이 있었다. 몇 년 전 성공적으로 일해 온 개인 법률회사를 그만두고, 비영리 단체에서 비교적 수월한 일을 하기 시작했다. 어머니와는 계속 관계가 좋지 못해서 지난 3년 동안 여러 차례 정신요법을 받기도 했다.

이 사례는 여러 가지 요점을 보여 준다. 첫째로, 억압적인 부모는 자녀의 격노를 불러일으킬 수 있는데, 그것은 이 환자가 간직해 온 수많은 고통스러운 무의식적 감정 가운데 하나였다. 둘째로, 그녀의 학업 성적과 변호사로서의 성공은 완벽과 감정 통제, 독립을 바라는 성격에서 비롯된 것인데, 그런 성격은 이제까지 문제가 없었고 곧잘 보상도 받았다. 그러나 무의식적 마음속에서 그녀의 완벽주의 또한 격노를 불러일으킬 수 있었다. 감정을 회피하려는 그녀의 타고난 성향은, 억압된 감정을 무방비 상태로 방치하면 걷잡을 수 없이 분출할지도 모른다는 무의식적 두려움을 뜻하는 것일 수 있다. 마지막으로, 성년이 된 이후 고통스러운 무의식적 감정으로부터의 도피는 높은 학업 성취와, 그 이후 바쁜 변호사 활동의 형태를 띠었다. 그녀는 이미 충분히 주의를 딴 데로 돌리고 있었기 때문에 신체 통증은 필요치 않았다.

그러나 바쁜 변호사 일을 그만두자 중요한 방어 기전을 잃어버렸다. 게다가 결혼을 하게 되면서 더욱 스트레스를 받기 시작했다. 불임 치료를 받는 것도 여러 가지 이유에서 꽤나 심인성을 부추긴다고 미루어 짐작할 수 있다. 성격상 그녀는 (임신을 하지 못하는 것에 대한) 슬픔을 표현하지 않고 억압을 했는데, 그 것은 무의식에 자리 잡은 고통스러운 감정을 더욱 누적시켰다. 또한 불임은 사람이 해결할 수 없는 경우가 많다. 그래서 그것 역시 격노를 불러일으키는데, 열심히 노력하면 보상을 받게 된다는 것을 아는 사람에게는 더욱 그렇다. 그래서 스트레스는 누적되는데 방어 기전을 잃게 되자, 등통증을 느낌으로써 어려움을 모면하고 감정을 계속 억압할 수 있었다.

사노 박사는 감정에 주목하지 않고 신체를 주목하도록 유도하는 통증의 중요한 역할을 강조했다. 나는 통증 등가물들도 그렇게 관심을 딴 데로 돌리는 데 기여한다는 사실을 발견했다. 가장 흔한 것 중에 하나가 일중독이다. 동료 의사 한 명이 이런 말을 한 기억이 난다. "내가 왜 휴가를 가고 싶어 한 거지? 나 자신을 어째야 할지 모르겠어." 다시 말하면, 그는 무의식적으로 이렇게 말하고 있는 셈이다. "내가 왜 내 감정을 떠올리고 싶어 한 거지?" 감정을 떠올리는 일이 그에게는 너무 고통스러웠을 것이다!

내 진료 경험으로 볼 때 심신 과정을 촉발하는 가장 흔한 삶의 사건 가운데 하나는 나이 드는 것이다. 나이가 든다는 것은 건강이 나빠지고, 혼자 살 수 없게 되고, 자신의 죽음이든 사랑하는 사람의 죽음이든 죽음에 맞닥뜨려야 한다는 문제를 포함한다. 그러한 환자의 진단이 어려운 것은, 노인의 경우 암이나 기관 장애, 신경이나 류마티스 장애와 같은 구조적 진단 빈도가 높기 때문이다.

● 고통스러운 무의식적 감정이 심신 과정을 부추긴다

무의식적 감정이 심신 과정의 토대라는 사실은 의심의 여지가 없다. 내 경험으로 볼 때 고통스러운 그 어떤 무의식적 감정이라도 심인성일 수 있다. 그것은 우리에게 위협이 될 수 있고, 따라서 자연스레 방어하고자 하기 때문이다. 분노나 격노는 우리가 으레 방어하고자 하는 흔한 감정이지만, 대체로 수치심이나 죄의식, 원치 않는 부적절한 감정, 슬픔, 두려움, 불안과 같은 억압된 감정들에 대한 반응으로 나타난다.

36세의 여성 한 명은 편두통과 불안장애 병력이 있었고, 첫 아이를 낳은 지 4개월 후에 목통증과 양쪽 어깨 통증이 생겼다. 그녀는 아기를 안아주는 것 때문이라고 생각했다. 물리치료 한 과정을 마친 후 개선이 되었는데, 그 시점은 그녀가 회계원 일을 다시 시작한 것과 일치했다. 18개월 후 그녀는 둘째 아들을 낳고서 일을 그만두고 두 아들을 기르며 집에 있기로 했다. 그러자 간헐적인 목통증을 겪기 시작했고, 편두통도 뚜렷하게 악화되었다. 6개월 후, 폐암 진단을 받았던 어머니가 불시에 사망했다. 알코올 중독이기도 했던 어머니는 그녀가 어렸을 때 느닷없이 화를 내는 일이 많았다. 그런데 이제는 남편의 음주가 점점 걱정이 되었다. 그 문제로 남편이나 다른 사람과 의논을 해 본 적은 없었다. 어머니 장례식을 치른 지 3주 후, 그녀는 관절 통증이 심해졌고, 온몸이 쑤시고 피곤했다. 아프지 않은 곳이 없었다! 여러 의사를 전전한 후 그녀는 류마티스병 전문의에게 섬유근육통 진단을 받았다. 통증 때문에 아무런 일을 할 수 없어서 낮에 아이들을 돌봐 줄 사람이 필요했다.

이 환자는 알코올 중독인 어머니에게 감정적 학대를 받은 것을 비롯해서 어린 시절의 갖가지 감정적 문제를 안고 있었다. 새내기 엄마로서의 부담과 더불어 억압된 감정이 목통증과 어깨 통증을 촉발했고, 이 통증은 다시 일을 하면서 관심을 딴 데로 돌리자 개선이 되었다. 둘째 아이를 낳으면서 부담감이 늘어난 데다 전업 주부가 되기로 결심함으로써 억압된 감정을 흔들었고, 그 증거로 목통증이 재발하고 편두통이 악화되었다. 마지막으로, 어머니가 사망하자 엎친 데 덮친 격이 되었다! 그녀는 어머니를 잃었을 뿐만 아니라, 어머니의 죽음이 억압된 감정의 방아쇠를 당겼다. 어린 시절의 감정적 학대와 어머니의 알코올 중독으로 인해 쌓인 억압된 감정이 꿈틀거린 것이다. 남편의 음주는 불에 기름을 끼얹은 격이었다. 그녀는 환기된 감정을 다루기가 너무 힘들다는 것을 무의식적으로 느끼고, 표출될 위험에 맞서 적절히 방어하기 위해 격렬한 증상이 필요했다.

신체적·감정적·성적으로 학대를 당한 환자들은, 그런 끔찍한 경험 때문에 어린 시절에 억압하게 된 참을 수 없는 감정적 고통을 경험하기보다는 차라리 평생 신체적 고통을 겪는 일이 많다. 그것은 증상 필요증을 보여 준다. 계속 감정을 억압하고 방어하기 위해 자주 계속적으로 신체 증상을 일으킬 필요가 있는 것이 증상 필요증이다. 거듭 강조하지만, 나는 증상의 심각성 및 만성화 정도는 무의식에 깔린 고통에 비례한다는 것을 발견했다. 그 고통을 환기하는 방아쇠의 강도에 비례하기도 한다.

진짜 원인을 이해하고 심신장애를 적절히 치료한 환자와 의사라면 그 장애에 대해, 그리고 어떻게 성공적으로 치료했는가에 대해 친구나 지인들에게 말하고 싶어 하는 것이 보통이다. 그런데 쉽게 믿어 주는 사람이 드물다. 특히 심한 긴장 근육염 증후군의 표현인 섬유근육통 환자 400명에게 섬유근육통의 심신 상관성에 대한 이야기를 들려준 기억이 난다. 그들의 증상은 소모적이고 사람을 무력하게 만들었는데, 어느 한 사람도 자신의 문제를 심신성으로 보려고 하지 않았다! 아이러니하게도 그런 자세는 전적으로 일리가 있다. 자신의 장애가 심인성이라는 것을 인정하게 되면, 고통스러운 무의식적 감정을 인정한 셈이 된다. 그러면 방어 기전이 무너지고, 주의를 딴 데로 돌릴 수 없게 된다. 결국 그는 감정적 고통을 느끼기 시작할 것이다! 대다수 사람에게 그건 너무 버거운 일이다. 그럴 만한 이유가 있어서 억압하게 된 감정을 느끼는 것보다는 차라리 신체적 고통을 겪는 것이 덜 괴로울 수 있다. 물론 의식적으로 이러한 사고 과정을 거치지는 않는다. 나는 사노 박사의 방법으로 치료한 환자들에게 그것이 감정적으로 고통스러운 과정일 수 있다는 것을 미리 말해 준다. 우리 내면에 도사린 강력하고 고통스러운 감정을 인정하는 것은 쉬운 일이 아니다. 그 감정이 억압된 것도 그 때문이다. 여러 해 전에 치료한 만성 허리통증 환자가 생생히 기억난다. 그녀는 자신의 통증이 고통스러운 무의식적 감정을 생각지 않게 하려는 전략이라는 개념을 확실히 통찰했다. 그러나 등통증이 해소되자, 그녀의 표현에 따르면, 감정적으로 결판이 났다. 그녀는 감정과 맞싸우는 것과 등통증을 겪는 것 사이에서 오락가락할 수 있었다. 결국 등통증을 겪는 것이 더 편했다!

우리는 그러한 감정의 위력을 잊지 말아야 한다. 많은 경우, 그런 감정적 고통을 인정하는 것보다 차라리 신체적 고통을 당하는 것이 더 편하다. 더욱이 우리 사회는 우리 모두가 품고 있는 그런 고통스러운 감정을 겉으로 표현하는 것을 달가워하지 않는다. 전에 말했듯이, 우리 사회는 울거나 비통해 하는 것을 마땅치 않게 여기며, 감정에 사로잡힌 사람을 약한 사람으로 본다. 우리가 흔히 감정을 지닌 채 외로움을 느끼고, 그 감정들을 억압하려고 하는 것도 이상할 것이 없다. 우리 모두가 인간 존재로서 경험하는 삶의 실망스러움, 시련, 상실을 슬퍼하라고 격려해 주는 존재는 거의 없다.

● 구조적 장애와 심신장애는 어떻게 구별하는가?

이것은 매우 중요한 질문이다. 내가 환자들을 만나며 이 점을 깊이 고려하는 것은, 앞서 말했듯이 치료의 가능성이 증상의 원인을 이해하는 데 달려 있기 때문이다. 혈액 검사, X선 촬영, MRI, 기타 어떤 형태의 의료 기술로도 심신장애 진단을 입증할 수 없다. 게다가 심신성 진단은 다른 어떤 것도 들어맞지 않는다는 이유에서 내리는 진단도 아니다. 이 진단은 고유한 일단의 징후와 증상을 토대로 하는데, 그중 일부는 구조적 장애와 겹친다. 의사가 사용할 수 있는 최고의 도구는 철저한 병력 청취와 신체검사다. 일단 그것을 완료하면 감별진단이 내려지는데, 그것은 겉으로 드러난 징후와 증상에 맞아떨어지는 가능한 장애들의 목록을 만든 셈이다. 감별진단의 범위를 좁히기 위해 실험실 검사와 영상 검사 같은 기술이 필요할 수도 있다.

예를 들어, 우울증과 위식도 역류, 알코올 중독 병력을 지닌 45세의 한 남성이 오른쪽 엉덩관절 통증으로 나를 찾아왔다. 통증 부위는 엉덩이 가쪽 면이었는데, 항상 통증이 있었다. 통증이 생긴 것은 알코올 중독 입원 치료를 받을 때였다. 신체검사 결과 볼기 근육과 큰돌기 전체에 심한 누름통증을 나타냈다. 통증은 엉덩관절의 운동 범위 전체에 걸쳐 나타났다. 허리 검사 결과는 정상이었고, 엉덩이 X선과 MRI 검사 결과도 정상이었다.

이번 사례에서 병력과 신체검사 결과로는 엉덩관절 질환 아니면 국소 물렁조직 통증 증후군, 곧 뚜렷한 심신장애일 가능성이 있었다. 영상 검사를 이용해서 엉덩관절 질환의 가능성을 배제할 수 있었다. 이것은 아주 중요한 단계였는데, 알코올 중독자의 경우 넙다리뼈머리 무혈관 괴사와 같은 엉덩관절 질환일 가능성이 더 높기 때문이다. 병력으로 볼 때는 과거에 나타내 보였던 중독이나 우울증, 역류 등의 심신 등가물일 가능성도 보였다. 마지막으로, 통증이 생긴 시점(즉 알코올 중독 치료 도중이었다는 것)으로 볼 때는 그의 통증의 기원이 심신성일 가능성이 더 높았다. 이 환자는 알코올 음용이라는 방어 기전을 잃고 알코올 중독 치료 스트레스를 겪고 있을 때 통증 증후군이 생겼다.

심신장애라는 것을 입증하는 데 도움이 되는 징후와 증상은 많다.

환자의 병력
- 과거의 다른 심신장애 병력
- 현재의 심신장애 존재
- 증상 시작을 둘러싼 환경
- 우울증과 불안 병력
- 등가 반응을 시사하는 증상의 출현 시기
- 해부학적으로 잘 설명되지 않는 증상
- 증상 이동
- 간헐적인 증상
- 증상 부위

신체검사

- 근육 유발점trigger point의 존재
- 물렁조직 촉진에 대한 과민성
- 해부학적 분포를 따르지 않는 신경 기능 이상(감각 이상, 쇠약)
- 통증에 대한 과장된 반응

위에 나열한 징후나 증상 중 개별적으로 심신장애에만 나타나는 것은 없다. 그보다는 문제점이 나타난 맥락을 고려해야 할 뿐 아니라, 그 문제점을 설명할 수 있는 다른 구조적 장애가 생긴 것일 수도 있다는 점을 고려해야 한다. 다음 두 가지 사례는 의사가 환자의 장애를 어떻게 이해할 것인가를 잘 보여 준다.

첫 번째 사례는 1년 전 하키를 하다가 잠행성 목통증이 시작된 16세의 여성이다. 그녀는 뒤에서 타격을 당해 굽힘폄(굴신) 유형의 손상을 당했다. 몇 주 후 통증이 개선되었지만 해소되지는 않았다. 그녀의 통증은 다음 여름에 농구를 하다가 악화되었다. 신경 증상과는 관련이 없었다. 방사선사진과 MRI 결과는 정상이었다. 그녀는 물리치료로 개선이 되지 않았다. 통증 때문에 밤중에 잠이 깨는 일이 많았다. 그녀의 과거 병력에는 주목할 만한 점이 없었다. 검사 결과 셋째 목뼈에서 여섯째 목뼈의 가시돌기(극돌기)에 통증을 느꼈고, 오른쪽 목 근육조직을 따라 통증을 느꼈다. 운동 범위가 제한되고 아팠다. 뼈 스캔 결과 넷째 목뼈가 들린 것이 보였고, 그 후 CT 촬영 결과 풋뼈 뼈종이 보였다. 이는 양성이지만 통증이 있는 골종양이었다. 그녀의 증상은 종양 제거 수술 후 완전히 사라졌다.

이 사례는 나타난 증상에 따라 감별진단을 고려하는 것이 중요하다는 것을 보여 준다. 그녀의 증상이 심신장애로 설명될 수 있었지만, 환자의 나이와 다른 질병의 부재, 겉보기에 명백한 가정 문제가 없는 보통의 삶, 그리고 일관된 증상은 정밀 검사로 이어져 구조적 장애를 찾게 되었다. 풋뼈 뼈종은 10대에 나타나는 경우가 많은데, 흔히 나타나는 부위가 바로 척주다.

두 번째 사례는, 17세의 여성으로 안전띠를 매지 않은 상태로 운전하다가 일시정지 표지판을 보고 차를 세웠는데 후미 충돌 사고를 당했다. 처음에는 아무렇지도 않았지만, 이틀 후 아침에 깨어나자 목통증과 두통이 심했다. 목 방사선과 머리와 목 MRI를 포함해서 응급실에서 검사한 결과 음성이었다. 그녀는 양팔과 양손의 통증과 무감각, 그리고 두통을 호소했다. 진료실에서 촉진한 결과 목과 어깨의 근육조직에 광범위하게 현저한 통증이 있었고, 양팔의 신경 검사 결과는 정상이었다. 과거 병력으로는 주의력 결핍 장애, 우울증, 편두통, 만성 무릎 통증이 있었고, 학교에서 체육 시간에 제외되었다. 병력을 더 알아보니 학교 성적이 좋지 않았고, 약물과 알코올을 사용한 것으로 드러났다. 어렸을 때 아버지가 집을 나갔고, 그 후 만난 적이 없었다. 어머니와 같이 살았는데, 어머니는 많은 남성과 관계했다.

목통증을 지닌 첫 번째 환자와 달리, 이 환자는 목통증의 원인이 심신성이라는 것을 가리키는 요소가 많았다. 첫째로, 사고가 난 지 이틀 후에 통증이 생겼다. 조직의 손상이 급성이라면 즉시 통증이 생기는 것이 보통이다. 병력과 검사 결과 광범위한 부위에서 근육통을 느꼈고, 해부학적 분포에 따르지 않는 주관적인 신경 증상을 보였다. 과거에 심신장애 병력이 있었고, 학교 성적이 나빴을 뿐만 아니라 약물과 알코올을 사용한 것은, 아마도 격노와 사랑받지 못한다는 느낌, 부실한 양육, 슬픔 등과 같은 고통스러운 무의식적 감정이 그런 식으로 표출된 것으로 보인다. 열악한 사회적 상황은 그녀의 통증이 심신성일 가능성을 더욱 뒷받침한다.

구조적 이상이 흔히 심신 과정의 방아쇠가 된다는 것을 앞서 논의한 적 있다. 많은 사례를 돌아볼 때, 나는 통증의 원천으로 볼 수 있는 심신성과 구조적 이상 사이의 스펙트럼이 무척 넓다고 믿는다. 예를 들어 섬유근육통과 같은 장애는 명백히 그 기원이 심신성이다. 그와 달리 손목 골절로 인한 통증은 구조적 이상 때문이다. 무릎의 뼈관설염과 같은 흔한 장애를 예로 들어보자. 무릎 방사선 촬영 결과 나타난 퇴행 변화는 분명 통증의 원인일 수 있다. 그러나 나는 관절 방사선 촬영 결과 나타난 심각한 퇴행 변화에도 불구하고 통증이 전혀 없는 경우를 자주 보았다. 그래서 나는 신체와 심신성 사이의 스펙트럼 중 어느 지점에선가 상호작용을 한 결과가 통증이라고 이해한다. 다시 말하면 X선에 나타난 관절염은 심신 과정을 촉발할 수 있다. 이 심신 과정은 자각 증상이 없거나 통증이 미약한 관절염을 심한 통증으로 바꾸거나, 그 증상으로 예상되는 것 이상으로 통증을 강화한다.

무릎의 뼈관절염이 심신성이라는 것을 시사하는 또 다른 증거로, 통증이 생긴 시기를 들 수 있다.

55세의 한 여성이 나를 찾아와서 약 한 달 전 아침부터 시작된 오른쪽 무릎 통증을 호소했다. 좌골신경통 때문에 허리 수술을 받은 후 최근 차도가 있었는데, 활동량을 늘리자마자 무릎에 극심한 통증이 밀려왔다. 허리 수술에 앞서 그녀는 뼈관절염 때문에 왼쪽 무릎 전체를 인공 관절로 대체했었다. 또한 과거에 양쪽 손목굴 수술을 받았고, 뼈관절염 때문에 전체 엉덩관절 대체 수술을 받았고, 발바닥 근막염과 비만, 과도한 흡연으로 인한 만성 폐쇄 폐질환 및 우울증의 과거력이 있었다. 진료실에서 방사선 촬영 결과 뼈관절염에 해당하는 중등도의 퇴행 변화가 보였다.

이 환자는 정형외과 문제를 "바로잡기" 위해 많은 수술을 받았다. 그런데 한 가지 문제가 해결되면 다른 문제가 생겼다. 이것은 증상 필요증, 또는 진행 중인 등가 반응의 예다. X선 결과 변화를 보인 지는 꽤 오래되었지만, 허리 수술에서 회복될 때까지 무릎에는 통증이 없었다. 이것은 내가 진료실에서 날마다 보는 흔한 양상이다. 이러한 사실은 여느 의사들이 구조적 이상 때문이라고 생각하는 흔한 증상들 다수가 심신성 요소를 지니고 있다는 사실을 시사한다. 다시 말하지만, 이러한 장애를 나는 스펙트럼으로 생각한다. 어떤 환자의 경우에는 통증이 주로 심신성이고, 다른 환자의 경우에는 심인성 요소가 적다.

또 다른 사례로, 76세의 남성이 사다리를 타고 올라가 크리스마스 등을 단 후, 오른쪽 무릎에 중등도의 통증이 나타나고 부어올라서 나를 찾아왔다. 과거에도 "무리"하면 이따금 무릎이 아팠다. 신체검사 결과 무릎에 약간의 삼출액이 있었고, 운동 범위가 줄었고, 굽힐 때 통증이 있었다. 방사선 촬영 결과 양 무릎에 심한 뼈관절염이 보였다. 환자는 무릎에 코티손 주사를 맞자 통증이 사라졌다. 그가 앞서 말한, 가끔 아픈 것은 여전했다.

앞서의 무릎 통증 환자와 달리 이 환자는 심한 퇴행 변화를 보이면서도 활동 정도에 따라 가끔 아플 뿐이다. 그는 무릎에 부담이 현저히 증가해서 통증이 재발하면 바로 치료를 받았다. 나는 이 환자의 무릎 통증이 구조적 스펙트럼의 끝에 가깝다고 믿는다.

● **심신장애의 치료에 관한 생각**

심신 개념을 받아들이고 이해하는 것은 심신장애를 성공적으로 치료하는 토대가 된다. 사노 박사가 틀을 잡아 놓은 방법으로 근골격 장애를 치료하기 위해 환자가 나를 찾아오겠다고 요청할 때, 나는 전화 통화를 통해 그들이 심신장애의 기본 원칙을 얼마나 받아들이고 이해할 수 있는지 그 수준을 판정해서 약속 여부를 정한다. 환자와 한 시간 동안 면담을 하는 내용은 다음과 같다.

1. 병력을 듣고 신체검사를 하며, 적절한 영상 검사 결과를 살펴봄으로써 그 장애가 사실상 심신성이라는 것을 확인한다.
2. 환자가 심신장애를 받아들이고 이해하는 정도를 면밀히 평가한다.
3. 치료 원칙을 재검토한다.

앞서 인용한 사례 가운데 만성 목통증을 지닌 42세의 여성을 성공적으로 치료할 수 있었던 것은 면담하는 동안 강조한 여러 가지 중요한 점들을 이용한 덕분이다. 첫째, 그녀의 목통증이 정말 심신성이라는 것을 확인함으로써 통증에 대한 두려움을 없앨 수 있었고, 그녀가 기피한 활동을 재개할 수 있는 자신감을 줄 수 있었다. 바꿔 말하면 그녀는 스스로 재교육을 하기 시작했다. 둘째, 그녀는 고통스러운 무의식적 감정을 지니는 것이 정상이며, 우리 모두가 그러하고, 통증을 없애기 위해 꼭 정신요법을 받을 필요가 없다는 사실을 알고 안심할 필요가 있었다. 마지막으로, 통증은 감정으로부터 신체로 관심을 돌리기 위한 것이라는 중요한 개념을 그녀와 함께 재검토했다. 관심을 돌리기 위한 신체적 고통을 제거할 수 있도록, 신체적 고통을 다시 심리적 고통으로 되돌릴 필요성을 강화하는 방법을 고안해 냈다.

나는 심신장애 치료와 관련해서 환자들이 흔히 던지는 여러 가지 질문에 주목했다. 그중 첫 번째는 스트레스를 어떻게 "알아차리고" 어떻게 필요한 조치를 취할 것인가 하는 질문이다. 삶은 스트레스로 가득하기 때문에, 고통을 제거하기 위해서는 스트레스를 먼저 제거해야 한다는 사실을 알고 있기 때문에 이러한 질문을 하는 것이다. 물론 그런 사고 과정이 올바른 것은 아니다. 첫째, 심신장애는 무의식적인 마음에서 발생한다. 감정이 거주하는 무의식 세계의 대부분을 우리는 알지 못한다. 그러한 감정에 직접 접속하는 것은 가능하지 않을 뿐만 아니라, 대부분의 경우 성공적인 치료를 위해 접속이 필요한 것도 아니다. 성공적인 치료는 고통스럽고 불쾌하고 흔히 위협적이기도 한 감정이 존재한다는 것을 단지 인정하기만 하면 된다. "알아차릴" 필요는 없다. 치료는 그런 존재를 인정하는 것이지 변화시키는 것이 아니다. 스트레스는 인생의 일부이며 불가피한 것이다. 그것을 받아들인다는 것은 통증을 심신성으로 받아들인다는 것을 뜻할 뿐만 아니라, 그 삶의 일부를 우리가 좋아하든 싫어하든 자신의 삶으로 받아들여야 한다. 고통스러운 무의식적 감정을 있는 그대로의 우리 삶의 일부로 받아들이는 것은 성공적인 치료로 향한 길일 뿐만 아니라, 더욱 전인 whole human being에 다가서는 길이다.

환자들이 내게 묻는 또 다른 흔한 질문은 재활 운동이나 카이로프랙틱, 허리 보호대를 그만두어야 하는가 등이다. "그렇다"는 것이 답이다! 심신장애의 원인은, 그 원인에 따른 치료의 길은, 바로 마음속에 있다. 환자들은 여러 건강관리 제공자들의 선의의 조언을 듣고 곧바로 '프로그래밍'된다. 예를 들어 허리 통증 환자가 물리치료를 받을 때, 물리치료사가 좋은 자세와 물건을 드는 올바른 방법, 통증을 악화시킬 가능성이 있는 활동 회피 따위에 대한 조언을 해준다. 그러면 환자는 그런 조언을 수행하지 않을 경우 통증이 유발할 수 있도록 프로그래밍된다. 항상 올바른 자세를 취할 수 있는 사람이 어디 있겠는가? 따라서 성공적인 치료를 위해서는 환자가 스스로 프로그래밍된 방식을 알고, 그것을 직면하고 극복하고자 할 필요가 있다. 이전에 치료받으면서 불가피하게 강력히 프로그래밍된 것이 지속될 때 치료가 실패하게 된다. 나는 그렇게 프로그래밍된 것에 얽매이는 것을 나는 '공포 요인fear factor'이라고 부른다. 환자들은 등을 곧게 펴지 않고 허리는 숙이는 것과 같은 행동처럼 뭔가 잘못된 행동을 하면 통증이 생기거나 손상을 당할 것이라고 두려워하게 된다. 물론 심신장애로 인한 통증은 해롭지 않다(통증의 강도를 얕보는 것은 아니다). 이러한 사실을 환자들이 일단 받아들이면, 그들은 자신이 어떻게 프로그래밍되었는가를 직면하고 그것을 극복할 수 있다.

● 결론

심신장애에 대한 내 이해와 진단 능력은 점점 진화하고 있다. 의학적 장애 가운데 전적으로 마음과 무관한 것이 과연 있을까? 류마티스 관절염이나 다발경화증과 같은 자가 면역 장애의 경우에는 감정이 어떤 역할을 하는 것일까? 암의 경우에는? 모든 인간의 신체는 감정적 건강과 무관하게 어느 시점엔가는 쇠락한다. 신체가 늙어 가거나 죽어 가는 과정에 있는 사람에게 감정은 어떤 역할을 할까?

이번 장을 시작하면서 묘사한 사례를 다시 돌아보자. 마지막 사례만 빼고 모두 비수술 정형외과 진료실에서 날마다 벌어지는 일들이다. 그런 사례들은 보편적인 심신장애와 흔히 발생하는 증상 필요증, 곧 고통스러운 무의식적 감정을 계속 억압해야 할 필요성을 잘 보여 준다.

에드워드 쇼터Edward Shorter는 심신장애의 역사를 기록한 자신의 저서 제목을 『마비에서 피로까지From Paralysis to Fatigue』라고 지었다. 나라면 그 책을 『마비에서 피로 또는 만성통증까지』라고 짓고 싶다. 만성통증 장애는 오늘날의 유행병이다. 그러나 나는 환자에게 통증의 원인이 심신성일 가능성이 있다고 말하는 경우가 드물다. 이번 장 서두에서 다룬 마지막 환자처럼 심신장애 통증을 치료하러 나를 찾아온 대다수 환자들은 거의 전부가 전통 의학 치료를 받고 실패해서, 절망적인 심정에서 친구에게 사노 박사 이야기를 들은 사람들이다. 그런 환자들은 감정의 세계를 통찰할 동기와 능력을 가질 필요가 있다.

나는 심인성으로 인한 많은 장애를 알면서도 환자들에게 표준 치료를 해주는 이중생활을 어떻게 양립시켜 나가고 있을까? 무엇보다도, 우리 사회에서 의술을 펼치고자 한다면, 나로서는 오늘날 있는 그대로 의학계의 현실을 받아들이지 않을 수 없다. 그리고 모든 통증이 심신성인 것은 아니다. 뚜렷하게 심인성으로 인한 통증일 경우, 나로서는 적어도 그 통증의 진짜 원인을 알고 있으니 통증이 사라지지 않거나 등가 반응이 나타나도 절망하지 않는다. 오히려 예상한다! 내가 환자들과 말하고 상호작용하는 방식 또한 그러한 지식 덕분에 사뭇 달라졌다. 나는 환자들에게 '회복하도록 허용permission to get better'하며, 통증을 느끼도록 프로그래밍하는 말을 하지 않는다.

52세의 한 여성이 2년 전에 생긴 발목 통증 때문에 나를 찾아왔다. 그녀가 19세였을 때 발목이 부러져서 개방 정복과 내부 고정 수술을 받았다. 당시 정형외과의사는 이렇게 말했다. "50세가 되면 관절염이 생길 겁니다." 그녀는 50

세가 되면 발목 통증이 생길 것을 '예상'하며 평생을 보냈다. 그 나이가 되자 정말 통증이 생겼다!

심신장애를 지닌 많은 환자들은 의사가 그들에게 하자가 있다고 말해 주면 오히려 좋아한다. 증상 필요증이 정당화되기 때문이다. 그러나 우리 의사들이 그런 말을 하면 우리 자신이 문제의 일부가 되어, 환자의 심신 과정을 강화하게 된다. 나는 환자들의 통증을 정확하면서도 희망적인 관점에서 말해 주려고 노력한다. 심신 과정을 앎으로써, 나는 섬유근육통과 같이 치료 불가능하다고 여겨지는 병증을 치료할 수 있는 능력을 갖게 되었다. 교과서에는 섬유근육통이 원인 불명이며 치료 불가능하다고 나와 있다. 나는 섬유근육통 환자들을 완치시켰다. 그들은 이번 장의 앞부분에서 묘사한 환자처럼 자신의 문제를 기꺼이 심신장애로 바라본다.

마지막으로, 내 성공담을 계기로 해서, 그리고 내 경험과 사노 박사의 경험과 지혜를 기꺼이 공유함으로써 내 동료 의사들의 마음이 활짝 열려서, 의학계와 사회가 통증과 질병을 바라보고 치료하는 방식이 점차 변하기를 바라 마지않는다.

10 가정의의 심신의학 임상 경험

— 마크 소퍼 박사

마크 소퍼 박사는 1990년부터 뉴햄프셔 주 엑서터에서 개업하고 있는 가정의로, 그 사이 1년 동안은 버몬트 대학교의 운동 팀 소속 의사로 일했다. 긴장 근육염 증후군 치료와 연구 외에도 시너지 헬스 앤드 피트니스 센터의 의료 책임자로 일했고, 필립스 엑서터 아카데미 학생들의 치료를 맡았다.

열렬한 스포츠맨이기도 한 소퍼 박사는 마라톤 13회를 완주했고, 마운트 워싱턴 로드 레이스도 세 번 완주했다. 윌리엄 대학 테니스 팀의 주장으로서 뉴잉글랜드의 작은 대학 운동 대회인 NESCAC 첫 대회에서 팀을 우승으로 이끌었으며, 이후에도 유능한 선수로서 테니스를 계속했다. 그는 가족과 함께 하이킹을 하고 자전거 타기를 즐기며, 한번은 운동 삼아 갔던 워싱턴 산의 험한 길을 40kg이 넘는 다친 개를 짊어지고 내려온 적도 있다.

소퍼 박사의 이 글이 매우 중요한 이유는, 그가 심신의학의 원리를 가정의학에 적용했기 때문이다. 그는 아주 다양한 임상 증상에서 무의식적 현상이 어떻게 일어나는가를 관찰했다. 호프먼 박사와 로첼 박사처럼, 그는 대다수 환자들이 심신성 진단을 거부하는 것에 대해 쓰라린 좌절을 겪었다.

● 가정의학

사노 박사의 의술이 목과 등, 팔다리 통증에 좀 더 초점을 맞추고 있는 반면, 나는 가정의로서 심신장애의 넓은 스펙트럼을 아우르는 각종 증상을 지닌 많은 사람을 돌볼 기회가 있었다. 전통 교육을 받은 의사인 나는 사노 박사의 두 번째 저서인 『통증혁명』을 읽고 그의 방법으로 큰 성공을 거둘 수 있었다. 거의 2년 동안 나를 괴롭힌 허리통증과 더불어 15년 이상 지속되어 온 간헐적인 좌골신경통을 말끔히 없앤 것이다. 단지 책 한 권을 읽은 것만으로 오랜 고통을 제거할 수 있었다는 것에 마음이 동한 나는 사노 박사에게 연락을 했고, 그는 나를 뉴욕으로 초대해서 훈련을 받게 해주었다.

사노 박사와 시간을 보낸 후, 심신의학이 내 의술에 꼭 필요하다는 것이 명백해졌다. 전통 주류 의학과 대안 요법 모두가 보증하고 권장하는 치료법을 썼는데도 왜 그토록 많은 환자가 만성 증상을 지니고 거듭 재발을 하는 것일까?

심신의학은 이런 이유를 밝히는 데 도움이 되었다. 나는 뛰어난 의학 교육을 받았다고 생각했다. 전통 의학은 내게 언제 약을 처방하고, 언제 휴식과 얼음, 열, 물리치료, 아니면 특수 운동을 권하고, 언제 정밀 검사를 위해 다른 의사를 소개하고, 언제 주사나 수술, 침술 등의 치료를 권할 것인가를 가르쳐 주었다. 그런데 나는 전통 의학은 증상의 원인으로서의 마음의 역할에 대해서는 거의 아무런 말도 해주지 않았다는 것을 알게 되었다. 두통이나 궤양, 과민 대장 증후군 따위의 장애 요인으로 항상 스트레스를 언급했지만, 그것으로 끝이었다. 사실상 모든 내 환자들이 때로 실생활에서 심리 때문에 유발된 증상을 경험한다는 것이 이제는 내게 명백해졌다.

제1장에서 사노 박사가 지적했듯이, 심신성은 심인성 장애의 한 종류지만, 이번 장에서 나는 '심신성psychosomatic'과 '심인성psychogenic induced'이라는 용어를 구별하지 않고 사용할 것이다. 내가 치료한 거의 모든 심인성 장애는 심신성이었기 때문이다.

사노 박사의 책들에 언급은 되었지만 폭넓게 다루지는 않은 심신 증상을 지닌 환자들의 요청을 받고, 나는 책 한 권을 썼다. 『통증 없이 사느냐 죽느냐: 심신증후군To Be or Not To be... Pain-Free: The Mindbody Syndrome』이라는 제목의 이 책은 폭넓은 심신장애를 다루어 온 내 경험을 토대로 한 것이다. 나는 가정의로서 영아부터 노인까지 모든 연령의 환자를 돌본다. 가정의는 환자들을 포괄적으로 돌본다. 즉, 환자를 전인으로 대한다. 나는 질병의 징후와 증상을 검사하고 치료할 뿐만 아니라 환자들의 건강 유지까지 책임진다. 나는 모든 연령의 환자가 아프면 건강해지도록 도와서 잘 지낼 수 있도록 한다. 여느 가정의처럼 나 또한 환자들이 증상 평가와 검사를 받으러 찾아오는 첫 번째 사람이다.

심신 과정을 초기에 알아보는 능력은 실용적으로 매우 큰 가치가 있다. 환자가 불필요하고 부적절한 치료를 받지 않게 할 수 있기 때문이다. 그런 일은 일반적으로 성공적이지 못해서, 환자들의 불편과 무능력을 연장시키기 일쑤다. 적시의 정확한 진단과 치료는 증상 해결과 우리가 궁극적으로 원하는 삶의 질의 회복의 속도를 높인다.

'진인'을 책임지는 가정의는 폭넓은 스펙트럼의 심신장애와 마주치게 된다. 그러한 1차 진료를 한다는 것은 매우 힘들고 때로는 두렵기까지 하다. 긴장 근육염 증후군 치료에 대한 내 평판을 듣고 많은 사람들이 나를 찾아오는데, 내 환자들 대다수는 그러한 내용을 전혀 알지 못한다. 나는 그런 새로운 비전통 개념을 그들에게 소개해 주는데, 그들은 다양한 이유에서 그 개념을 받아들이거나 거부한다. 내 환자가 사노 박사의 환자와 다른 점이 그것이다. 사노 박사의 환자는 대부분 박사의 개념을 잘 알고 있다. 사노 박사를 찾는 것도 그 때문이다. 나는 1차 진료를 맡고 있다는 이유 때문에 다양한 심신장애를 만난다. 본질적으로 긴장 근육염 증후군 등가물인 이 심신장애는 긴장 근육염 증후군과 동일한 심리에서 비롯한 것이다. 내 경험이 의사들, 특히 1차 진료를 하는 가정의와 내과의사, 소아과의사들의 관심을 끌기를 바란다.

모든 통증이 긴장 근육염 증후군 때문인 것은 아니다. 그러나 만성통증과 재발하는 통증의 대다수는 구조적·신체적 통증이 아니라 심리적·신체적 통증이라고 나는 진심으로 믿는다. 평균적으로 나는 하루 20~25명의 환자를 만난다. 예방접종을 하고 성장 발달 사항을 점검하려는 건강한 아이들도 있다. 마찬가지로 해마다 건강 진단을 하고, 암이나 고혈압, 지질 이상, 당뇨병, 담배 남용 등을 검사하러 오는 성인들도 있다. 방문 환자의 거의 반은 호흡기와 위장관 장애, 피부 감염 등의 급성 질환 때문에 찾아온다. 그러나 어느 날이든 적어도 서너 명은 폭넓은 만성 또는 간헐적인 증상을 검사하러 온다. 그들은 등과 목, 어깨, 팔, 손목, 손, 엉덩이, 무릎, 발, 배, 생식기 등 그 어디든 통증을 호소한다. 몇 가지 예를 들면, 관절염이나 추간판 질환, 힘줄염, 윤활낭염, 좌골신경통, 회전근개 파열, 엉덩정강근막띠 증후군, 편두통, 과민 대장 증후군, 소화불량, 위식도 역류 장애, 손목굴증후군, 발바닥 근막염, 턱관절 증후군, 또는 섬유근육통 등을 지니고 있다고 믿고 나를 찾아온다. 흔히 그들은 일 때문에 그런 병이 생겼다고 믿는다. 때로는 치유되지 않은 "옛 손상" 또는 단지 "오랜 사용으로 닳아서" 생긴 손상이라고 믿기도 한다.

환자들 가운데 이미 온갖 유형의 치료를 받았는데 어떤 치료는 효과가 없었고, 어떤 치료(속임약)는 일시적인 효과만 있었다. 그러한 치료의 예를 들면 경구 투약, 주사, 마사지, 수술, 보조기 등을 꼽을 수 있다. 그런 치료로는 장기적인 성공을 거두지 못하는데, 그 이유는 그런 치료가 잘못된 진단을 토대로 하고 있기 때문이다. 앞서 언급한 것과 같이, 심리적인 이유로 인한 증상을 신체 치료 방법으로 치료해서는 실패하기 마련이다.

이야기는 다시 감별진단 개념으로 돌아간다. 의사가 환자로부터 정보(병력)를 얻는 과정은 적절한 신체검사를 하고, 진단 검사(혈액검사, X선, MRI 따위)를 의뢰하고, 그런 다음 취합된 자료를 해석해서, 축적된 자료와 다소 관련이 있는 진단 목록을 만드는 식으로 이루어진다. 이런 작업을 '감별진단differential diagnosis'이라고 한다. 이 목록 가운데 하나가 가장 가능성이 높은 진단으로 선택되어 적절한 치료가 시작된다. 이렇게 적절한 진단과 치료법을 선택하는 것, 이것이 임상의학의 기술이자 과학이다.

통증 장애에 대한 현대 진단의 가장 큰 문제점 중 하나는 의사들이 '감별진단을 하지 않는다'는 것이다. 예를 들어 허리와 다리 통증의 경우, 허리 MRI가 탈출 추간판을 보인다면, 연역적 추리에 의해 이것을 통증의 원인으로 가정한다. 탈출 추간판의 부위와 통증 부위나 검사 소견 사이에 상관관계가 없어도 그렇게 가정한다. 그러면서 심신의학을 펼치는 우리와 같은 사람들을 비방한다. 긴장 근육염 증후군의 실제가 존재한다는 "과학적 증거"가 없다는 이유에서 말이다. 그런데 그런 비방을 하는 사람들의 진단도 아무런 과학적 증거가 없다. 그들은 압박과 염증에 대해 말하지만, 의학 문헌에는 그들의 진단을 뒷받침하는 증거가 전혀 없다. 그런데도 그들은 경솔하게 수술 따위의 치료를 서슴지 않고 해치운다. 그들이 영상 검사 소견과 환자 증상 사이의 상관관계가 없다는 것을 무시하는 이유는 감별진단을 하지 않기 때문이다(또는 하고 싶지 않기 때문이다). 그들은 미리 하나의 진단에 얽매어 있다.

이 상황에서 내 감별진단은 다음과 같다.

1. 증상과 소견의 원인은 탈출 추간판이다.
2. 증상과 소견의 원인은 긴장 근육염 증후군이다.

근골격 장애에 관한 한 잘못된 진단을 토대로 한 부적절한 치료를 하는 것이 통례다. 그 결과 환자들의 증상은 계속되고, 기껏해야 속임약 현상으로 통증이 일시적으로 감소할 뿐인데, 때로는 다른 부위에 증상이 생기거나, 다른 계통(위장관, 피부 등)에 증상이 생길 수도 있다. 이것은 이 책 앞부분에서 언급한 증상 필요증이다.

진단에 대한 우리의 선택이 옳았다는 것은 치료 성공으로 증명된다. 예전 의학계에서 성공적인 치료는 곧 정확한 진단의 증거로 간주되었다.

분명히 해 두고 싶은 것이 있다. 의사는 남을 돕기 위해 의학계에 몸담고 있다고 나는 진심으로 믿는다. 의사들은 치유하기를 바라고, 사람들을 건강하게 해주기를 바란다. 그것은 값지고 뿌듯한 일이다. 그래서 의사들은 지식과 경험을 토대로 정직하고 성실하게, 도움이 될 것이라고 믿는 치료를 제공한다. '그러나 그들의 지적 토대는 완전하지 않다.' 의학계에서 이런 말을 해서는 친구를 다 잃기 십상이지만, 이 말이 사실이라는 것을 나는 의심치 않는다. 신체 증상이 발생하는 데 심리적 요인이 결정적인 역할을 한다는 사실을 의사들이 알지 못하는 한, 그들의 치유 노력은 헛되고 말 것이다.

의사들이 긴장 근육염 증후군 이론을 그토록 수용하길 꺼리는 이유는 무엇일까? 한 가지 이유는 성과를 측정하기 어렵다는 것이다. 과학적 치료법이라면 어떠한 치료든 대조군, "맹검" 평가, "이중 맹검" 프로토콜 등을 비롯한 공식 검사로 평가되어야 마땅하다. 동료 의사들은 긴장 근육염 증후군 의사를 배척하기 일쑤인데, 긴장 근육염 증후군 치료에 성공했다는 증거가 "일화적anecdotal 증거"(객관적인 연구 통계에 의지하기보다는 개인의 증언만을 토대로 한 증거 — 옮긴이)에 불과하다는 이유에서다. 우리가 과학적인 프로토콜을 채택하지 않기 때문에 그 결과가 유효하지 않다고 보는 것이다. 안타깝게도 긴장 근육염 증후군 이론은 대조 연구가 불가능하다. 그 이유는 긴장 근육염 증후군 치료에 성공하기 위해서는 그 증상이 심리적인 데 토대를 두고 있다는 사실을 환자들이 먼저 받아들여야 하기 때문이다. 환자들이 통증 원인에 대한 구조적인 설명(추간판 문제, 발꿈치 돌기, 손목굴증후군 등)을 거부하고, 그 대신 통증의 원인이 긴장 근육염 증후군에 있다는 것을 받아들이지 않는다면 그들은 회복할 수 없다. 대조 연구에서는 환자들을 무작위로 할당해서 두 가지 이상의 치료법을 쓴다. 긴장 근육염 증후군 치료에 할당된 대다수 사람들은 논의가 필요한 몇 가지 이유 때문에 긴장 근육염 증후군 진단을 받아들일 수가 없다. 그러니 그런 연구는 실효성이 없다. 긴장 근육염 증후군은 성격상 그런 연구에 적용하기가 대단히 불리한 것이다.

전통 과학적 프로토콜로 그 성과를 측정하기 어렵다는 것 외에도, 긴장 근육염 증후군을 치료하는 데 많은 시간이 소모된다는 어려움이 있다. '진짜' 신체 증상의 원인이 심리적인 데 있을 수 있다는 것을 구구하게 설명하기보다는 약을 처방하거나 물리치료 또는 수술을 권하는 것이 훨씬 더 쉽다. 환자들이 듣기에 그 개념이 너무 생소하다면 몹시 실망할 가능성이 높다. 그들은 "즉효"를 바라는 경우가 많다. 통증을 당장에 완화시켜줄 신체 치료를 원하는 것이다. 그들의 상태와 경험에 입각해서 볼 때 그런 기대를 하는 것도 무리가 아니다. 그들의 증상이 심리적인 데서 비롯했을 가능성이 있다는 이야기를 듣게 되면, 그들이 진짜 증상을 지닌 것이 아니라 상상의 통증을 앓고 있다는 뜻인 줄 아는 사람이 많다. 그보다 더 나쁜 것은, 건강염려증에 걸렸다거나, "미쳤다"거나, 통증이 "머릿속에만" 존재한다는 뜻으로 알아듣는 것이다. 그래서는 아무리 좋은 의사-환자 관계라도 금이 갈 수 있다. 심리가 어떻게 생리에 영향을 미칠 수 있고, 실제로 영향을 미치는가에 대해서는 많은 시간을 들여 자세히 설명하지 않을 수 없다. 그보다는 차라리 처방전이나 써 주는 것이 훨씬 더 쉽다!

슬프게도 내가 긴장 근육염 증후군 개념을 소개해 준 환자들 대다수가 이 개념을 받아들이지 않았다. 10~20%만이 흥미와 열정을 보인 것으로 추산된다.

흥미를 보인 사람들은 그들에게 심각한 신체 문제나 질병이 있다고 보지 않는다는 내 말에 안심을 하는 경우가 많다. 그들은 내가 책을 읽고 머리를 쓸 것만을 권하려고 한다는 것을 알고 무척 기뻐하기까지 한다. 그런 사람들은 약을 복용하거나 다른 치료를 소개받을 필요가 없다는 것에 행복해 한다. 나는 그런 식으로 반응하는 사람이 더 많지 않은 이유가 무엇인지 모르겠다. 하나의 사회 집단으로서 우리는 너무 소극적으로 변해 가고 있어서, 우리의 건강을 위해 적극적인 참여를 하지 않고 단지 수동적으로 치료를 받고 싶어 한다. 어떤 사람들의 경우에는 '심리적'이라는 말을 듣자마자, 또는 스트레스의 역할을 이야기하자마자, 내 말을 무시해 버리거나 화를 낸다. 그들은 심리적인 것과 관련되면 치욕스럽다고 여기거나 내가 그들을 제대로 이해하지 못한다는 여기기도 한다. 어떤 사람은 '심신'이라는 용어를 쓸 용기조차 없다!

때로는 공공의 주류 의학이 장차 미몽에서 깨어나기는 할지 의심스럽다. 그래도 나는 희망이 있다고 믿는다. 바로 예를 하나 들면 내 낙관론을 해명하는 데 도움이 될 듯하다.

글렌은 얼마 전에 허리통증 때문에 나를 찾아왔다. 그는 전에도 허리통증을 앓은 적이 있고, 이 통증은 이쪽저쪽으로 퍼져 다리로까지 확산되었지만, 이번처럼 심하지는 않았다. 40대 초반의 나이인 글렌은 두 자녀를 둔 유부남이었다. 한 아이는 10대가 되지 않았고, 한 아이는 10대였다. 그는 민간 항공기 조종사로서 자기 일을 즐겼지만, 2001년 9월 11일 테러 이후 명백한 이유로 스트레스가 점점 증가하게 되었다. 그의 병력을 면밀히 살펴보고 적절한 검사를 마친 후, 나는 그가 긴장 근육염 증후군을 지녔다고 본다고 말하고, 아주 긴 시간을 들여 설명해 주었다. 그는 내 진단을 전혀 받아들이지 않았다. 그는 버럭 화를 내며 자기는 "진짜 통증"을 느낀다고 말하며 내 진료실을 박차고 나가 버렸다.

이틀 후 사전 예약 없이 진료실에 나타난 그는 이야기를 나누고 싶다고 요청했다. 그는 화가 나서 진료실을 떠난 후, 마음을 진정시키고 지난날 그와 가족들이 아프고 힘들 때 내가 돌봐 준 것을 떠올렸다고 말했다. 나는 그에게 책을 읽어보는 것은 아무런 부작용이 없다고 말했다. 그래서 글렌은 내 웹사이트 www.themindbodysyndrome.com의 자료를 살펴보고, 사노 박사의 『통증혁명』을 읽었다. 그는 책 속에서 자신의 모습을 보았고, 단지 그것만으로 그의 통증은 사라졌다. 그가 사과하러 찾아와서 내 말이 옳았다고 말하자, 나는 두말할 나위 없이 놀랍고 기뻤다.

● 환자들에게 긴장 근육염 증후군 소개하기

내 책은 이런 말로 시작한다.

"당신은 아마 지금 통증에 시달리고 있을 것이다. 그 때문에 뭔가 구원을 찾아 지금 이 책을 손에 들었을 것이다. 아마도 당신이 이 책을 집어든 것은 사노 박사와 긴장 근육염 증후군에 대한 이야기를 들었기 때문일 것이다. 친구가 이 책을 권했을 수도 있고, 답을 찾다가 우연히 발견했을 수도 있다. 목이 아플 수도 있고, 등이나 다리, 발이나 머리가 아플 수도 있다. 어디에 통증을 느끼든, 이 책에 담긴 정보로 당신의 통증을 제거할 수 있을 것이라고 나는 낙관한다. '지식'으로 그렇게 할 수 있다. 당신의 뇌와 신체 사이의 상관관계에 대한 생각만 바꾸면, 당신은 나아지는 것을 느끼기 시작할 것이다. 나는 경구 투약이나 특별한 운동, 수술, 주사, 물리치료, 수기치료, 침술, 마사지 요법, 증식 요법, 기타 우리 사회에서 폭발적으로 발생하고 있는 만성통증이나 재발하는 통증과 싸우기 위해 등장한 수많은 대안 요법 중 그 어느 것도 권하지 않을 것이다. 다만 지식이 필요할 뿐이다.

교육 과정을 통해 당신은 어떻게 '심리가 생리에 영향을 미치는가' — 당신의 뇌가 어떻게 진짜 신체 통증을 일으키는가 — 를 잘 이해할 수 있을 것이다. 그러한 지식으로 무장하면 당신의 뇌와 싸워 통증을 멈추게 될 것이다."

환자들에게 긴장 근육염 증후군 접근법을 설명해 줄 때, 나는 위의 서문과 비슷한 말을 해준다. 의사가 환자의 통증이 실재한다고 믿는다는 사실을 환자가 꼭 알도록 해야 한다. 의사가 그들의 고통을 얕보거나 외면하지 않는다는 것을 알도록 해야 한다. 의사-환자 관계의 성공을 위해서는 그들의 불편을 확인하는 것이 꼭 필요하다. 나는 그것이 긴장 근육염 증후군 치료보다 더 중요하다고 믿는다. 완전한 신뢰와 신임만이 심신 상관성에 대한 그들의 사고 패러다임을 바꿀 수 있다.

그 후 나는 '심리 101'이라고 일컫는 논의를 시작한다.

우리는 민감한 존재다. 우리는 생각하고 느낄 수 있는 존재다. 그 때문에 우리는 아주 뛰어난 업적을 이룰 수 있다. 예술 작품이든 과학적 발견이든, 문학이든, 기술이든 말이다. 아울러 그 때문에 낭패를 당할 수도 있다. 생각하고 느낌으로써 우리는 긍정적인 감정과 부정적인 감정을 모두 경험하게 된다. 우리는 누구나 기쁨과 행복을 추구하지만, 현실이 끼어듦으로써 우리는 누구나 슬픔과 실망, 분노와 좌절을 경험한다. 미래라는 개념을 이해하는 능력을 지님으로써 미래에 대한 걱정이라는 다소 매력적이지 못한 감정을 지니게 된다.

앞서 말했듯이, 삶은 스트레스로 가득 차 있다. 우리가 행복하고, 가족과 일,

경제력에 만족한다 해도 우리는 누구나 스트레스를 경험한다. 스트레스와 분노, 갈등의 주된 원천으로는 다음 세 가지가 있다. 첫째, 가정과 일에 대한 책임, 자녀에 대한 걱정, 부모에 대한 근심, 남을 배려할 줄 모르는 운전자들, 물건을 살 때 긴 줄 등과 같은 일상의 문제가 그것이다. 둘째, 우리 중에는 어린 시절에 감정적인 문제를 많이 겪은 사람이 있다. 화해를 했다 해도 그 문제는 잠재적인 불쾌한 감정의 원천으로 여전히 남아 있다. 셋째, 우리 자신의 성격 또한 그런 곤란한 감정의 근원이 된다. 자기 자신에 대한 기대가 크다면, 야망이 있어서 자신에 대한 요구가 지나치다면, 우리가 하는 일에 너무나 성실하다면, 그런 완벽주의 성향은 스트레스의 원인이 된다. 우리가 헌신적으로 남들을 돕고 돌보고자 할 때, 그런 "선행주의" 성격 또한 우리의 욕구보다 남의 욕구를 더 중시함으로써 스트레스를 낳게 된다.

  그러한 성격 특성은 바람직하지 않다. 그 때문에 우리는 성공적이고, 친절하고, 사려 깊은 사람이 되지만, 바로 그런 특성이 스트레스와 분노, 갈등 축적의 원인이 될 수 있다는 것을 꼭 이해할 필요가 있다. 뇌의 기능 방식에 따라 우리는 불쾌한 생각과 감정을 억압하게 되고, 억압된 것은 무의식에 자리 잡게 된다. 이것은 아주 훌륭한 방어 기전이다. 덕분에 우리는 계속 살아가며 책임을 다할 수 있고, 남들이 좋아하고 존경하는 멋진 사람이 된다. 안타깝게도 우리는 무의식에 너무나 많은 그런 불쾌한 생각과 감정을 간직할 수 있다. 축적된 분노, 스트레스, 갈등은 '격노'가 된다. 그러한 격노는 의식으로 떠오르고자 하지만, 통상 우리는 그런 일이 일어나도록 하지 않는다. 그런 일이 일어났다가는 우리는 노발대발하면서 결코 용납할 수 없는 일을 저지르게 될 것이다. 남들이 우리를 좋지 않게 보게 될 일을 말이다. 불쾌한 생각과 감정으로부터 주의를 딴 데로 돌리기 위해 우리의 뇌는 통증을 만들어 낸다. 그것은 진짜 신체적 통증이다. 우리 사회에서 등통증이나 두통, 위산 역류와 같은 증상은 용인이 되고, 심지어 "유행"하기까지 한다. 우리가 통증에 관심을 둘 때 '격노'의 원인은 의식하지 않게 된다. 이것이 바로 뇌의 영악한 전략이다. 그런 일은 왜 일어날까? 그 이유는 확실히 알 수 없지만, 그런 일이 일어난다는 사실만은 확실하다. 그것을 앎으로써 멈출 수가 있기 때문이다. 우리는 그런 일을 멈출 수 있고, 그럼으로써 통증을 없앨 수 있다.

그처럼 무의식적 마음은 억압되고 억제된 감정이 도사리고 있는 곳이다. 격노의 저수지가 자리 잡고 있는 곳이다. '격노의 저수지reservoir of rage'는 사노 박사가 쓴 말인데, 통증의 기원을 강력한 이미지로 보여주는 용어이다.

요약해 보자. 사노 박사는 무의식에 자리 잡은 그런 격노의 잠재 원천 세 가지를 알아냈다. 사람에 따라 각 원천의 저수량은 다양하다.

1. 일상의 스트레스와 긴장
2. 영아기와 아동기 분노의 잔재
3. 내적 갈등(스스로 부과한 압박 — 이드와 초자아의 충돌; 또는 완벽주의와 선행주의 성향의 산물)

불쾌한 생각과 감정은 참기 힘들어지면 무의식으로 밀려날 수 있다. 그런 감정을 처리하고자 할 때는 두 가지 방식 가운데 하나를 택하게 되는데, 어떻게든 우리는 무력해질 가능성이 높다. 첫째 방식은 이드가 그 감정들을 떠맡는 것이다. 그럴 경우 분노에 따른 공격적인 행동을 하게 된다. 나는 강의를 할 때 이런 사람을 노발대발하는 광인, 구속복이 필요한 사람이라고 일컫는다. 그런데 그런 행동은 용납되지 않는다. 그래서 우리는 부적절하게 행동해서 배척당하기보다는 차라리 그런 생각을 포기한다(결국 자존감은 더욱 떨어진다). 둘째 방식은 불쾌감에 맞설 수 없도록 우리가 슬픔으로 마비되는 것이다. 그러나 우리는 어느 쪽도 원치 않는다. 그래서는 우리의 책임감이 저하될 것이 때문이다.

불쾌하거나 동의 또는 용납이 되지 않는 생각과 감정을 억압(무의식적으로)하거나 억제(의식적으로)하는 것은 가능한데, 그럴 때 격노의 저수지는 수위가 더욱 올라간다. 격노를 누적된 스트레스라고 생각하면 알기 쉽다. 모든 스트레스의 원천이 한결같지는 않다. 더러는 짜증나는 정도일 수 있고, 더러는 막대할 수 있다. 이것은 아주 중요한 개념이다. 나는 이 개념을 이해하지 못하는 많은 환자를 보았다. 그들이 격노의 원천, 곧 심각한 스트레스인자를 이해하지 못하면, 무의식 속에 그런 저수지가 있다는 사실을 의심할 것이다. 그 저수지에는 다양한 수준의 불쾌한 생각과 감정으로 가득 차 있다는 것을 유념하는 것이 중요하다. 중요한 개념이 하나 더 있다. 저수지는 크기가 다양하다.

흔히 잘못 생각하는 것 가운데 하나는 통증이 명백한 스트레스의 원천과 더불어 동시에 발생한다는 것이다. 좋지 않은 날 두통이 생기는 것과 같은 그런 일이 때로 일어날 수 있지만, 그렇지 않은 경우가 많다! 그런 점을 사람들은 무척이나 이해하기 어려울 수 있다. 사람들은 모든 일이 '잘되고 있다'고 주장하며, 휴가 중일 때, 곧 인생의 모든 것이 만사형통일 때, 통증이 생길만한 '그 어떤 일도' 하지 않았을 때 통증이 시작되었다고 말하는 경우가 많다. 그들은 이렇게 물을 것이다. "왜 하필 지금이지?" 그 시기 때문에 긴장 근육염 증후군이 원인일 수 있다는 것을 결코 믿지 못할 수 있다. 격노의 저수지로 돌아가 보라.

아무리 잘 살고 있을 때라도 스트레스는 항상 존재한다! 우리는 누구나 어느 정도 근심 걱정을 하고, 누구나 이드와 초자아 사이에서 평생 내적 갈등을 느낀다. 지푸라기 하나가 낙타의 등을 부러뜨리는 것처럼 불쾌한 생각, 감정, 스트레스 한 방울이 저수지에 추가됨으로써 저수지가 넘쳐흐를 수 있다. 뇌는 저수량이 넘쳐흐르거나 의식화되는 것을 용납하지 않을 것이다. 그래서 우리의 주의를 딴 데로 돌려서 저수량을 유지하기 위해, 그리고 그 내용을 무의식 속에 감춰 두기 위해 뇌는 통증을 만들어 낸다. 그리고 아마도, 다만 통증을 만들어 냄으로써 뇌는 주의를 딴 데로 돌릴 뿐만 아니라 저수지가 커질 것이다.

이제 격노의 저수지에 대해 이해했을 것이다. 그처럼 불쾌한 생각과 감정은 "의식으로 떠오르려고 한다." 그러나 뇌는 그것을 결코 용납하려고 하지 않는다. 그런 일이 일어나지 않도록 뇌는 통증을 만들어 내서 주의를 딴 데로 돌린다. 하나의 사회 집단으로서 우리는 신체적인 데 너무 많은 관심을 기울이며, 온갖 통증이나 아픔에 신경을 쓴다. 신체 증상을 주목함으로써 우리는 고통스러운 생각과 감정을 계속 억압하게 된다. 이것은 아주 효과적인 전략이다. 이것이 사실이라는 증거로, 우리 사회에 심신장애라는, 의심의 여지가 없는 유행병이 만연하고 있다.

증상 해소를 위해서는 이러한 사실들을 완전히 이해하는 것이 아주 중요하기 때문에 다시 한 번 말하겠다. '긴장 근육염 증후군은 불쾌한 생각과 감정이 무의식에서 의식으로 떠오르는 것을 막기 위한 뇌의 전략이다. 뇌는 기존의 생리적 경로를 통해 통증을 만들어 내서 주의를 딴 데로 돌린다. 신체 증상에 주목함으로써 우리는 고통스러운 생각과 감정을 계속 억압하게 된다. 이것은 아주 효과적인 전략이다. 우리 사회에 심신장애라는 의심의 여지가 없는 유행병

이 만연하고 있기 때문이다.'

이어서 그들 자신의 증상을 비롯한 몇 가지 예를 개관하며 설명한다.

'통증을 없애는 것은 놀랍도록 간단하다. 우리는 통증의 원인이 신체가 아니라 심리에 있다는 것을 단지 이해하고 받아들이기만 하면 통증을 없애고 뇌의 전략을 무산시킬 수 있다.'

이것은 긴단한 개념이지만, 때로는 이해하고 받아들이기가 어렵다. 나는 사노 박사를 처음 만났을 때, 긴장 근육염 증후군에 대해, 그리고 어떻게 환자를 도와야 하는지에 대해 수많은 질문을 던졌다. 첫 번째 질문은 이러했다. 환자가 달리 생각하는 방법을 배울 수 있을 만큼 그 이론은 정말 간단한가? 그렇다는 것이 답이지만, 그것을 이해하기 위해서는 정신적인 노력이 꽤 들 수 있다. '신체와 증상에 대해 그 동안 들었던 모든 말을 잊어 버려야 한다.'는 이유에서다. 어떤 사람에게는 그것이 아주 어려울 수 있다. 나는 이 과정을 옛 사고방식의 포기라고 일컫는다. 나는 이 과정을 거쳐 조건화 과정의 원리에 대한 논의로 넘어간다. 선의의 건강관리 제공자, 가족, 친구, 이웃, 동료, 미디어 등의 설명과 촌평의 결과로 우리는 자신에 대해 어떤 믿음을 갖도록 조건화된다. 신체 증상에는 신체적 이유가 있다는 말을 우리는 거듭해서 듣는다. 선천적으로 손상에 취약하고 민감하다는 말을 듣기도 하고, 어떤 "손상"은 만성통증을 일으킬 수 있으며 치유하는 데 오래 걸리고, 어떤 통증은 평생 안고 살아야 한다는 말을 듣기도 한다. 내 책에서 '사회적 통념'이라고 일컬은 그러한 가정을 우리가 믿게 되면, 우리는 어떤 활동의 결과 어떤 통증이 생길 것이라고 예상하고 그것을 받아들이게 된다. 달리 생각하기 위해서는 마음을 새롭게 프로그래밍해서 새로운 사고방식이 가능하도록 해야 한다. 즉, 옛 조건화 과정 대신 새로운 조건화 과정이 필요하다.

다음 문장은 긴장 근육염 증후군 치료의 더욱 묘한 한 국면을 설명하는 데 도움이 될 것이다.

'긴장 근육염 증후군을 지녔다고 인정한 사람은 그러지 않은 사람보다 더 빨리 회복하는 이유는 무엇인가?'

같은 맥락의 말을 하나 더 있다.

'어떤 사람은 내 책이나 사노 박사의 책을 읽는 것만으로 호전되었는데 그 이유는 무엇인가?'

그 점이 궁금했던 나는 빨리 낫는 사람은 어떻게든 과거에 들은 말을 더 잘 잊고 긴장 근육염 증후군 정보를 전적으로 받아들인다고 결론지었다. 그들은 생각의 주류를 이루고 있는 조건화 과정을 포기하고, 그 대신 무의식이 신체와 감각에 어떻게 영향을 미칠 수 있는가를 새롭게 이해한다.

● 긴장 근육염 증후군 치료 전략

목록 만들기

스트레스의 원천이 될 만한 모든 것을 생각하라. 당신을 화나게 하는 것에 대해 생각하라. 걱정케 하는 것을 생각하라. 당신의 성격에 대해 생각하라. 완벽주의와 선행주의 성향이 있는지 확인하라. 당신의 인생에는 원하는 만큼 잘 대해 주지 않은 사람이 있는가? 이 생각과 질문의 답을 기록하라. 무의식의 내용을 알기는 불가능하다(그래서 명칭도 '무의식'이다). 하지만 미루어 짐작해 볼 수는 있다. 불쾌한 생각과 감정의 존재를 인정함으로써, 당신은 뇌의 전략을 무산시킬 수 있다. 앞서 말했듯이, 뇌의 전략은 통증을 만들어 내는 것이고, 통증은 주의를 딴 데로 돌리기 위한 것이다. 통증에 주목하는 것은 일종의 방어 기전이다. 불안하거나 걱정되거나 화가 나는 일들에 대한 생각을 하지 못하게 하는 것이다. 통증은 격노의 저수지를 숨긴다. 격노의 저수지가 존재하며, 거기 격노가 고여 있을 것이라는 사실을 인정하게 되면, 통증은 필요가 없어진다. 더 이상 주의를 딴 데로 돌릴 필요가 없어지기 때문이다.

목록을 만드는 것은 일기를 쓰는 것과 같다. 많은 연구를 통해 밝혀졌듯이, 자기 자신에 대해서나 생각과 걱정거리에 대해 정기적으로 일기를 쓰는 사람은 그렇지 않은 사람보다 더 건강하다. 그러니 목록이나 일기를 쓰기 시작하라. 정기적으로 목록을 추가하며 다시 음미해 보라.

숙고

당신은 이제 자기 교육 과정이 회복에 도움이 된다는 것을 알았을 것이다. 그것은 놀라운 일이다. 약을 복용하지도 않고, 물리적 치료법을 사용하지도 않으며, 부작용도 없으니 말이다. 날마다 시간을 내서 긴장 근육염 증후군 이론과 치료에 대해 생각하라. 내 책과 사노 박사의 책을 읽고 또 읽으라. 모든 내용을 다시 읽을 필요는 없고, 특히 해당되는 대목을 다시 읽으면 도움이 될 것이다. 좋아졌다고 느낄 때도 날마다 시간을 내서 되돌아보라. 그러면 건강을 유지하는 데 도움이 될 것이다. 그것은 훌륭한 예방약이다.

물리적 치료법 포기

특수 허리 보호대, 발꿈치 패드, 보조기, 베개, 의자 쿠션 등을 없애 버리도록 하라. 그런 것으로는 문제를 해결할 수 없고, 필요하지도 않다. 물리적 치료법은 심리적인 데 원인이 있는 증상에 도움이 되지 않는다. 바로 그런 것이 존재한다는 자체가 낡은 조건화 과정의 일부가 되어 증상을 더 지속시키기만 한다.

마약성 진통제를 복용하고 있다면 의사의 감독 아래 차츰 줄일 필요가 있다. 마찬가지로, 벤조디아제핀(클로노핀, 아티반, 발륨, 자낙스 등)도 줄여야 한다. 그러한 약은 증상을 은폐할 뿐 치료하지 못한다. 게다가 그런 약은 신체적으로나 심리적으로 중독성이 있어서 증상을 지속시키기만 한다. 또한 그런 약은 인지 능력을 손상시키고 자기 교육에 방해가 된다.

아스피린, 아세트아미노펜, 이부프로펜, 나프록센과 같은 비마약성 진통제를 복용하는 것이 좋다(이것들은 처방전 없이도 살 수 있다). 그러나 약을 복용할 때마다, 그런 약으로는 증상의 원인을 치료하지 못하고 일시적으로 통증을 줄일 뿐이라는 사실을 상기하는 것이 중요하다.

여기서 논의한 많은 병에 대한 처방약은 수없이 많다. 대부분의 경우 약은 안전하게 끊을 수 있지만, 항상 의사와 먼저 상의를 해야 한다.

늘 경계하라

늘 경계하는 것은 "유비무환"을 위한 것이다. 날마다 짬을 내서 숙고할 필요가 있는 것도 그 때문이다. 좋은 날에는 축하를 하라. 옛 조건을 뒤바꾸기 위해서는 그것이 꼭 필요하다. 정말 건강하다고 스스로 되뇌도록 하라. 전에 몸에 문제가 있었다면, 그 문제가 어디로 갔을지 자문해 보라. 그러나 통증이 재발하거나 다른 부위로 옮겨갔다 해도 용기를 잃지 말라. 뇌가 통증을 이용해서 주의를 딴 데로 돌리고자 하는 전략을 포기하려 하지 않는다는 것을 명심하라. 인간은 그런 존재다.

활동 재개

예전에 즐겼던 활동을 다시 시작할 때까지는 정말 건강해졌다고 할 수 없다. 서시히 시작해야 할 수는 있지만(적절한 운동 지침을 따를 필요도 있지만), 원하는 활동은 무엇이든 할 수 있어야 한다. 우리는 가능하다고 들은 것보다 훨씬 더 대단한 활동을 할 수 있다. 잠재력을 충분히 발휘하고 있는 사람은 거의 없다고 나는 믿는다. 우리 신체의 한계에 대해 우리는 잘못 알고 있다. 나이 60대, 70대, 80대의 내 환자들 가운데 마라톤을 완주하고, 자전거로 미국 횡단을 하고, 험한 산을 오르는 등 온갖 힘든 활동을 하는 사람들이 많다. 그들은 초인이 아니다. 다만 자기 자신을 잘 돌보며 자기가 약하다는 말을 믿지 않는 사람들일 뿐이다.

당신의 마음을 새롭게 프로그래밍하는 데 꼭 필요한 또 다른 사항으로 빠뜨릴 수 없는 것이 있다. 긴장 근육염 증후군을 극복하는 데는 '긍정적인 사고방식이 필요치 않다.' 자기 자신과 인생에 대해 긍정적으로 생각하고 낙관적인 전망을 갖는 것은 일반적으로 좋은 일이지만, 증상을 해소해 주는 것은 긍정적인 사고가 아니다. 그것이 가능하다면 지금 독자 가운데 대부분은 이 책을 읽고 있지 않을 것이다. 심신장애가 유행병이 되지도 않았을 것이다. 내가 그것을 어떻게 알까? 사실 누구나 건강하기를 '원한다.' 통증과 고통을 겪고 싶어 하는 사람은 거의 없다. 대부분의 사람들은 자신의 증상을 무시하고 살아가려고 애를 쓴다. 그들은 긍정적으로 생각하려고 한다. "마음먹기에 달렸다"고 생각하기도 한다. 표현은 조금씩 다르지만, 이것이 바로 자기계발 서적에서 강조하는 것이다. "긍정적으로 생각하라", "무조건 하라", "마음먹기에 달렸다" 따위가 흔히 등장하는 주제다. 또 다른 사람들은 스트레스 관리와 행동 수정, 이완 기법에 초점을 맞춘다. 내 말을 오해하지 말기를 바란다. 이런 것들은 배워 둘 만한 훌륭한 기술이다. 스트레스 관리를 통해 우리는 누구나 더 잘 살아갈 수 있고, 그런 기술을 연마하는 것이 유익할 수 있다. 그러나 그것으로 통증을 제거할 수는 없다. 통증을 제거하는 데는 긍정적인 사고방식이 필요치 않다. 필요한 것은 '올바른 생각accurate thinking'이다. 올바른 생각이란 심리적인 요인이 어떻게 생리에 영향을 미칠 수 있는가를 이해하는 것이다. 그것을 이해할 때 비로소 우리는 자신을 진정으로 치유할 수 있다.

우리가 들은 모든 말을 잊고 본질적으로 새로운 믿음 체계를 만들어 내는 것은 쉬운 노릇이 아니다. 사실 그건 지극히 어렵다. 그러는 데에는 안팎으로 많은 걸림돌이 있다. 많은 사람들이 나에게 두려움에 대해 말한다. 예외 없이 환자들은 한 명 이상의 의사에게 포괄적인 검사를 받았다. 그들은 내가 여기서 언급한 진단 가운데 하나에 해당한다는 말을 들었다. 그들은 어떤 활동을 하지 말아야 하고, 안 그러면 또 다른 손상을 당하거나 증상이 악화될 것이라는 말을 들었을 가능성이 높다. 많은 경우 그런 말을 듣고 망연자실할 수 있다. 무척이나 즐거움을 안겨 주는 활동을 포기하거나 줄이라는 말을 들으면 더욱 그렇다. 운동을 포기하거나 줄여야 한다는 것에 대해 낙담한 달리기 선수, 자전거 선수, 테니스 선수, 등산가 등을 나는 치료한 적이 있다. 그들은 긴장 근육염 증후군이 문제라는 것을 믿고 내가 운동을 재개하라고 말을 해주어도, 증상이 재발하거나 악화될까 봐 두렵다고 말한다. 두려움은 강력하다. 두려움은 시간을 두고 발생한 조건화 과정의 일부다. 두려움을 떨치는 데는 용기가 필요하다.

거의 또는 전혀 통증 없이 예전의 활동을 재개했다고 내게 말하는 사람들조차도 다음에 어떻게 될지 몰라 두렵고 불안하다고 고백한다. 많은 경우 그것은 성격을 반영하거나 포기해야 할 예전의 조건화 과정을 반영한 것일 수 있다. 긴장 근육염 증후군을 지닌 많은 사람이 걱정에 시달리는 경향이 있다. 그들은 일을 잘하거나, 성공을 하거나, 남들이 좋게 생각해 주는 데서 기쁨을 느끼고, 남들에게 봉사를 하지 못하는 것을 염려하는 완벽주의자일 가능성이 높다. 또한 그들은 그저 좀 더 단순한 두려움에 떨고 있을 수도 있다. 그들의 증상이 장차 병에 걸리거나 사망할 것임을 예고하는 육체의 쇠약이나 악화를 나타낼까 봐 말이다.

그러니 누구든 두려움에 직면하면 꿋꿋이 활동을 재개하고, 건강하다는 것을 느끼면 자축을 하라고 말해 준다. 진심으로 자축하라! 스스로 건강하다고 되뇌라고, 뇌에게 말하라고 나는 말해 준다! 그들이 어려움 없이 활동을 할 수 있다면 신체적인 문제는 없을 수도 있다. '자축하는 것은 마음을 새롭게 프로그래밍하는 중요한 방법이다.' 그것은 몸을 달리 생각하는 데 도움이 되고, 옛 조건화 과정을 포기하고, 과거의 모든 것을 잊는 데 무한히 도움이 될 것이다.

한편, 활동 도중에 증상이 발생해도 용기를 잃지 않는 것이 중요하다. 그것은 다만 좀 더 정신적인 노력이 필요하다는 뜻에 지나지 않는다. 두려움이나 그 두려움의 우울한 동반자인 의심이 몰래 스며들기 쉽다. "어쩌면 긴장 근육염 증후군이 아닌지도 몰라, 아마도 몸이 문제일 거야."라고 흔히들 생각한다. 최고의 조언은 두려움을 그저 옛 조건화의 일부로 인정하라는 것이다. 당신에게 신체적인 문제가 있는 것으로 믿으라는 단순한 뇌 전략의 한 측면이라는 것을 인정하라.

내가 날마다 듣는 흔한 질문 하나는 이런 것이다. "통증이 있을 때, 특히 통증이 심할 때 어떻게 해야 합니까?" 통증을 무시하고 지내는 것은 매우 힘들 수 있다. 먼저 당신은 신체적으로 건강하다는 사실을 상기하며 뇌에게 말해야 한다. 뇌의 게임을 알고 있으며, 격노의 저수지에 대해서도 알고 있다고 뇌에게 말하라. 커튼 뒤의 오즈의 마법사를 발견한 도로시처럼, 당신도 속지 말아야 한다! 통증이 나타나지 않는다면 그것은 그토록 연약하고 취약한 당신이 할 수 없는 뭔가를 했기 때문이다. 가능한 한 통증에 주목하지 말라. 뇌는 주의를 딴 데로 돌리려고 한다는 것을 잊지 말라. 뇌는 무의식에서 일어나는 일보다 오직 통증에 주목하며 통증에만 초점을 맞추게 하려고 한다는 것을 잊지 말라. 통증에 사로잡히는 환자들이 많다. 그들은 관심의 초점을 바꾸는 방법을 배워야 한다(그것이 바로 프로그래밍을 바꾸는 것, 조건화 과정을 바꾸는 것이다). 포기하지 말라! 평소에 즐기는 운동을 하면서 활동을 유지하도록 하라.

긴장 근육염 증후군이 문제라는 것을 진심으로 믿고 마음에 관한 숙제를 해 왔는데도 증상이 지속되고 있는 것이 고민스러운 사람이라면, 그들이 정말 긴장 근육염 증후군을 지니고 있는 것인지 의문이 들 수 있다. 그러면 이럴 수도 저럴 수도 없는 딜레마에 빠지게 된다. 하지만 심리에 원인이 있다는 것을 의심하고 신체에 원인이 있을지 모른다는 생각을 하게 되면, 노력은 물거품이 되고, 통증을 만들어 내는 뇌의 전략이 승리를 거두게 된다. 이것을 나는 '달력 현상 calendar phenomenon'이라고 부른다. 회복이 되는 데 며칠 또는 몇 주가 걸릴 것이라는 생각에 집착하는 것이다. 환자들은 긴장 근육염 증후군 훈련을 받은 의사를 만난 직후 또는 책을 읽은 직후 증상이 사라졌다는 사람들 이야기를 들어서 알고 있다. 그래서 그 두 가지를 모두 다 하면 곧바로 자기 증상이 사라질 것이라는 기대를 하게 된다. 며칠이나 몇 주가 지나면 그들은 달력을 보고 불안해진다. 이 무렵에 나는 사람들에게 자신의 성격을 돌아보라고 말한다. 달력 현상은 완벽주의 경향을 보여주는 또 다른 표현이다. 성공하고 또 재빨리 성공하겠디는 자기가 부과한 압박인 것이다. 그런 성격 측면을 인정하고, 스트레스의 원천 "목록"에 그것을 덧붙일 수 있다면, 해결의 길에 접어들게 될 것이다.

두려움, 의심, 달력 현상, 그리고 올바르게 생각하지 못함 등은 치유에 걸림돌이 되는 내적 요소들이다. 몇 가지 내적 걸림돌을 언급할 가치가 있는 것 같다.

1. 당신은 사노 박사의 책이나 내 책을 읽었고 이 방법이 일리가 있다고 확신하게 되었다. 그 점을 주치의에게 언급하자, 의사는 대뜸 무시하거나 너그럽게 고개를 끄덕이고, 투약이나 물리치료 따위의 전통 처방을 조언한다.

2. 당신은 이 방법이 일리가 있다고 확신하게 되었지만, 친구나 가족, 동료에게 언급하자, 그들은 당신이 실성이라도 한 것처럼 바라본다. 그들 역시 너그럽게 고개를 끄덕이고 의사나 전문가, 약, 약초 따위를 추천한다.

3. 당신은 이 방법이 일리가 있다고 확신하게 되었는데, 그 후 어떤 잡지에서 당신의 증상에 대해 다룬 글을 읽어보니, 긴장 근육염 증후군일

가능성에 대한 언급이 없다. 또는 혹시라도 긴장 근육염 증후군에 대한 사노 박사의 노력을 잠깐 언급했다 해도, 바로 그것을 묵살하고 다른 말을 한다. 당신은 그 잡지의 글쓴이들이 사전 조사를 해서 정확하고 완전한 정보를 제공한다고 믿기 때문에 긴장 근육염 증후군이 진짜인가를 의심하기 시작한다.

이런 시나리오들이 날마다 전개된다. 이것들은 통증이 지속되도록 하는 조건화 과정의 원인일 수도 있다. 내 진료실에서조차도 내가 기존의 내 환자들에게 긴장 근육염 증후군 개념을 소개할 때, 화를 내거나 나를 괴물인 양 바라보는 사람들이 있다. 그들은 별 생각 없이 나를 찾아왔다. 신체 증상을 검사받기 위해 왔을 뿐, 그것이 심리적 원인 때문일 수 있다는 말을 들을 줄은 예상치 못했던 것이다. 물론 기뻐하고 열광하면서, 선뜻 고정관념을 버리는 사람도 있다. 그렇지 않은 사람들에게는 다른 사고방식을 소개해 줄 뿐 그것을 믿게 할 수는 없다고 설명해 준다. 나는 내 생각이 옳다는 것을 확신시키려고 노력하겠지만, 받아들이는 것은 궁극적으로 그들에게 달려 있다.

아마도 긴장 근육염 증후군 이론과 치료법이 마침내 주류 의학계에 수용될 때 비로소 사람들은 그러한 사고방식에 마음을 열게 될 것이다. 이미 그러한 단계에 이른 사람의 경우, 그들이 통증을 제거하는 데 성공하고 삶의 질을 높인 것을 보면 여간 기쁘지 않다. 진부한 소리로 들리겠지만, 나는 남들을 돕기 위해 의사가 되었다. 남들이 아플 때 건강해질 수 있도록 돕기 위해 의사가 되었다. 그런데 사람들이 심리적 원인이 있을 가능성을 받아들이지 않고 계속 고통을 당하는 것을 보면 안쓰럽기 그지없다.

● 사례

이번 단원에서는 설명에 도움이 될 만한 많은 사례를 제시해 보겠다. 그중 일부는 내 책에 언급된 것을 다시 인용한 것이다. 그 상황이 많은 사람에게 공감을 이끌어 낼 것이라고 생각하기 때문이다.

켄은 48세의 남자로 25년 이상 허리통증을 앓았는데, 통증이 다리 아래 발까지 방사되었다. 처음 증상이 나타났을 때 그는 허리 수술 — 척추후궁절제술 — 을 받았다. 완전히 사라지지 않은 통증은 오히려 악화되었고, 다시 탈출추간판 진단을 받았다. 또다시 허리 수술을 받았지만, 역시 증상은 제대로 해소되지 않았다. 작년에 나를 찾아온 그는 앉은 상태에서 통증을 느꼈고, 예전에 즐겼던 모든 활동, 예컨대 자전거 타기, 인라인 스케이팅, 하이킹을 할 때도 그랬다. 책상이나 컴퓨터 앞에서 일할 때 그는 서서 일을 하곤 했다. 일반적인 치료 외에, 그는 특수 매트리스를 샀고, 신발용 보조기를 얻었고, 특수 운동도 했다. 허리통증이 다리까지 방사되는 것을 알아보기 위해 한 가장 최근의 MRI 결과, "흉터 조직의 신경 압박"이라는 진단을 받았다.

나와 면담을 하는 동안 켄은 자기가 완벽주의자이자 지나치게 성취 지향적이며 "남들을 만족하게 하려는 성향"이 있다고 밝혔다. 결혼 생활은 행복하지만 의붓아들의 학습장애와 홀아비인 아버지와 함께 사는 것 때문에 스트레스를 받고 있었다. 또한 어렸을 때 아버지가 매우 엄했고 감정적으로 학대를 했다는 사실을 인정했다. 한 달 안에 그는 크게 개선되었고, 3개월이 지날 무렵 사실상 통증에서 해방되어 장거리 자전거 타기와 하이킹을 다시 즐기게 되었다. 4년 후에도 계속 건강하게 지낸 그는 운동 활약상을 나열한 이메일을 내게 보냈다. 그의 긴장 근육염 증후군 등가물인 습진과 빈뇨도 치료되었다는 사실도 언급할 가치가 있다.

코니는 평생 좌골신경통을 지니고 살았다. 50세에 독신인 그녀는 좋아하는 운동인 달리기를 할 때와 앉아 있을 때도 다리 통증을 느꼈다. 그녀는 정형외과의사의 제안대로 달리기를 포기했다. 척추 MRI 결과 퇴행 변화와 다수의 탈출 추간판, 척추 옆굽음증을 보였는데, 그녀의 말에 따르면 "엉망진창"이었다. 또한 만성 발 통증이 있었는데, 모르톤 신경종이 원인으로, 달리기 때문에 악화가 되었다.

물리치료, 수기치료, 비스테로이드 항염증제, 마약, 벤조디아제핀에 이어 끝내 수술까지 했지만 통증을 없애는 데는 모두 실패했다. 너무나 참을 수가 없어서 그녀는 자살할 생각까지 했다.

알코올 중독자인 부모에게 양육되고 본인도 알코올 중독자인 그녀는 수년 동안 술을 마시지 않았다. 무의식에 격노의 저수지가 있다는 개념에 그녀는 반발하지 않았다. 석 달 안에 그녀는 크게 호전되어 달리기와 마라톤 훈련을 다시 했고 완주했다!

폴 테타는 53세로 역시 장기간 통증을 앓았다. 폴의 증상은 20년 이상 전에 농구를 하다가 시작되었다. 극심한 통증은 다리 아래로 퍼졌고, 탈출 추간판으로 허리 수술을 받았다. 그의 증상은 잠시 개선되었다가 재발했다. 때로는 통증이 너무 심해서 그가 즐기던 육상 운동은커녕 일도 할 수 없었다.

또다시 MRI는 탈출 추간판을 보여 주었고, 비스테로이드 항염증제와 마약으로도 통증이 완화되지 않았다. 두 자녀를 둔 유부남인 폴은 자동차 수리 센터를 소유하고 운영했다. 그는 완벽주의자이고, 때로 극도로 예민하고 "깐깐하다"고 인정했다. 또다시 수술을 받고 싶지는 않고 정상적인 생활을 하고 싶었던 그는 나를 찾기에 이르렀다. 2주일 후 그는 건강해졌고, 몇 년 후에도 통증은 재발하지 않았다. 다음은 그가 보낸 편지 내용이다.

친애하는 소퍼 박사님께

저는 폴 테타입니다. 최근(2주일 전)에 예약을 하고 선생님을 만나 뵈었습니다. 동생과 같이 갔는데, 선생님은 자상하게도 세미나에 초대해 주셨습니다. 덕분에 차도가 있다는 것을 빨리 알려드리고 싶어 이렇게 편지를 씁니다. 처음 검사를 받으러 간 날 저는 통증이 있어서 강력한 진통제를 복용했고, 몇 주 동안 그랬습니다.

저는 사노 박사의 책을 두 번 읽었습니다. 제가 긴장 근육염 증후군이라는 것을 확인해 주신 후, 선생님은 통증이 해로운 게 아니고 허리는 정상이라면서 통증을 두려워하지 말라고 하셨습니다. 그 말이 2주 동안 저를 구해 준 것 같습니다. 그날 저녁 저희는 세미나에 갔고, 거기서 저는 더욱 자신감을 얻게 되었습니다. 저는 어떤 허리통증 약도 복용하지 않았습니다. 며칠 후 롤러블레이드를 신고 약 16km를 달렸습니다. 그러자 다리 통증으로 죽는 줄 알았습니다. 13km를 더 달리자 허리가 뒤틀리고 허리 곡선이 사라졌습니다. 저는 속으로 계속 되뇌었습니다. "통증은 아무런 해가 없어. 내 허리는 정상이야." 약 30km를 달리자 통증이 멈추고 다리에 힘이 넘쳤습니다. 그 후 저는 집까지 32km를 운전했습니다. 앉아 있을 때 처음으로 통증이 없었습니다. 집으로 차를 몰면서 저는 큰 소리로 외치기 시작했습니다. "내 인생을 좌지우지한 이 통증이 진저리난다!" 저는 울기 시작했고, 약 30분 동안 계속 울었습니다(아마도 어린 시절의 격노?).

그 후 저는 달리기용 운동화를 15년 만에 꺼내 신고 다시 달렸습니다. "통증 없음." 다시 이팔청춘으로 돌아간 기분이었습니다. 저는 또한 허리를 숙일 수도 있어서, 처음으로 눕지 않고 양말을 신을 수 있게 되었습니다. 이렇게 좋아지리라고는 꿈도 꾸지 못했습니다. 20년 묵은 공포와 고통이 이토록 빨리 사라지고야 말았습니다. 그 후 열 권쯤의 책을 사서 친구와 고객들에게 나눠 주었습니다. 고맙습니다, 소퍼 박사님, 사노 박사님. 시간이 허용하는 한 빨리 좀 더 자세한 내용의 편지를 띄우겠습니다.

폴과 나는 계속 연락을 주고받았다. 그는 이후에도 건강했고, 활동적인 삶을 즐겼다. 또한 그는 친구와 고객들에게 긴장 근육염 증후군에 대해 알려줌으로써 많은 사람들을 도왔다.

53세의 스탠은 10년 전 배관 일을 하다가 허리통증이 시작되었다. 그의 통증은 한쪽 다리 아래로 방사되었고, 좌골신경통을 동반한 허리통증에 대해 탈출 추간판과 퇴행 추간판 질환 진단을 받았다. 그는 정형외과의사와 재활의학 전문의, 신경외과의사를 만났다. 경막외 스테로이드 주사, 비스테로이드 항염증제, 침술, 물리치료 모두 도움이 되지 않았다. 절망적인 심정으로 그는 카이로프랙터에게 가서 연속 30일 동안 수기치료를 받았다. 앉아 있어도 통증이 밀려왔다. 그는 달리기를 멈추었다. 그 때문에 증상이 악화되었기 때문이다.

"지나칠 만큼, 대단히 책임감이 강하다"고 스스로 인정한 그는 자신에게 엄청난 압박을 가했다. 이혼으로 끝난 첫 결혼 시절 스트레스를 너무나 많이 받았다. 이제는 네 자녀를 두고 행복한 결혼 생활을 하고 있는데, 직장 일은 매우 까다로웠다. 최근에는 어머니가 작고했고, 지난날 원만치 못했던 아버지와의 관계를 개선하기 위해 애를 쓰고 있었다.

한 달 후 그는 크게 개선되었고, 4개월 후 통증에서 해방되었다. 2년이 지난 지금도 그는 건강하다.

아들 한 명을 둔 46세의 전업 주부인 칼라는 2년 이상 지속된 목과 허리, 다리, 발 통증을 호소했다. 종아리 통증과 발 통증은 심하게 "불타는" 듯해서 걷지도 못할 때가 많았다. 그녀는 1차 진료 의사, 정형외과의사, 신경과의사, 물리치료사, 신경외과의사에게 검사를 받았다. 그러는 동안 턱에도 통증이 생겨서 치과의사와 이비인후과의사를 만났다. 척추 MRI 결과 목과 허리에 탈출 추간판이 보였다. 혈액과 신경 등의 검사 결과는 정상이었다. 그녀는 신경병증을 비롯한 여러 가지 진단을 받고, 다른 모든 치료가 실패하자 항경련제인 뉴론틴을 복용했다. 그녀는 활동적이었고, 자전거와 하이킹, 카누, 크로스컨트리 스키를 즐겼지만 통증 때문에 모두 그만두어야 했다.

걱정이 많은 칼라는 대학에 들어간 아들 걱정을 심하게 했다. 그녀가 겨우 두 살일 때 어머니가 작고했는데, 아버지는 재혼을 하지 않아서 고모가 그녀를 길렀다. 최근에 작고한 아버지는 항상 대하기가 어려웠다. 아버지가 그녀의 집에서 지낸 마지막 몇 년 동안에도 그랬다. 나를 만난 지 두 달 만에 그녀의 증상은 해소되었다.

래리는 31세로 결혼을 두 번했는데, 양쪽 손목굴증후군과 가쪽 위관절융기염(테니스 팔꿈치) 진단을 받은 적이 있었다. 그는 팔꿈치와 아래팔, 손목, 손 통증을 2년 동안 앓았는데, 휴식과 비스테로이드 항염증제, 손목 덧대, 아래팔 밴드 등이 모두 효과가 없었다.

그는 두 번째 아내와의 결혼 생활 때 스트레스가 늘면서 증상이 시작되었다고 시인했다. 두 번의 결혼으로 생긴 자녀 모두와 함께 살며, 상당한 경제적 압박과 더불어 좋은 아버지가 되고자 하는 갈망을 느낀다는 사실을 인정했다. 그의 통증은 나를 찾아온 직후 사라졌고, 2년이 더 지난 지금도 통증 없이 지내고 있다.

빌은 팔꿈치 통증을 1년 이상 앓다가 나를 찾아왔다. 그는 정형외과의사를 만나 테니스 팔꿈치에 대한 물리치료와 비스테로이드 항염증제, 코티손 주사 치료를 받았지만 모두 효과가 없었다.

그는 남편과 아버지로서 매우 책임감이 강한 완벽주의자라는 것을 선선히 인정했다. 사업이 어려울 때 그는 크나큰 스트레스를 받았다.

빌은 팔꿈치 증상을 신속하게 제거할 수 있었다. 그 후 어깨와 가슴 통증이 팔꿈치 통증을 대신하자, 적절한 검사가 이루어졌다. 모든 검사가 음성으로 나오자 그는 긴장 근육염 증후군이 재발했다는 데 동의했고, 그 후 통증을 느끼지 않았다.

두 딸을 둔 40대의 유부남 프랭크는 자주 가슴 통증을 느꼈다. 처음 통증을 느낀 것은 심근염으로 알려진 심장 바이러스 감염과 관련된 것이었다. 그는 완전히 회복되었는데도 이후 4~5년 동안 심근염 진단을 받았을 때 느낀 것과 비슷한 가슴 통증을 느꼈다. 그는 끊임없이 아팠다고 말했는데, 때로는 한 번에 며칠씩 통증이 지속되어 여간 걱정이 되지 않았다. 여러 차례 심장 검사를 했지만 모든 소견이 정상이었다.

그는 성격상 "다소 걱정이 많다"고 인정했다. 가족에 헌신적인 그는 두 가지 직업을 갖고 있었다. 항상 활기찼던 그는 처음에는 스트레스가 가슴 통증의 원인일 수 있다고 보지 않았지만, 시간이 지나자 그런 개념에 호의적이 되었다.

이후 2년이 넘도록 가슴 통증이 재발하지 않고 있다. 그는 통증이 팔꿈치로 옮겨갔지만 자신의 지식을 이용해서 해결할 것이라고 내게 웃으며 말했다.

잭은 예전에 육상선수였는데, 이제 40대가 되어 왼쪽 엉덩관절 통증을 느꼈다. 정형외과의사는 X선 촬영 결과 "의미 있는" 퇴행 변화가 보이기 때문에 인공 엉덩관절로 대체하는 것이 좋겠다고 말했다. 수술을 권유받은 후 왼쪽 엉덩관절 통증이 더욱 심해져서 연례 건강 검진 때 내게 그 이야기를 했다. 오른쪽 엉덩관절은 괜찮다는 말을 듣고, 나는 '양쪽' 엉덩관절 사진을 모두 가져와 보라고 말했다. X선 사진에서 양쪽 엉덩관절은 동일한 "퇴행" 변화를 보여 주었다. 하지만 오른쪽은 아프지 않았다! 나는 그에게 수술을 연기하고 다시 운동을 하라고 조언했다(그는 관절 상태에 대한 이야기를 들은 후 운동을 크게 줄였다). 그리고 엉덩관절에는 신경을 쓰지 말라고 조언해 주었다. 이러한 지시에 따르자 그의 통증은 사라졌고, 그는 운동과 육상을 다시 시작할 수 있었다.

잭은 골수 선행주의자라고 인정했다. 헌신적인 남편이자 두 아들의 헌신적인 아버지인 그는 병들고 연로한 부모를 돌볼 책임까지 떠맡고 있었다. 형제자매 가운데 맏이인 그는 다른 주에 사는 부모에게 자주 찾아가서 이런저런 도움을 주었고, 장기 요양 계획을 세웠다. 부모가 사양하자 그는 입원을 시켜 드렸고, 간병인이 쉴 수 있도록 며칠씩 집에 모시기도 했다. 이렇게 가장 힘들었던 시기에 그는 사업을 하기에도 바빴다. 사랑하는 사람들의 복지를 위해 자신에게 지나친 부담을 주고 있다는 것, 전형적인 선행주의 특성을 지니고 있다는 것을 본인도 잘 알고 있었다.

10대의 스티븐은 새내기 달리기 스타였다. 그는 훈련을 하다가 왼쪽 정강이 통증을 느끼기 시작했다. 갑자기 주행 거리를 늘린 것도 아니었고 어떤 외상을 입은 것도 아니었다. 모든 면에서 조직적이었고, 신발, 영양, 수분 섭취 모두 적절했다. 발 전문가와 정형외과의사는 피로 골절로 여겨지는 증상에 대한 치료로 휴식을 권했다. 휴식 후 다시 달리기를 하자 통증이 재발했다. 뼈 스캔 결과 피로 골절을 보이는 것으로 해석되었다. 좀 더 쉬라는 조언을 들었다. 이때 그는 나를 찾아왔다. 그는 완벽주의자이고 자기 자신에게 많은 압박을 가한다는 것을 인정했다. 당연하게도 그는 전 과목 A학점을 받았고, 달리기 외에 과외로 많은 활동에 참여했다. 그의 다리 통증은 심리적으로 유발된 것이지, 달리기 때문에 생긴 것이 아니라고 본다고 말하고 그 이유를 설명해 주었다. 그 후 그는 집에 가서 『TMS 통증치료혁명』을 읽었다. 바로 이튿날 오후 그가 전화를 했는데 매우 흥분한 것이 분명했다. 그는 장거리 달리기를 하고 막 돌아왔는데 통증이 없었다! 그 후 그는 육상경기에서 두각을 나타냈다. 자기 기록을 계속 갱신했고 순위도 올라갔다. 그가 유일하게 좌절하는 것은, 같은 팀 선수들에게 그들의 "손상"을 심리적인 것으로 보면 더 잘 치료할 수 있다는 사실을 설득할 수가 없다는 것이다.

마사는 20대 후반의 사랑스러운 여성인데, 만성 가쪽 무릎 통증을 검사하러 나를 찾아왔다. 그녀는 이 증상 때문에 가장 좋아했던 달리기를 마지못해 그만두자 통증은 더 심해졌다. 그녀는 가정의 외에도 정형외과의사, 물리치료사, 발 전문가를 만났다. 달리기 선수에게 특히 흔한 엉덩정강근막띠 증후군 진단을 받은 것에 대해 휴식과 물리치료, 투약, 보조기, 신발 교체, 스트레칭 요법 등이 모두 효과가 없었다.

그녀는 완벽주의자이고 항상 자신에게 성취 압박을 준다고 인정했다. 그녀는 또 식사장애 병력이 있었는데, 그것이 자존감과 관련된 문제를 반영하고 있다는 것을 이해하고 있었다. 독신인 그녀는 오래 사귄 남자 친구와 같이 살면서, 장차 결혼을 할 것인지 결정하려고 했다.

처음 나를 찾아온 직후 그녀는 달리기를 재개했고, 통증이 사라졌다. 끝내는 마라톤 연습을 해서 처음으로 완주했다.

바버라는 만성 엉덩관절 통증을 검사하러 왔다. 그녀는 또 발꿈치와 무릎, 허리에도 간헐적인 통증이 있었다. 증상은 그녀의 어머니가 몇 년 전에 병사했을 무렵 시작한 듯했다. 그녀는 직장에 다녔고, 집에서는 남편과 10대의 자녀를 책임지고 있었다.

그녀는 자존감에 문제가 있다는 것을 인정했고, 알코올 중독에 걸린 가족들 속에서 자란 것을 솔직히 고백했다. 통증이 심리적인 데 원인이 있다는 것을 알게 된 후 그녀의 통증은 사라졌고, 다시 재발하지 않았다.

45세의 잭은 1년 이상 발꿈치와 발에 통증이 있었다. 발 전문가와 정형외과 의사 모두 발바닥 근막염으로 진단했는데, 어떤 치료로도 발 통증이 완화되지 않았다. 그는 보조기, 비스테로이드 항염증제, 테이핑, 스트레칭, 그리고 특수 운동을 했지만 모두 효과가 없었다. 발 통증 외에, 두 차례 수술을 받았는데도 낫지 않은 간헐적인 만성 등통증 병력이 있었고, 역류, 편두통, 과민 대장 증후군 병력도 있었다.

두 자녀를 둔 유부남인 그는 자영업을 했는데, 책을 출판하려고 했다. 그는 인생이 아주 행복했지만, 가족에 대한 강한 책임감을 느끼고 있다는 것을 인정하고, 그것이 스트레스의 원천이라는 것을 깨달았다.

내가 권한 대로 그는 모든 치료를 중단했고, 2주일 안에 발 통증이 해소되었다. 그의 다른 증상들 또한 개선되었다.

르네는 40대의 여성으로 4년 이상 광범위한 근육통을 비롯한 다수의 불쾌한 증상을 앓았다. 섬유근육통 진단을 받은 그녀는 머리에 전격통증shooting pain이 있고, 목과 볼기, 어깨, 골반, 팔, 등 부위의 통증은 날카롭거나 쑤시거나 타는 듯하게 느껴지기도 했다. 또 그녀는 키보드 작업으로 아래팔과 손가락이 저리다고 말했다. 이 무렵 또 그녀는 자주 귀와 턱 통증을 느꼈고, 지난 6개월 동안은 간헐적인 욕지기, 어지럼, 균형이 깨진 느낌에 시달렸다. 그러는 동안 그녀는 턱관절 장애, 손목굴증후군, 과민 대장 증후군, 역류 진단을 받았다. 가정의, 신경과의사, 이비인후과의사, 치과의사, 구강외과의사, 알레르기 전문의에게 진단을 받았다. 철저한 혈액 검사와 영상 검사를 비롯한 모든 검사를 했지만 정상이었다. 그녀는 항우울제, 치과 장치, 카이로프랙틱 등 가능한 모든 것을 시도했다. 몇 년 동안 상담을 받기도 했다.

내가 그녀에게 섬유근육통이 아니라 심각한 긴장 근육염 증후군을 지녔다고 설명해 주자, 그녀는 엄청난 스트레스를 받고 있다고 솔직히 밝혔다. 네 자녀를 둔 유부녀인 그녀는 교사로서 종일 일을 했다. 그녀의 어머니는 뇌출혈로 돌연사를 했고, 아버지는 다발경화증으로 오랫동안 힘든 투병 생활을 하다가 사망했다. 자매 가운데 한 명 역시 다발경화증 진단을 받았다. 또 다른 자매는 우울증을 앓았다. 우리가 처음 만난 지 2개월이 되지 않아서 그녀의 증상은 사라졌고, 다시 재발하지 않았다.

보니는 33세의 유부녀로 임신 합병증 이후 심한 허리통증을 앓았다. 통증은 어느 한 쪽 다리로 옮겨가기도 했다. 또 그녀는 다른 부위에 간헐적인 통증을 느꼈는데 때로 매우 심했다. 그녀는 자기 증상이 두 다리 길이의 불일치와 MRI 검사 결과 나타난 여러 군데의 추간판 질환 때문이라는 말을 들었다.

나를 만나러 왔을 때, 그녀는 모든 전통 요법이 실패해서 이제는 자녀를 돌보지도 못하고 (하고 싶은) 일도 못할까 봐 두려워하고 있었다. 과거를 돌아보며 그녀는 긴장 근육염 증후군 증상에 앞서 10년 이상 전부터 공황발작과 과민 대장 증후군, 등통증, 감각 이상 등을 앓았다고 확인해 주었다.

그녀는 다리 길이 불일치 때문에 사용한 리프트를 더 이상 사용하지 않았다. 그리고 여러 달 후 그게 개선되었다. 3년 후 그녀는 내게 새로운 소식을 전해 주었다. 이제는 통증이 없을 뿐만 아니라, 그녀를 14년 동안 자신을 괴롭힌 과민 대장 증후군도 사라졌다는 것이었다.

매트는 30대의 변호사로, 전에 만성 부고환염 진단을 받았다. 그는 자주 고환 통증을 느꼈다. 신체검사와 검사 결과는 항상 원인 불명이었다. 항생제와 비스테로이드 항염증제는 도움이 되지 않았다. 고환 증상이 없을 때 그는 흔히 심장 두근거림과 귀울림, 나중에 위관절융기염 진단을 받은 팔꿈치 통증, 그리고 과민 대장 증후군으로 판정된 위장관 증상을 경험했다.

병력을 살펴보자, 그는 스스로 완벽주의자에 선행주의 경향이 있다는 것을 쉽게 알아차린 것이 분명했다. 그는 긴장 근육염 증후군 사고를 쉽게 받아들였고, 그 후 바로 회복되었다.

자네트는 내가 처음 보았을 때 이미 여러 해 동안 삼차신경통이라는 전통적인 증상을 지니고 있었다. 그녀는 다른 가정의와 신경과의사, 신경외과의사에게 이미 먼저 치료를 받았다. 경구 투약 외에도 항경련제(전형적으로는 발작장애를 치료하기 위해 사용되지만, 흔히 신경병성 통증 증후군에 사용된다), 스테로이드, 비스테로이드 항염증제, 마약 등이 처방되었다. 신경과 관련한 주사와 수술은 실패했다. 그녀는 처음 나를 찾아왔을 때 마약 복용량이 지나치게 많았으며,

복용량을 점점 늘리고 있었다. 여느 사람들처럼 그녀는 긴장 근육염 증후군이라는 말을 처음 듣고 선뜻 믿지 않았다. 도움을 받고자하는 절박함 때문에 내키지 않는 마음을 잠시 접은 그녀는 사노 박사의 『TMS 통증치료혁명』을 읽고, 거기에 자신의 모습이 묘사돼 있다는 것을 인정했다. 어린 두 자녀를 둔 유부녀인 그녀는 경제적인 압박 때문에 바깥일을 하지 않을 수 없었다. 그녀는 어린 시절 때로 매우 힘들었고, 아버지와는 거의 만나지도 않았다는 것을 인정했다. 나는 그녀가 마약을 줄이도록 도와주었고, 이제 그녀는 통증에서, 그리고 마약에서 해방된 지 5년이 넘었다.

케빈의 이야기는 엘리트 운동선수의 독특한 상황을 잘 보여 준다. 그는 처음 철인 경기 훈련을 받다가 경기 한 달 전에 왼쪽 엉덩관절 통증과 다리 통증이 생겼다. 철인 경기는 뛰어난 인내력을 필요로 하는 것으로, 3.9km를 수영하고, 자전거 180.2km, 마지막으로 마라톤 42.195km를 달린다.

마라톤과 철인 3종 경기의 베테랑인 케빈의 통증은 그런 경기에서 권장하는 테이퍼taper(경주 3주 전부터 훈련을 점점 줄이고 휴식을 점점 늘리는 것)의 일환으로 훈련을 줄일 때 시작되었다. 이 경기가 필요로 하는 막대한 훈련 양 때문에 그는 참가를 할 수 없게 될지도 모른다는 생각에 매우 불안했다. 다행히 그는 자기 통증이 긴장 근육염 증후군일 수 있다는 것을 인정했다. 케빈은 허리통증과 어깨 통증, 다리 통증, 가장 최근 진단 받은 엉덩정강근막띠 증후군을 지난 5년 동안 사노 박사의 책을 읽고 또 읽음으로써 성공적으로 제거할 수 있었다고 내게 말했다. 그가 아주 세심하게 계획을 세워 훈련한 데다 체력 조건이 매우 뛰어나다는 점을 감안할 때, 그에게 순전히 신체적인 통증 장애가 갑자기 생겼을 가능성은 희박했다.

그 후 철인 경기 일주일 전에 허리통증과 샅굴부위 통증이 생겼다. 나는 그에게 어떻게 통증을 극복할지 조언해 주고, 어쨌거나 경기에 나가라고 격려했다. 경기를 시작했을 때 몸이 불편했지만 통증은 차츰 줄어들었다. 경기가 끝날 무렵 통증이 전혀 없었다고 그는 내게 말했다. 또 그는 이렇게 말했다. "다시 도와주셔서 고맙습니다! 무난히 경기를 마칠 수 있어서 정말 다행이라는 생각입니다(그는 무난히 마친 정도가 아니라 훌륭한 기록을 세웠다). 많은 친구들이 긴장 근육염 증후군 같은 병에 시달리고 있는 모습을 보는 것이 가슴 아픕니다."

올림픽 육상선수인 아론은 절망적인 상태에서 만성 엉덩관절 통증과 다리 통증이 긴장 근육염 증후군 때문인가를 알아보기 위해 나를 찾아왔다. 그의 통증은 프로 선수로서의 삶을 사는 데 큰 걸림돌이었다. 후원자들이 후원을 중단하겠다고 위협하고 있었던 것이다. 많은 의사와 각종 전문가를 만나고 그들의 치료 지시를 경건하게 따랐는데도 달릴 때 통증이 심했다. 다행히 그의 가족 가운데 한 명이 사노 박사의 책을 읽어보라고 권했다. 그는 긴장 근육염 증후군 의사를 인터넷으로 검색해서 나를 찾게 되었다.

상담 도중 그는 완벽주의자 특성을 보였다. 최고로 잘해야 한다고 스스로 압박하는 데 따른 스트레스도 극심했다. 그는 상당한 생활 스트레스인자들을 줄줄 나열하기도 했는데, 그 모든 것이 격노의 저수지의 원천인 것이 분명했다.

그는 이내 통증 없이 다시 달릴 수 있었다.

캐롤은 힘줄 윤활막염과 손목굴증후군으로 진단받은 만성 손목 통증과 아래팔 통증 때문에 나를 찾아왔다. 정형외과의사와 물리치료사의 치료 계획을 따랐지만 아무런 효과가 없었다. MRI에서 이상 소견을 보인 것을 토대로 해서 정형외과의사는 이제 수술을 권하고 있었다.

 모든 물리적 치료법이 효과를 보이지 않았기 때문에 그녀는 긴장 근육염 증후군이 원인일지 모른다는 생각을 하기 시작했다. 캐롤은 6년 전에 긴장 근육염 증후군에 대해 알게 됨으로써 다른 만성통증 증후군을 제거한 적이 있었다. 그러다 이번에 뇌가 자기 전략을 포기하지 않았다는 사실 — 새로운 부위에서 새로운 증상이 나타나는 일이 흔하다는 것 — 을 알게 되었다. 중요한 것은 이것을 인정할 수 있어야 한다는 것이다. "어쩌다가 다쳤지?" 따위의 생각을 하지 않고, 그녀는 평소와 다른 특별한 행동을 한 적이 없다는 것을 상기했다. 어떤 무리한 행동도 한 적이 없었다. 그녀는 무의식, 곧 격노의 저수지에서 무엇이 의식으로 떠오르고자 하는지 곰곰 생각하며 목록을 만들기 시작했다.

 일주일 이내에 그녀는 "1,000%" 좋아졌다고 보고했다! 그 후 나는 늘 경계해야 할 필요성을 일러 주었다. 몸이 건강할 때도 긴장 근육염 증후군에 대해 생각하면 예방 효과가 있다. 그렇게 할 수 있는 사람들은 많은 아픔과 통증의 싹을 잘라 낼 수 있다는 것을 알게 된다. 그런 일이 일어날 때, 우리가 신체에 대한 제어력을 지니고 있음을 인정함으로써 막강한 예방 효과를 얻게 된다. 그것은 또한 심리가 생리에 어떻게 영향을 미치는가에 관한 새로운 믿음 체계를 굳건히 하는 데도 도움이 된다.

● 마무리 생각

 이 책에 글을 싣게 되어 정말 가슴이 뿌듯하다. 긴장 근육염 증후군에 대해 배운 것은 내게 진정한 계시였다. 긴장 근육염 증후군 교육의 결과, 다행히도 많은 사람들이 건강해지도록 도울 수 있었다. 나는 이러한 경험을 공유함으로써 다른 사람들도 마찬가지로 계시를 경험하게 되어, 환자들과 친구들, 가족들의 삶을 개선시키는 기쁨을 누리게 될 것이라고 믿어 의심치 않는다.

궁극적으로 나는 긴장 근육염 증후군 이론이 주류 의학에 편입될 것이라고 확신한다. 이론이 옳다는 간단한 이유에서, 그리고 통증을 없애는 데는 다른 어떤 치료법보다 더 도움이 된다는 이유에서 말이다. 더욱더 많은 사람들이 이 방법으로 도움을 받음으로써, 의사들은 마지못해서라도 긴장 근육염 증후군 이론을 주목하게 될 것이다. 게다가 뇌가 얼마나 대단하고 복잡한가를 알게 된다면, 뇌가 신체 감각을 조작할 수 있다는 것을 무시한다는 것이 얼마나 근시안적인지 알게 될 것이다.

■ 참고문헌

01 심신의학이란 무엇인가?

American Psychiatric Association. *Diagnostic and Statistical Manual of Mental Disorders*, 4th ed. Washington, D.C.: American Psychiatric Association, 1994.

Alexander, F. *Psychosomatic Medicine*. New York: W.W. Norton, 1950.

Beecher, H. K. Pain in men wounded in battle. *Annals of Surgery* 123:96–105, 1946.

Beecher, H. K. Surgery as placebo. *JAMA* 176:1102–1107, 1961.

Bengtsson, A., and Bengtsson, M. Regional sympathetic block in primary fibromyalgia. *Pain* 33:161–167, 1988.

Cousins, N. *Anatomy of an Illness*. New York: W.W. Norton, 1979.

Damasio, A. *The Feeling of What Happens*. New York: Harcourt Brace & Co., 1999.

Freud, S. *The Standard Edition of the Complete Psychological Works of Sigmund Freud*, vol. II, *Studies on Hysteria*. London: Hogarth Press, 1955.

Freud, S. *The Standard Edition of the Complete Psychological Works of Sigmund Freud*, vol. XVI. London: Hogarth Press, 1963.

Gould, S. J. This view of life. *Natural History*, June 1986.

Groopman, J. Hurting all over. *The New Yorker*, November 13, 2000.

Lund, N., Bengtsson, A., and Thorberg, P. Muscle tissue oxygen pressure in primary fibromyalgia, *Scand J Rheumatol* 15:165–173, 1986.

Miller, H. C. Stress prostatitis. *Urology* 32:507–510, 1988.

Pert, C. *Molecules of Emotion*. New York: Scribner, 1997.

Pimentel, M., Chow, E. J., and Lin, H. C. Eradication of small intestinal bacterial overgrowth reduces symptoms of irritable bowel syndrome, *Am J Gastroenterol* 95:3503–3506, 2000.

Reichlin, S. Neuroendocrine-immune interactions. *N Engl J Med* 329: 1246–1253, 1993.

Rosenkranz, M. A., Busse, W. W., Johnstone, T., et al. Neural circuitry underlying the interaction between emotion and asthma symptom exacerbation. Proceedings of the National Academy of Sciences 102:13319–13324, 2005.

Sapolsky, R. M. Of mice, men, and genes. *Natural History*, May 2004.

Sarno, J. E. *Healing Back Pain*. New York: Warner Books, 1991.

Sarno, J. E. *Mind over Back Pain*. New York: William Morrow & Co., 1984.

Sarno, J. E. *The Mindbody Prescription*. New York: Warner Books, 1998.

Schrader, H., Oblienne, G., Bovim, D., et al. Natural evolution of late whiplash outside the medicolegal context. *Lancet* 347 (9010):1207–1211, 1996.

Shorter, E. *From Paralysis to Fatigue*. New York: The Free Press, 1992.

Todnem, K., and Lundemo, G. Median nerve recovery in carpal tunnel syndrome. *Muscle Nerve* 23:1555–1560, 2000.

Walters, A. Psychogenic regional pain alias hysterical pain. *Brain* 84:1–18, 1961.

02 심신의학의 역사

Alexander, F. *Psychosomatic Medicine*. New York: W.W. Norton, 1950.

Ansbacher, H. L., and Ansbacher, R. R. (editors and annotators). *The Individual*

Psychology of Alfred Adler (pp. 308, 309). New York: Basic Books, 1956.

Booth, G. C. The psychological approach in therapy of chronic arthritis. *Rheumatism* 1:48, 1939.

Broks, P. What's in a face? *Prospect*, October 2000.

Cousins, N. *Anatomy of an Illness*. New York: W.W. Norton, 1979.

Draper, G. The common denominator of disease. *Am J Med Sci* 190:545, 1935.

Freud, S. *The Standard Edition of the Complete Psychological Works of Sigmund Freud*, vols. 1–33. London: Hogarth Press, 1966.

Gay, P. Freud: *A Life for Our Time* (p. 63). New York: W.W. Norton, 1988.

Halliday, J. L. Psychological aspects of rheumatoid arthritis. *Proc R Soc Med* 35:455, 1942.

Knopf, O. Preliminary report on personality studies in 30 migraine patients. *J Nerv Ment Dis* 82 (270):400, 1935.

Kohut, H. *The Analysis of the Self*. New York: International Universities Press, 1971.

Lear, J. *Love and Its Place in Nature*. New York: Farrar, Straus, Giroux, 1990.

Sarno, J. E. *Healing Back Pain*. New York: Warner Books, 1991.

Sarno, J. E. *Mind Over Back Pain*. New York: William Morrow, 1984.

Sarno, J. E. *The Mindbody Prescription*. New York: Warner Books, 1998.

Taylor, G. J. Psychosomatic Medicine and Contemporary Psychoanalysis. Madison, Conn.: International Universities Press, 1987.

Walters, A. Psychogenic regional pain alias hysterical pain. *Brain* 84:1–18, 1961.

Wolff, H. G. Personality features and reactions of subjects with migraine. *Arch Neurol Psychiat* 37:895, 1937.

03 심신장애의 심리학

Black, P. H., and Garbutt, L. D. Stress, inflammation and cardiovascular disease. *J Psychosom Res* 52:1–23, 2002.

Coen, S. J., and Sarno, J. E. Psychosomatic avoidance of conflict in back pain. *The J Am Acad Psychoanal* 17(3):359–376, 1989.

Freud, S. *The Standard Edition of the Complete Psychological Works of Sigmund Freud*, vols. 1–33. London: Hogarth Press, 1966.

Gay, P. *Freud: A Life for Our Time* (p. 118). New York: W.W. Norton, 1988.

Lear, J. *Love and Its Place in Nature* (pp. 46–47). New York: Farrar, Straus, Giroux, 1990.

Ornish, D., Brown, S. E., Scherwitz, L.W., et al. Can lifestyle changes reverse coronary heart disease? *Lancet* 336:129–133, 1990.

Sarno, J. E. *Healing Back Pain*. New York: Warner Books, 1991.

Sarno, J. E. *Mind Over Back Pain*. New York: William Morrow & Co., 1984.

Sarno, J. E. *The Mindbody Prescription*. New York: Warner Books, 1998.

04 치료

Ansbacher, H. L., and Ansbacher, R. R. (editors and annotators). T*he Individual Psychology of Alfred Adler* (p. 294). New York: Basic Books, 1956.

Davanloo, H. *Basic Principles and Techniques in Short Term Dynamic Psychotherapy*. New York: Spectrum Publications, 1978.

Feinblatt, A., and Meighan, D. Short Term Group Psychotherapy for Chronic Pain Paper.

Disorders. Poster presentation, American Psychosomatic Society, April 3, 1992.

Maunder, R., and Hunter, J. Attachment and psychosomatic medicine: Developmental contributions to stress and disease. *Psychosom* Med 63:556–567, 2001.

Presentation, American Psychosomatic Society, February 13, 1998.

Sarno, J. E. *Healing Back Pain*. New York: Warner Books, 1991.

Sarno, J. E. *Mind Over Back Pain*, New York: William Morrow & Co., 1984.

Sarno, J. E. *The Mindbody Prescription*. New York: Warner Books, 1998.

05 고혈압과 심신의 관계: 새로운 패러다임

Alexander, C. N., Schneider, R. H., Staggers, F., et al. Trial of stress reduction for hypertension in older African Americans. II. Sex and risk subgroup analysis. *Hypertension* 28:228, 1996.

Eisenberg, D. M., Delbanco T. L., Berkey, C. S., et al. Cognitive behavioral techniques for hypertension: are they effective? *Ann Intern Med* 118:964–972, 1993.

Fauvel, J. P., M'Pio, I., Quelin, P., et al. Neither perceived job stress nor individual cardiovascular reactivity predict high blood pressure. *Hypertension* 42:1112–1116, 2003.

Holtzman, J. F., Kaihlanen, P. M., Rider, A., et al. Concomitant administration of terazosin and atenolol for the treatment of essential hypertension. *Arch Intern Med* 148:539–543, 1988.

Jorgensen, R. S., Johnson, B. T., Koloodziej, M. E., et al. Elevated blood pressure and personality: A meta-analytic review. *Psychol Bull* 120:293–320, 1996.

MacMillan, H. L., Fleming, J. E., Trocme, N., et al. Prevalence of child physical and sexual abuse in the community: Results from the Ontario Health Supplement. *JAMA* 278:131, 1997.

Mann, S. J. *Healing Hypertension: A Revolutionary New Approach.* New York: Wiley, 1999.

Mann, S. J. Severe paroxysmal hypertension (pseudopheochromocytoma): Understanding its cause and treatment. *Arch Intern Med* 159:670–674, 1999.

Mann, S. J. Neurogenic essential hypertension revisited: The case for increased clinical and research attention. *Am J Hypertens* 16:881–888, 2003.

Mann, S. J., and Delon, M.A. Case report: Improved hypertension control following disclosure of decades-old trauma. *Psychosom Med* 57:501–505, 1995.

Mann, S. J., and James, G. D. Defensiveness and hypertension. *J Psychosom Res* 45:139–148, 1998.

Mann, S. J. and Gerber, L. M. Low dose alpha/beta blockade in the treatment of essential hypertension. *Am J Hypertens* 14:553–558, 2001.

Mann, S. J., and Gerber, L. M. Psychological characteristics and responses to antihypertensive drug therapy. *J Clin Hypertens* 4:25–33, 2002.

Schneider, R. H., Alexander, C. N., Staggers, F., et al. A randomized controlled trial of stress reduction in African Americans treated for hypertension for over one year. *Am J Hypertens* 18:88–98, 2005.

Suls, J., Wan, C. K., Costa, P. T. Relationship of trait anger to blood pressure: A meta-analysis. *Health Psychol* 14:444–456, 1995.

07 류마티스병 전문의의 심신장애 임상 경험

Assendelft, W. J., Morton, S. C., Yu, E. I., et al. Spinal manipulative therapy for low back pain: A meta-analysis of effectiveness relative to other therapies. *Ann Intern Med* 138:871–881, 2003.

Boden, S. D., Davis, D. O., Dina, T. S., et al. Abnormal magnetic resonance scans of the lumbar spine in asymptomatic subjects: A prospective investigation. *J Bone Joint Surg [Am]* 72:403–408, 1990.

Brosseau, L., Milne, S., Robinson, V., et al. Efficacy of TENS for treatment of chronic low back pain: A meta-analysis. *Spine* 27:596–603, 2002.

Busch, A., Schachter, C. L., Peloso, P. M., et al. Exercise for treating fibromyalgia syndrome. *Cochrane Database System Review* 3:CD003789, 2002.

Deyo, R.: Diagnostic evaluation of low back pain: Reaching a specific diagnosis is often impossible. *Arch Intern Med* 162:1444–1447, 2002.

Deyo, R.: Magnetic resonance imaging of the lumbar spine: Terrific test or tar baby? *N Engl J Med*, 3331:115–116, 1994.

Deyo, R. A., Nachemson, A., Mirza, S. K. Spinal fusion surgery—The case for restraint. *N Engl J Med* 350:722–726, 2004.

Furlan, A. D., Clark, J., Esmail, R., et al. A critical review of reviews on the treatment of chronic low back pain. *Spine* 26:E155–E162, 2001.

Gerritsen, A. A., de Krom, M. C., Struijs, M. A., et al. Conservative treatment options for carpal tunnel syndrome: A systematic review of randomized controlled trials. *J Neurol* 249:272–280, 2002.

Gibson, J. N., Woddell, G., Grant, I. C., et al. Surgery for degenerative lumbar spondylosis. *Cochrane Database System Review* 3:CD001352, 2000.

Hagan, K. B., Hilde, G., Jamtretd, G., et al. The Cochrane review of advice to stay active as a single treatment of low back pain and sciatica. *Spine* 27:1736–1741, 2002.

Jellema, P., van Tulder, M. W., van Poppel, M. L., et al. Lumbar supports for prevention and treatment of low back pain: A systematic review within the framework of the Cochrane Back Review Group. *Spine* 26:377–386, 2001.

Jensen, M. C., Brant-Zawadzki, M. N., Obuchowski, N., et al. Magnetic resonance imaging of the lumbar spine in people without back pain. *N Engl J Med* 331:69–73, 1994.

Magora, A., Schwartz, A. Relation between the low back pain syndrome and x-ray findings. Parts 1–4. *Scand J Rehabil Med* 1976, 1978, 1980; 8, 10, 12.

van der Windt, D. A., van der Heijden, G. J., van den Berg, S. G., et al. Ultrasound therapy for musculoskeletal disorders: A systematic review. *Pain* 81:257–271, 1999.

van Tuldr, M. W., Malmivara, A., Esmail, R. et al. Exercise therapy for low back pain. *Spine* 25:2784–2796, 2000.

van Tulder, M. W., Ostelo, R., Vlaeyen, J. W., et al. Behavioral treatment for chronic low back pain: A systematic review within the framework of the Cochrane Back Review Group. *Spine* 26:270–281, 2001.

통증유발자, 마음

1판 1쇄 발행 2011년 5월 30일
1판 2쇄 발행 2014년 11월 3일

지은이 | 존 사노
옮긴이 | 승영조, 최우석
펴낸이 | 황승기
마케팅 | 송선경
편　집 | 오유미
디자인 | 오유미
펴낸곳 | 도서출판 승산

등록날짜 | 1998년 4월 2일
주　소 | 서울시 강남구 테헤란로34길 17, 402호 (역삼동 혜성빌딩)
전화번호 | 02-568-6111
팩시밀리 | 02-568-6118
이메일 | books@seungsan.com
웹사이트 | www.seungsan.com

값 17,000원
ISBN 978-89-6139-040-8 03510

■ 이 도서의 국립중앙도서관 출판시도서목록(CIP)은 e-CIP홈페이지(http://www.nl.go.kr/ecip)에서 이용하실 수 있습니다. (CIP제어번호 : CIP2011001978)

■ 이 책은 저작권법에 의해 국내에서 보호를 받는 저작물이므로 무단 전재와 무단 복제를 금합니다.

■ 도서출판 승산은 좋은 책을 만들기 위해 언제나 독자의 소리에 귀를 기울이고 있습니다.